ブラッシュアップ神経症候

診察と診断のステップを究める

鈴木則宏 | 編集

湘南慶育病院病院長・慶應義塾大学名誉教授

中外医学社

●執筆者 （執筆順）

清 水 利 彦　慶應義塾大学医学部神経内科専任講師

伊 東 大 介　慶應義塾大学医学部神経内科専任講師

吉 崎 崇 仁　慶應義塾大学医学部神経内科専任講師

佐々木貴浩　埼玉医科大学国際医療センター脳卒中内科准教授

髙 橋 愼 一　慶應義塾大学医学部神経内科准教授

鈴 木 重 明　慶應義塾大学医学部神経内科専任講師

柴 田　　護　慶應義塾大学医学部神経内科専任講師

岩 下 達 雄　稲城市立病院神経内科部長

海 野 佳 子　杏林大学医学部脳卒中医学講師

小 堺 有 史　けいゆう病院神経内科部長

安 富 大 祐　国立病院機構東京医療センター神経内科医長

三 宅 晃 史　埼玉医科大学神経内科

高 橋 一 司　埼玉医科大学神経内科教授

伊 澤 良 兼　慶應義塾大学医学部神経内科

長 田 高 志　慶應義塾大学医学部神経内科専任講師

中 原　　仁　慶應義塾大学医学部神経内科

大 木 宏 一　慶應義塾大学医学部神経内科専任講師

序

これまで，神経診察法や神経診断学に関する多くの名著が世に出されてきたが，神経症候学に関する書は意外に少なかった．かねてから，臨床の場で実際の患者を前にして，患者が示してくれている一般的な症状から多くの鑑別診断により疾患を想起し，さらに神経学的診察によって得られた症候を加えることで神経疾患の適切な最終診断に至る「手順」を学び取ることができる，臨床の実践に役立つ書があれば，と考えていた．

神経疾患が呈する症状はきわめて多彩である．頭痛，めまい，しびれなどの一般的なもの，意識障害，筋萎縮，認知機能低下などの神経疾患に特異的なもの，さらには，あたかも一般内科的な腹痛，食欲不振，悪心・嘔吐にいたるまできわめて広い範囲にわたる．神経疾患の診察は，まず患者の訴える主訴や患者の呈する症候のなかから，神経疾患に由来するものかどうかを検討するところから始まる．広大な宇宙にばらまかれているような多彩な神経疾患の主訴や症状から，眼の前にいる患者が神経疾患患者であることを洞察し，さらに，主訴や症状を重み付けすることにより，患者にとって最も重要なものを抽出する作業が診断の第一段階である．バイタルサインのチェックを経て，神経学的診察に進み，病巣診断をへて，鑑別診断へいたる．そして，検体検査，画像，電気生理などにより疾患の全体像を把握して確定診断に到達する．このきら星のような神経疾患の主訴を短時間で適切に絞り込んでいく思考操作，そしていかに確定診断への最短コースを取ることができるかが，臨床医としての真の評価につながる．すなわち，神経疾患の診断には，「主訴・症状から確定診断への診断手順をマスターすることがきわめて重要である」ということができる．

神経疾患というと，一般に難病を中心とする狭い疾患群であるという印象を強く持たれている傾向がある．しかし，本書をお読みいただくと理解されるように，特に神経内科は初診の診断の時点ではいわば「総合診療医」的な役割を担っていることがわかる．このことは，内科系・外科系を問わず，臨床医学の多くの領域の現場に広く知っていただくべきであると考える．

本書は，このような神経疾患の多彩な症状の中から重要な「主訴」を抽出し，そこに潜む無限に近い疾患群をどのように鑑別診断し最終診断に至るか，という「診断手順」を学び会得していただくことを目的とした．主訴としては，神経疾患患者が自身の症状として訴えやすい代表的な 17 の表現を想定して解説した．すなわち「物忘れ」「しゃべりにくい，のみこみにくい」「言葉がでない」「ものが見にくい」「ものが 2 つに見える」「まぶたが下がる」「頭が痛い，顔が痛い」「眼が閉じない，口から水がこぼれる（顔がおかしい）」「めまいがする・ふらつく」「力が入りにくい」「勝手に手足が動く」「動作が遅い」「しびれる，痛む」「尿の回数が多い，尿が出にくい」「歩きにくい」「けいれんする」「意識が悪い」である．神経内科外来を初診として訪れる患者の主訴として 90％以上がこれらに包含されると思われる．これらの主訴から，どのくらい鑑別疾患を想定し，神経学的検査，補助検査により確定診断に到達するか，ぜひ修練を重ねていただきたい．

本書作成にあたり，執筆いただいた慶應義塾大学医学部神経内科出身の多くの先生方に深甚の謝意を表する．特に，編集作業で私の右腕となって支えてくださった同神経内科専任講師清水利彦先生に心から感謝する．

2018 年 3 月吉日　医学部信濃町キャンパス教授室にて

鈴 木 則 宏

目　次

神経症候と神経診察 ……………………………………………………… 〈清水利彦〉　1

  Ⅰ．神経症候 ……………………………………………………………………… 1
  Ⅱ．神経診察 ……………………………………………………………………… 1
    A．意識・精神状態 …………………………………………………………… 5
    B．言語 ………………………………………………………………………… 7
    C．利き手 ……………………………………………………………………… 8
    D．脳神経 ……………………………………………………………………… 8
    E．運動系 ……………………………………………………………………… 16
    F．感覚系 ……………………………………………………………………… 21
    G．反射 ………………………………………………………………………… 22
    H．協調運動 …………………………………………………………………… 27
    I．髄膜刺激徴候 ……………………………………………………………… 28
    J．脊柱 ………………………………………………………………………… 28
    K．姿勢 ………………………………………………………………………… 28
    L．自律神経 …………………………………………………………………… 29
    M．起立，歩行 ………………………………………………………………… 29

神経症候 1．物忘れ ……………………………………………………… 〈伊東大介〉 31

  Ⅰ．物忘れ ………………………………………………………………………… 31
    A．症状のとらえかたと病歴の取りかたのポイント ……………………… 31
    B．症候の種類と解釈および診察の方法 …………………………………… 31
    C．鑑別診断 …………………………………………………………………… 34
  Ⅱ．失行の診察 …………………………………………………………………… 34
  Ⅲ．失認の診察 …………………………………………………………………… 37
  Ⅳ．前頭葉症状の診察 …………………………………………………………… 39

神経症候 2．しゃべりにくい，のみこみにくい ……………………… 〈吉崎崇仁〉 43

  Ⅰ．構音障害 ……………………………………………………………………… 43
    A．症状のとらえかたと病歴の取りかたのポイント ……………………… 43
    B．神経学的診察の方法 ……………………………………………………… 44
    C．症候の種類と解釈 ………………………………………………………… 46
      1．構音の3要素 …………………………………………………………… 46
      2．構音を司る部位 ………………………………………………………… 48

D．鑑別診断—構音障害がみられる疾患 ………………………………… 49
Ⅱ．嚥下障害 ……………………………………………………………………………… 50
　A．症状のとらえかたと病歴の取りかたのポイント ……………………… 50
　B．嚥下障害の診察 ………………………………………………………………… 51
　C．症候の種類と解釈 ……………………………………………………………… 52
　　　1．嚥下の中枢 …………………………………………………………………… 52
　　　2．嚥下障害の症状 …………………………………………………………… 54
　D．補助的テストおよび検査—嚥下障害に対する各種テスト ………… 55
　E．嚥下障害の鑑別 ………………………………………………………………… 58

神経症候 **3．言葉がでない** ……………………………………………… 〈吉崎崇仁〉 61

　A．症状のとらえかたと病歴の取りかたのポイント ……………………… 61
　B．診察の方法 ………………………………………………………………………… 61
　C．症候の種類と解釈 ……………………………………………………………… 62
　　　1．言語の中枢 …………………………………………………………………… 62
　　　2．失語の症状 …………………………………………………………………… 63
　　　3．失語の鑑別 …………………………………………………………………… 66
　　　4．右半球での失語 …………………………………………………………… 71
　　　5．その他特別な言語障害 ………………………………………………… 72
　　　6．失語がみられる疾患 …………………………………………………… 74

神経症候 **4．ものが見にくい** ……………………………………… 〈佐々木貴浩〉 78

Ⅰ．視力低下 ……………………………………………………………………………… 78
　A．症状のとらえかたと病歴の取りかたのポイント ……………………… 78
　B．神経学的診察の方法 …………………………………………………………… 78
　C．症候の種類と解釈 ……………………………………………………………… 79
　D．補助的検査 ………………………………………………………………………… 79
　E．鑑別診断—視力低下を示す主な疾患 …………………………………… 80
Ⅱ．視野障害 ……………………………………………………………………………… 83
　A．症状のとらえかたと病歴の取りかたのポイント ……………………… 83
　B．神経学的診察の方法 …………………………………………………………… 84
　C．症候の種類と解釈 ……………………………………………………………… 84
　D．補助的検査 ………………………………………………………………………… 85
　E．鑑別診断 …………………………………………………………………………… 85
　　　1．障害部位に基づく検討 ………………………………………………… 85
　　　2．視野障害を呈する主な疾患 ………………………………………… 88

神経症候 5. ものが 2 つに見える 〈髙橋愼一〉 91

A. 症状のとらえかたと病歴の取りかたのポイント 91
B. 診察の方法 92
    1. 眼位 92
    2. 眼球運動 92
    3. 瞳孔径, 対光反射 93
    4. 輻輳調節反射, 近見反射 94
    5. 眼瞼下垂 95
C. 症候の種類と解釈および鑑別診断 95
    1. 動眼神経 95
    2. 滑車神経 102
    3. 外転神経 104
    4. 垂直性眼球運動障害 107
    5. 輻輳麻痺と輻輳攣縮, 開散麻痺 110

神経症候 6. まぶたが下がる 〈鈴木重明〉111

Ⅰ. 眼瞼下垂のアプローチ 111
A. 症状のとらえかたと病歴の取りかたのポイント 111
B. 神経学的診断の方法 112
C. 症候の種類と解釈, 補助的検査および鑑別診断 112
Ⅱ. 重症筋無力症の眼瞼下垂 113
A. 症状のとらえかたと病歴の取りかたのポイントおよび症候の種類と解釈 113
B. 神経学的診察の方法および補助的検査 114
Ⅲ. 眼瞼下垂に類似した神経症候 117

神経症候 7. 頭が痛い, 顔が痛い 〈柴田 護〉119

Ⅰ. 頭が痛い 119
A. 症状のとらえかたと病歴の取りかたのポイント 119
    1. 急性に生じている頭痛 119
    2. 亜急性〜慢性に経過している単相性の頭痛 122
    3. 慢性的に繰り返す頭痛 122
B. 神経学的診察の方法 130
C. 症候の種類と解釈—症候を説明する病態 131
    1. 頭痛発生の解剖学的・生理学的基礎 131
    2. 片頭痛の病態生理 132
    3. 群発頭痛の病態生理 135
    4. 緊張型頭痛の病態生理 135

D．補助的検査および鑑別診断の進めかた ································ 137
Ⅱ．顔が痛い ·· 138
　A．症状のとらえかたおよび診断の進めかた ······················· 138
　B．症候の種類と解釈 ·· 138
　　1．三叉神経痛 ··· 138
　　2．その他の顔面痛をきたす疾患 ···································· 142

神経症候 8．眼が閉じない，口から水がこぼれる（顔がおかしい）
〈岩下達雄　海野佳子〉144

　A．症状のとらえかたと病歴の取りかたのポイント ··············· 144
　B．神経学的診察の方法 ·· 147
　　1．顔面筋の診察 ··· 147
　　2．顔面筋以外の症候の診察 ·· 148
　C．症候の種類と解釈 ·· 149
　D．補助的検査および鑑別診断の進め方 ······························ 150
　　1．病巣部位の診断 ·· 150
　　2．原因疾患の鑑別 ·· 150
　　3．顔面神経麻痺をきたす主な疾患 ································· 150

神経症候 9．めまいがする・ふらつく
〈小堺有史〉153

　A．症状のとらえかたと病歴の取りかたのポイント ··············· 153
　B．神経学的診察の方法 ·· 154
　　1．眼振 ·· 155
　　2．歩行 ·· 157
　　3．腕（示指）偏倚試験 ·· 158
　　4．Romberg 試験 ··· 159
　　5．閉眼足踏み試験 ·· 159
　　6．閉眼歩行試験（Babinski-Weil 試験） ························· 159
　　7．聴力検査 ·· 160
　C．症候の種類と解釈 ·· 160
　　1．「めまい」の種類と病態 ·· 160
　　2．末梢性めまいと中枢性めまいの鑑別点 ························ 161
　D．鑑別診断 ··· 162
　　1．良性発作性頭位めまい症 ·· 162
　　2．前庭神経炎 ··· 163
　　3．Ménière 病 ··· 163
　　4．脳血管障害 ··· 163
　　5．脳腫瘍 ·· 164
　　6．脊髄小脳変性症 ·· 164

7.	起立性低血圧	165
8.	薬剤の副作用	165
9.	片頭痛	165
10.	てんかん	166

神経症候 10. 力が入りにくい 〈鈴木重明〉168

A. 症状のとらえかたと病歴の取りかたのポイント 168
B. 神経学的診断の方法 168
C. 症候の種類と解釈—上位運動ニューロン障害と下位運動ニューロン障害 170
D. 鑑別診断 172
    1. 筋力低下の分布から考える 172
    2. 筋萎縮から考える 175

神経症候 11. 勝手に手足が動く 〈安富大祐〉180

A. 症状のとらえかたと病歴の取りかたのポイント 180
    1. 発症時期 180
    2. 発症様式 180
    3. 合併症・薬剤歴 181
    4. 家族歴 181
B. 神経学的診察の方法 181
C. 補助的検査 182
D. 症候の種類と解釈 182
    1. 振戦 183
    2. 舞踏運動，コレア 190
    3. アテトーゼ 192
    4. バリスムまたはバリスムス 192
    5. ジストニア 193
    6. ジスキネジア 196
    7. ミオクローヌス 196
    8. チック 199
    9. スパズム 199
    10. 筋けいれん 199
    11. 発作性誘発性不随意運動症 200
    12. 下肢静止不能症候群（むずむず脚症候群） 200
    13. 顔面けいれん 201
    14. 眼瞼けいれん 201
    15. 首下がり症候群 204

神経症候 **12. 動作が遅い** ································ 〈三宅晃史　高橋一司〉208

 A．症状のとらえかたと病歴の取りかたのポイント ································ 208
 B．神経学的診察の方法 ································ 210
  1．筋強剛の評価 ································ 210
  2．姿勢保持障害の評価 ································ 215
  3．書字障害の評価 ································ 216
  4．構音障害の評価 ································ 217
  5．回内回外試験 ································ 217
  6．指タッピング運動 ································ 218
 C．症候の種類と解釈 ································ 220
  1．パーキンソニズムを説明する病態 ································ 220
  2．「動作が遅い」状態をきたしうる病態 ································ 222
 D．鑑別診断の進めかたおよび補助的検査 ································ 226
  1．PD の鑑別診断と「嗅覚障害」の評価 ································ 229
 E．確定診断までの行程 ································ 230
  1．鑑別に有用な病歴，神経所見 ································ 230

神経症候 **13. しびれる，痛む** ································ 〈伊澤良兼〉234

 A．症状のとらえかたと病歴の取りかたのポイント ································ 234
 B．神経学的診察の方法―感覚障害の診察と分布の記載 ································ 235
 C．症候の種類と解釈―感覚障害の分布からみた病巣の局在診断 ································ 235
  1．末梢神経障害による感覚障害 ································ 236
  2．脊髄後根障害 ································ 236
  3．脊随障害 ································ 236
  4．脳幹の障害による感覚障害 ································ 238
  5．視床の障害による感覚障害 ································ 239
  6．大脳の障害による感覚障害 ································ 240
 D．鑑別診断―感覚障害の分布パターン別から ································ 241
  1．末梢神経障害の原因 ································ 241
  2．脊髄後根の障害の原因 ································ 241
  3．脊髄障害の原因 ································ 241
  4．脳幹障害の原因 ································ 242
 E．しびれの鑑別診断および補助的検査 ································ 242
  1．しびれの時間経過 ································ 242
  2．しびれの分布 ································ 243
  3．しびれと合併する症状 ································ 243
  4．既往症・薬品曝露の確認 ································ 243
 F．疼痛の鑑別診断および補助的検査 ································ 244

1. 頸部痛	244
2. 胸痛	245
3. 背部痛	245
4. 腹痛	245
5. 腰痛	246
6. 四肢の疼痛	247

神経症候 14. 尿の回数が多い，尿が出にくい 〈長田高志〉252

A．症状のとらえかたと病歴の取りかたのポイント 253
  1. 下部尿路症状 253
  2. 排尿症状の程度 255
B．診察の方法 256
  1. 前立腺の触診 256
  2. 神経診察の進めかた 257
C．症候の種類と解釈および鑑別診断 258
  1. 尿の回数が多い（蓄尿症状） 259
  2. 尿が出にくい（排尿症状） 260
  3. 尿失禁 260
  4. 神経因性膀胱 262
D．その他の自律神経症状 265
  1. 排便障害 266
  2. 起立性低血圧 268
  3. 発汗障害 269
  4. インポテンス 271

神経症候 15. 歩きにくい 〈長田高志〉273

A．症状のとらえかたと病歴の取りかたのポイント 273
B．神経的診察の方法 274
  1. 立位の診察 275
  2. 歩行の診察 277
C．症候の種類と解釈 280
  1. 痙性歩行 280
  2. 失調性歩行 281
  3. Parkinson 歩行 282
  4. 小刻み歩行 282
  5. 間欠性跛行 283
  6. 鶏歩 284
  7. 動揺性歩行 284
  8. 歩行失行 284

9. ヒステリー歩行 ·· 285
D. 補助検査および鑑別診断の進めかた ··············· 285

神経症候 16. けいれんする 〈中原 仁〉288

A. 症状のとらえかたと病歴の取りかたのポイント ············ 289
B. 神経的診察の方法 ·· 292
C. 症候の種類と解釈 ·· 292
D. 補助的検査および鑑別診断の進め方 ··············· 293
E. 確定診断までの行程 ·· 295

神経症候 17. 意識が悪い 〈大木宏一〉296

A. 症状のとらえかたと病歴の取りかたのポイント ············ 296
   1. 意識障害の状態・程度の記載 ··············· 296
   2. 病歴把握の重要性 ·· 299
B. 診察の方法 ·· 300
   1. 一般身体所見 ·· 300
   2. 神経学的診察 ·· 302
C. 脳ヘルニアによる意識障害 ··············· 310
D. 意識障害における鑑別診断の進めかた ··············· 313

索 引 ·· 315

神経症候と神経診察

SUMMARY
- 神経症候とは患者の示す訴えとその症状が呈する神経学的検査所見をいう．
- 神経症候から確定診断をするためには，適切な病歴聴取と神経学的検査を行うことが必要である．
- 神経学的検査では意識レベル，高次脳機能，脳神経，運動系，感覚系，反射，協調運動，起立，歩行などを網羅的に診察する．
- 診察した結果は，神経学的検査チャートに記載する．
- 神経内科の経験を10年以上有し，地方厚生局長等に届け出ている医師が神経学的検査を行い，その結果を患者およびその家族等に説明した場合に保険請求ができる．
- 神経学的検査の所見から病巣診断を行い，鑑別に必要な補助検査等を考慮し，確定診断を行う．

Ⅰ．神経症候

　患者の示す様々な訴えとその症状が呈する診察所見を症候という．
　神経系はヒトの体全体に分布する末梢神経とそれらをコントロールする中枢神経系から構成されている．このため，神経系が障害されたときにはさまざま症候が出現する．本書の項目にあげたような神経症候を呈する患者を診察するときには，その特徴をよく理解したうえで病歴聴取および神経学的診察を行うことが重要である．

Ⅱ．神経診察

　神経診察は意識レベル，高次脳機能，脳神経，運動系，感覚系，反射，協調運動，起立，歩行などを網羅的に診察することは共通であったが，診療録に記載するときに決まったフォーマットは作成されていなかった．このため各診療施設により独自の方法で記載されることが多かった．
　しかし，平成20年，神経学診察は診療報酬改定により保険点数300点として保険収載された．その後，平成24年には400点，さらに平成28年の診療報酬改定では450点に増点されている．
　この診療報酬改定による神経学的検査の算定のため，日本神経学会が中心となり神経学的診察を記録する共通のフォーマットである「神経学的検査チャート」が作成された．神経学的検査

チャートには，意識状態，言語，脳神経，運動系，感覚系，反射，協調運動，髄膜刺激症状，起立歩行などそれぞれについての記載と総合的診断を記載することが必要とされている．また，算定は，もっぱら神経系疾患の診療を担当する医師（神経系疾患の診療を担当した経験を10年以上有するもの）として，地方厚生局長等に届け出ている医師が神経学的検査を行ったうえで，その結果を患者およびその家族等に説明した場合に限り可能となっている．なお，研修医や非専門医も神経診察の結果を神経診察チャートに記載できるが診療報酬の請求を行うことはできないので注意が必要である．

　日本神経学会の神経学的検査チャートを紹介するとともに，神経診察の方法についてチャートの内容に従い説明する．

神経学的検査チャート

```
1) 意識・精神状態
   a) 意識：清明，異常（　　）
      ＊Japan Coma Scale (1, 2, 3, 10, 20, 30, 100, 200, 300)
      ＊Glasgow Coma Scale  E：1, 2, 3, 4
                            V：1, 2, 3, 4, 5
                            M：1, 2, 3, 4, 5, 6
                            total
   b) 検査への協力：協力的，非協力的
   c) けいれん：なし，あり（　　）
   d) 見当識：正常，障害（時間，場所，人）
   e) 記憶：正常，障害（　　）
   f) 数字の逆唱：286，3529
   g) 計算：100－7＝93－7＝86－7＝
   h) 失行（　　）失認（　　）

2) 言語　正常，失語（　　），構音障害（　　），嗄声，開鼻声
3) 利き手　右，左
4) 脳神経

   視力      右：正，低下          左：正，低下
   視野      右：正，               左：正，

   眼底      正常，動脈硬化（　）度，出血，白斑，
             うっ血乳頭，視神経萎縮
   眼裂              ＞　＝　＜
   眼瞼下垂  右（－）　（＋）　左（－）　（＋）
   眼球位置  正，斜視（　），偏視（　），突出（　）
   眼球運動
```

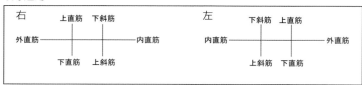

眼振

右	左

複視　　　　　　（－）（＋）：方向（　　）
瞳孔
　　大きさ（正，縮，散）　　mm＞ ＝ ＜　　mm（正，縮，散）
　　形　　　　　　右：正円，不正　　　　左：正円，不正
　　対光反射　　　速，鈍，消失　速，鈍，消失
輻湊反射　　　　　　　　正常，障害
角膜反射　　　　　右：正常，障害　　　　左：正常，障害
顔面感覚　　　　　右：正常，障害　　　　左：正常，障害
上部顔面筋　　　　右：正常，麻痺　　　　左：正常，麻痺
下部顔面筋　　　　右：正常，麻痺　　　　左：正常，麻痺
聴力　　　　　　　右：正常，低下　　　　左：正常，低下
めまい　　　　　（－）　（＋）：回転性・非回転性（　　　　）
耳鳴り　　　　　　右：（－）　（＋）　　左：（－）　（＋）
軟口蓋　　　　　　右：正常，麻痺　　　　左：正常，麻痺
咽頭反射　　　　　右：（＋）　（－）　　左：（＋）　（－）
嚥下　　　　　　　　正常，障害（　　　　　　　）
胸鎖乳突筋　　　　右：正常，麻痺　　　　左：正常，麻痺
上部僧帽筋　　　　右：正常，麻痺　　　　左：正常麻痺
舌偏倚　　　　　　　（－）　（＋）：偏倚（右　　左）
舌萎縮　　　　　　右：（－）　（＋）　　左：（－）　（＋）
舌線維束性収縮　　（－）　（＋）

5）運動系
　a）筋トーヌス　　上肢（右・左，正常，痙縮，強剛，低下）その他（　　）
　　　　　　　　　下肢（右・左，正常，痙縮，強剛，低下）その他（　　）
　b）筋萎縮　　　　（－）　（＋）：部位（　　）
　c）線維束性収縮　（－）　（＋）：部位（　　）
　d）関節　　　　　変形，拘縮：部位（　　　）
　e）不随意運動　　（－）　（＋）：部位（　　），性質（　　）
　f）無動・運動緩慢　（－）　（＋）
　g）筋力　　　　　正常，麻痺：部位（　　），程度（　　）

	右	左
頸部屈曲（C1〜6）	5 4 3 2 1 0	5 4 3 2 1 0
頸部伸展（C1〜T1）	5 4 3 2 1 0	5 4 3 2 1 0
三角筋（C5, 6）	5 4 3 2 1 0	5 4 3 2 1 0
上腕二頭筋（C5, 6）	5 4 3 2 1 0	5 4 3 2 1 0
上腕三頭筋（C6〜8）	5 4 3 2 1 0	5 4 3 2 1 0
手関節背屈（C6〜8）	5 4 3 2 1 0	5 4 3 2 1 0
手関節掌屈（C6〜T1）	5 4 3 2 1 0	5 4 3 2 1 0
母指対立筋（C8, T1）	5 4 3 2 1 0	5 4 3 2 1 0
腸腰筋（L1〜4）	5 4 3 2 1 0	5 4 3 2 1 0
大腿四頭筋（L2〜4）	5 4 3 2 1 0	5 4 3 2 1 0
大腿屈筋群（L4〜S2）	5 4 3 2 1 0	5 4 3 2 1 0
前脛骨筋（L4, 5）	5 4 3 2 1 0	5 4 3 2 1 0
下腿三頭筋（S1.2）	5 4 3 2 1 0	5 4 3 2 1 0
上肢バレー	（－）（＋）	（－）（＋）
下肢バレー	（－）（＋）	（－）（＋）
Mingazzini	（－）（＋）	（－）（＋）
握力	kg	kg

6) 感覚系
   a) 触 覚　　正常, 障害: 部位（　　）
   b) 痛 覚　　正常, 障害: 部位（　　）
   c) 温度覚　　正常, 障害: 部位（　　）
   d) 振動覚　　正常, 障害: 部位（　　）
   e) 位置覚　　正常, 障害: 部位（　　）
   f) 異常感覚・神経痛（−）（＋）: 部位（　　）

筋萎縮・感覚

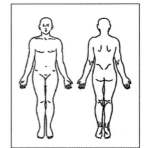

7) 反射　　　　　　右　　　　　　左
   ホフマン　　　（−）（＋）　（−）（＋）
   トレムナー　　（−）（＋）　（−）（＋）
   腹壁反射　　　（−）（＋）　（−）（＋）
   バビンスキー　（−）（＋）　（−）（＋）
   チャドック　　（−）（＋）　（−）（＋）
   膝クローヌス　（−）（＋）　（−）（＋）
   足クローヌス　（−）（＋）　（−）（＋）

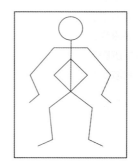

8) 協調運動
   　　　　　　　右　　　　　　左
   指-鼻-指　　　正常, 拙劣　　正常, 拙劣
   かかと-膝　　　正常, 拙劣　　正常, 拙劣
   反復拮抗運動　正常, 拙劣　　正常, 拙劣

9) 髄膜刺激徴候　　項部硬直　（−）（＋）
   　　　　　　　　　ケルニッヒ徴候（−）（＋）
10) 脊柱　　　　　　正常, 異常（　　）
   　　　　　　　　　ラゼーグ徴候　（−）（＋）
11) 姿勢　　　　　　正常, 異常（　　）
12) 自律神経　　　　排尿機能　正常, 異常（　　）
   　　　　　　　　　排便機能　正常, 異常（　　）
   　　　　　　　　　起立性低血圧（−）　（＋）
13) 起立, 歩行
     ロンベルク試験正常, 異常, マン試験正常, 異常
     歩行正常, 異常（　　）
     つぎ足歩行（可能, 不可能）, しゃがみ立ち（可能, 不可能）

神経学的所見のまとめ

神経学的検査担当医師　署名

A. 意識・精神状態

意識レベルおよび知能の状態を検査する．これらは病巣診断にも重要な情報を提供する．

a. 意識

正常では清明であるが，質問や呼びかけへの応答や反応，痛み刺激への反応などにより以下のように評価される．意識レベルの異常がある場合はどのような障害かを記載する．

- 意識不鮮明：軽度の意識混濁で，周囲に対する認識や理解は低下している．思考の清明さや，記憶の正確さも失われている．
- 傾眠：放っておくと眠っているが，刺激で眼をさまし反応する．
- 昏迷：痛みや大きい音，強い光などに反応する．
- 半昏睡：皮膚を針で強く刺激するなどの痛みを加えると反応する．
- 昏睡：刺激を与えても全く反応しない．

なお，Japan Coma Scale および Glasgow Coma Scale の評価について 表1 および 表2 を参照されたい．

b. 検査への協力

診察への協力状態について記載する．

- 正常：通常は協力的（co-operative）と記載．
- 協力しない場合：非協力的（non-co-operative）と記載．

c. けいれん

意識レベルに低下をきたした症例では，けいれんの有無について確認しておく．特にてんかん発作の診断に有用な場合が多い．

- なかった場合：なし
- あった場合：あり，どのようなけいれんだったか記載する．

表1 Japan Coma Scale

Ⅰ．覚醒している．　*は開眼が不可能な場合
 1. 大体意識清明だが，いま一つはっきりしない．
 2. 時，人，場所がわからない．見当識障害がある．
 3. 名前，生年月日がいえない．

Ⅱ．刺激すると覚醒する．
 10. 呼びかけで容易に開眼する（右手を握れ，離せなどの動作を行うし言葉もでるが間違いが多い*）．
 20. 痛み刺激で開眼する（簡単な命令に応じる．たとえは離握手*）．
 30. 辛うじて開眼する．

Ⅲ．刺激しても覚醒しない．
 100. 痛み刺激に対し，はらいのける動作をする．
 200. 痛み刺激に対し，少し手を動かしたり，顔をしかめる．
 300. 痛み刺激に対し，反応しない．

表2 Glasgow Coma Scale（グラスゴー昏睡尺度）

E. 開眼（eyes opening）
　自発的に（spontaneous） ················· E4
　音声に対して（to sound） ····················· 3
　疼痛に対して（to pain） ······················· 2
　開眼せず（never） ······························· 1

M. 運動反応（best motor response）
　命令に従う（obey commands） ············· M6
　疼痛部認識可能（localize pain） ············· 5
　四肢屈曲反応（flexion）
　　逃避（withdrawal） ······················· 4
　　異常（abnormal） ························· 3
　四肢伸展反応（extension） ··················· 2
　まったく動かず（none） ······················· 1

V. 発語（best verbal response）
　指南力良好（oriented） ····················· V5
　会話混乱（confused conversation） ·········· 4
　言語混乱（inappropriate words） ············· 3
　理解不明の声（incomprehensive sounds） ··· 2
　発語せず（none） ····························· 1

E＋M＋V の総和で評価

d. 見当識

現在の年月や時刻，自分の居る所など自分が置かれている状況の認識をいう．

見当識を調べるために時間，場所および人について患者に質問する．

- 時間：今日が何年何月何日を質問する．回答できない場合は，現在の季節をきく．
- 場所：現在，患者が診察されている場所を質問する．
- 人：付き添いで来た家族がいる場合は，その人はだれかと質問する．医師，看護師および家族の判別が可能か確認する．

正常：これらの質問に答えられれば正常である．

障害：これらの質問に回答できない場合は障害されていると判断する．

時間，場所，人のうちどの項目が障害されているかを記載する．

e. 記憶

記憶は，記銘，把持，想起の3つの過程よりなるとされている．

- 記銘：情報が頭に入る，覚えること．
- 把持：一度，記銘された情報を脳内に留めておく能力．
- 想起：把持されている情報を取り出す能力である．

さらに記憶は把持される時間により，即時記憶，近時記憶，遠隔記憶に分けられる．

- 即時記憶：記銘後すぐに想起させるもので，想起までに干渉を挟まない．数字の順唱，数字の逆唱といった検査で確認．
- 近時記憶：即時記憶より把持の期間の長い（通常は数分から数カ月）記憶だが，把持している時間の長さについて明確な定義はない．前日の食事の内容などの質問がこれに該当する．

神経症候と神経診察

- 遠隔記憶：近時記憶よりもさらに把持の期間の長い記憶（数カ月〜数十年）．個人の生活史（生年月日，出生地，卒業した小学校の名前など）を聞くことが多い．

即時記憶については次項目の数字の逆唱で確認することができる．

- 近時記憶：前日の食事の内容などをきく．
- 遠隔記憶：卒業した小学校の名前などを質問する．

正常：これらの質問に答えられれば正常である．
障害：これらの質問に回答できない場合，どの項目が障害されているかを記載する．

f. 数字の逆唱：286, 3529

診察では検者が「これから言う数字を逆さに言ってください」と述べ，「たとえば，私が1, 2, 3といいましたら，あなたは，3, 2, 1というように答えてください．わかりましたか」などと具体的な例を示すとよい．

正常成人において数字の順唱は7けた，逆唱は5けたまで可能とされている．

3桁の逆唱では「286」，4桁の逆唱では「3529」を用いる．

逆唱が可能か否かについてはカルテに記載しておく．

g. 計算

患者に100−7＝，93−7＝，86−7＝の計算をしてもらう．計算が困難な症例では，どの段階で計算を間違えたのかを記載する．

h. 失行，失認

- 失行：麻痺・錐体外路症状・失調といった運動機能の異常がないにもかかわらず，目的とする行為ができないこと．肢節運動失行や観念運動失行，口腔顔面失行，観念失行などに分類される．
- 失認：感覚器官に異常がないのにもかかわらず，大脳皮質の障害により正確な認識ができないこと．視覚失認，視空間失認，聴覚失認，触覚失認，身体失認などがある．

失行，失認には多くの種類があり，病巣診断に必要とされる症例では次項目に記載したような検査を行う．チャートには施行した検査とその結果を記載しておく．

B. 言語

言語の障害は失語と構音障害の2つに分類される．この他，神経学的診察チャートには嗄声，開鼻声が記載されている．異常がなければ正常と記載する．異常がある場合は，どのような言語の障害かを記載する．

a. 失語

発語に関する筋肉や末梢神経に異常がなく，聴力障害もなく，知能や意識の低下を認めないけれども，言語による表現や理解，文字の理解ができない症状をいう．

神経症候と神経診察

失語の有無をみるためには以下の3つの項目についてチェックする.
① 鉛筆，腕時計，鍵など日常用いる物品やその絵などをみせて，何であるか答えてもらう.
② 単語や文章を復唱してもらう.
③「眼を閉じて下さい」，「口を開けて下さい」などの命令に，正確に応じることができるか.

b. 構語障害

発語に関係する筋肉や神経の障害により，上手くしゃべれない状態をいう．発語の内容および言葉の内容の理解は正常であるが，適切な発音ができない状態．書字，読書についての異常はない.

患者の病状や既往歴，家庭歴などついて話をしてもらう際に発語の量，言葉の速さ，リズム，抑揚などに注意する.

c. 嗄声

しわがれ声，かすれた声を示す．通常，発声の際には左右の声帯が正中で閉じ，規則的に振動する．なんらかの理由でこの現象が阻害されると，音色が変化し嗄声となる.

d. 開鼻声

鼻声には開鼻声と閉鼻声がある．閉鼻声はかぜなどによる鼻づまりのため発音するときに鼻から抜けなくてはならない空気が抜けず，鼻の中で共鳴してしまう状態の声をいう．開鼻声は，口の中に空気を保つことができず，鼻から息が漏れてしまい，うまく発音ができない状態の声をいう.

C. 利き手

患者の利き手が右か左かをチェックする.

D. 脳神経

a. 視力

眼鏡をかけている人あるいはコンタクトレンズを使用している人は，そのままで問診票などを30〜40cmの距離で読んでもらい視力が正常か低下しているか検査する.

b. 視野 図1

検者は患者とお互いの眼の間隔が80cmくらいになるように向き合って座る.
患者の一方の眼を軽く手でおおわせる.
検者も患者に合わせ対応する側の目を閉じる.
検者は両手を自分の視野一杯に広げ，検者の指が動くのが見えたら患者に知らせてもらう.
視野の右上，右下，左上，左下の4カ所を調べ，異常があればその部分をマークする 図2.

c. 眼底

眼底鏡を用いて行う．患者は両眼を開いたまま，遠方正面を見てもらう.

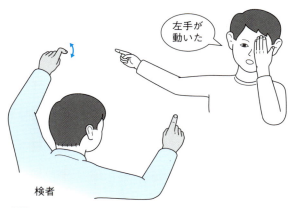

図1 視野の診察
患者は検者の指の動いた方を知らせる.

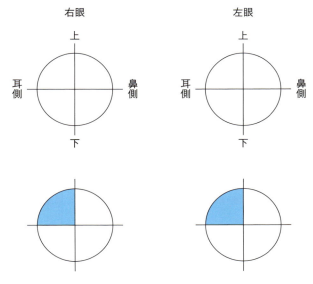

図2 視野の記載法
下段は同名性上四分盲を示す.
右左を反対にする記載法もあるが，チャートの右左に従って例示した.

　患者の右眼を検査するときは検者の右眼で，患者の左眼を検査するときは検者の左眼で検査する．
　眼底の異常所見には以下のようなものを記載する．
- 動脈硬化
　Scheie分類の細動脈硬化所見が用いられる．網膜血管は，動脈硬化により動脈壁が肥厚すると網膜動脈の反射が強くなる傾向があり，この現象は網膜細動脈壁反射の亢進と表現される．網膜細動脈壁反射がさらに強くなると，血管が銅線の様に見えるため銅線動脈，さらに亢進すると

銀線動脈となる．また，動脈硬化により壁が厚くなると動脈と静脈が交叉している部分で静脈が見えにくくなる動静脈交叉現象も出現する．これらの程度により分類される．
　　Ⅰ度：軽度の網膜細動脈壁反射の亢進と軽度の動静脈交叉現象．
　　Ⅱ度：Ⅰ度の所見がさらに著明となる．
　　Ⅲ度：銅線動脈および高度の動静脈交叉現象．
　　Ⅳ度：Ⅲ度の所見がさらに高度となり銀線動脈を認める．
- 白斑
　網膜に白い斑点を認める．
- 出血
　網膜の出血を認める．
- うっ血乳頭
　乳頭浮腫（視神経乳頭部が発赤し，その境界が部分的または全般的に不鮮明），網膜動脈の狭小化，静脈の蛇行，出血を伴う．
- 視神経萎縮
　乳頭全体が蒼白で境界が鮮明となる．

d. 眼裂

患者は真直ぐ遠方を見てもらうように説明する．
検者は患者の左右の眼裂を比較する．
同時に眼瞼下垂，眼球の位置，自発性眼振の有無，瞳孔の大きさなども観察する．
正常で，左右とも同じ場合は「＝」，左右差があり，右が大きい場合は「＞」，左が大きい場合は「＜」にマークする．

e. 眼瞼下垂

患者が遠方を見ている際，眼瞼が瞳孔にかかっている場合は眼瞼下垂（＋）と判断する 図3．正常は眼瞼下垂（－）である．

f. 眼球位置

患者に遠方を見てもらい，検者は患者の両側の眼球位置を観察する．
正常：左右の眼球とも正常な位置を維持している．
斜視：一側の眼球が正面の目標を見ているときに，他側の眼球がずれているのを斜視という．
　　　内側にずれている場合を内斜視，外側にずれている場合を外斜視とよぶ．
偏視：両側の眼球が一方向をみつめている場合，偏視という．
突出：前方に突出する状態をいう．正確な眼球突出度測定には，Hertel眼球突出計を用いる．

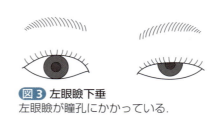

図3 左眼瞼下垂
左眼瞼が瞳孔にかかっている．

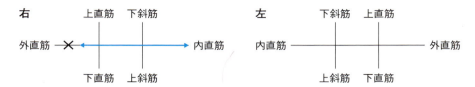

図4 眼球運動の記載
眼球運動障害の記載についての決まりは特にない．右眼球の外転障害のある場合は動く範囲を矢印で記載し，残りに「×」をいれる書き方もある．右眼が半分くらい外転する場合は，「右外転50％程度」などと記載してもよい．

正常値は上限16 mm，左右差2 mm以内とされている．

g. 眼球運動および眼振

患者の眼前（50〜60 cm程度）に検者の指またはペンなど何か指標となるものを示し，その先をみつめてもらう．

はじめは左右方向への眼球運動を検査し，複視の有無を聞く．

次に上下方向への眼球運動を検査し，複視の有無を聞く．

これらの眼球運動を検査の際，眼振の有無についても注意する．

さらに右上，右下，左上，左下方向への眼球運動についても検査する．

なおチャートの眼球運動の記載図には，それぞれの眼球運動の方向に作用する外眼筋の名称が記載されている．眼球運動障害を認めた時は図4のように記載する．

眼振を認めたときの記載法は図5に記す．

h. 複視

眼球運動障害があるときには複視を自覚することが多い．また眼球運動障害が明らかでないのに複視を自覚する場合がある．

複視を認める場合，左右・上下どの方向を見たときに複視が出現するか，また一側の眼球を隠した際には2つに見えている像の外側が消えるのか内側が消えるのかを記載する．

i. 瞳孔

- 大きさ・形：瞳孔径を測定し，縮瞳，散瞳，瞳孔不同の有無を記載する．また形が正円か不正かについても記載する．
- 対光反射：患者の一側の瞳孔に光を当て，光を当てた側の瞳孔と反対側の瞳孔の収縮の有無を診察する．瞳孔の収縮は通常は速やかであり，この場合は速かに瞳孔の収縮がみられないものは消失，遅いものは鈍にマークする．

j. 輻湊（輻輳）反射 図6

眼前30 cm程度で指先などを見つめさせ，さらに眼に近づけてゆくと眼球は左右とも中心に寄る．この現象を輻湊（輻輳；ふくそう）反射とよぶ．また，より眼前の視標に焦点を合わせるため瞳孔は収縮する．この現象を調節反射または近見反射という．輻湊反射は調節反射と切り離すことができない現象なので，輻湊調節反射（近見反射）とよぶこともあるが，一般的には輻湊

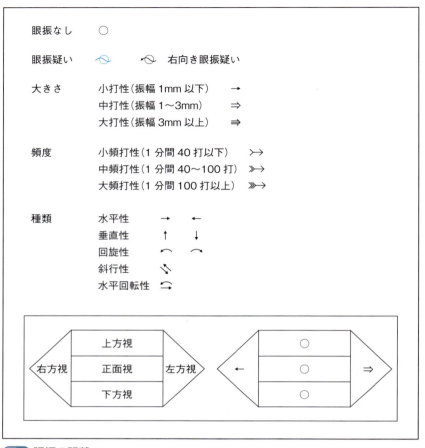

図5 眼振の記載
左方視で振幅の大きい水平性眼振あり，右方視ではやや振幅の小さい水平性眼振がある．正面視，上方視，下方視では眼振を認めない．

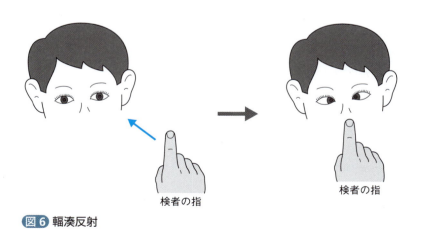

図6 輻湊反射

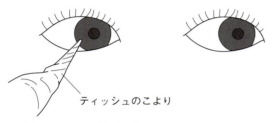

図7 角膜反射の際，刺激する部位

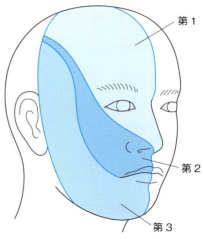

図8 顔面を支配する三叉神経の分布

反射のみで，調節反射の意味を含んでいる．

k. 角膜反射
乾いた脱脂綿またはティッシュペーパーの先端で，患者の角膜の虹彩部分（茶目の部分）を軽くふれる 図7．正常では両眼が瞬目する．

l. 顔面感覚
顔面の感覚は三叉神経に支配されている 図8．三叉神経は 3 枝にわかれ顔面に分布しているため，その各々の領域について左右の比較を行いながら，痛覚，触覚，温度覚について検査する．

- 触覚：やわらかい筆先を用いていたが，感染予防の観点から乾いた脱脂綿またはティッシュペーパーの先端を細くしたものをもちいるのが推奨されている．
- 痛覚：ルーレットなどが用いられていたが，感染予防の観点からつま楊枝の先などを用いるのが推奨されている．

m. 上部顔面筋
前額部の筋および睫毛徴候を検査する．

- 前額部の筋：患者に上方を見てもらい，ひたいにしわ寄せてもらう．しわの出現の程度，左右差を観察する 図9．
- 睫毛徴候：眼輪筋の力が十分保たれている場合，強く閉眼すると睫毛はほぼ完全に上眼瞼と下眼瞼の間に埋め込まれ，外からはほとんど睫毛が見えない．麻痺があると睫毛が外から見える．患者に両眼を強く閉眼してもらい睫毛が見えるか，観察する 図10．

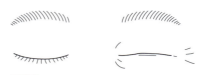

図 10 睫毛徴候
右の睫毛が見えている．右睫毛徴候陽性とする．

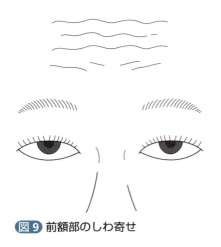

図 9 前額部のしわ寄せ

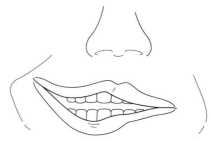

図 11 下部顔面筋の診察
左顔面筋麻痺により口角は健側（右）に引かれ，左開口は不十分で鼻唇溝は浅くなる．

n. 下部顔面筋

　患者に上下の歯を噛み合わせておいてもらい，口を開き「イー」と言って歯を出してもらう．顔面筋に一側性麻痺があると口角は健側に引かれ，麻痺側開口は不十分で鼻唇溝は浅くなる 図 11．

o. 聴力

　検者の指をこするか，音叉などの音源を耳元に近づけ，患者の聴力が正常か低下しているかを評価する．

p. めまい

　患者にめまいがあるかどうかたずねる．

- 回転性：天井がぐるぐる回るめまい
- 非回転性：体がふわふわするめまい

q. 耳鳴り

　患者に耳鳴りがあるかどうか質問する．

r. 軟口蓋

　患者に口を開けてもらい「アーアー」といってもらう．その際，軟口蓋や口蓋垂の偏倚および咽頭後壁の収縮の状態を検査する．一側の麻痺では口蓋帆の挙上は健側のみ見られる．また口蓋縫線および口蓋垂は健側に偏倚する．咽頭後壁も健側のみ収縮するため，健側の方に引っぱられ

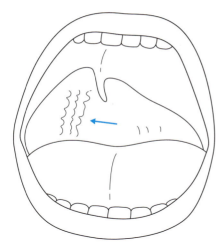

図12 軟口蓋・咽頭の診察
左側の麻痺により口蓋帆の挙上は健側（右）のみみられる．また口蓋縫線および口蓋垂は健側（右）に偏倚する．咽頭後壁も健側（右）のみ収縮するため，右の方に引っぱられているように見える（矢印）．

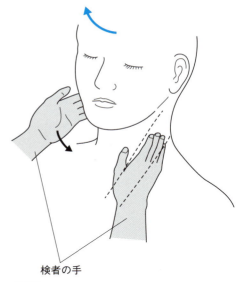

検者の手

図13 胸鎖乳突筋の筋力検査

ているように見える．この現象はカーテンが一側に引かれているのに似ていることから"カーテン徴候"とよばれている 図12．

s. 咽頭反射

舌圧子を口腔内に入れ咽頭後壁に触れる．正常人では咽頭筋が速やかに収縮し，「ゲェ」となる．この反射は催吐反射ともいわれる．この反射は咽頭後壁左右をそれぞれ刺激して行う．

t. 嚥下

水を飲みこむ際，むせこみがないかなどを質問する．障害がある場合はどのような障害かを記載する．

u. 胸鎖乳突筋 図13

患者が頭を廻す方向と反対側の筋力を検査する．
左の胸鎖乳突筋の筋力を調べるときは患者に頭を右の方向に回転してもらう．このとき検者は自分の左手を患者の右の下顎に，右手は患者の左の胸鎖乳突筋にあてる．検者の左手に受ける抵抗と，右手で触診した左胸鎖乳突筋の所見から判定する．

v. 上部僧帽筋 図14

患者に自分の肩を上にあげてもらう．検者は上からこれを圧迫し，この圧迫に対する患者の抵抗から判定する．

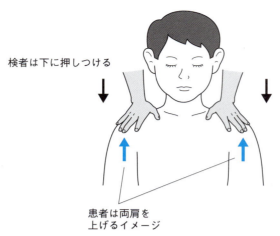

図14 僧帽筋の筋力検査

w. 舌

　偏倚，萎縮および舌線維束性収縮について検査する．患者に開口してもらい，舌の萎縮および線維束性収縮の有無を診察する．その後，挺舌してもらい偏倚の有無を観察する．

E. 運動系

a. 筋トーヌス

　手，肘，足および膝関節などを他動的に動かした時に受ける抵抗から判断する．
- 上肢の筋トーヌス
  ・肘関節：屈伸および前腕の回内および回外をさせてその抵抗をみる．
  ・手関節：背側および掌側に屈伸させてその抵抗をみる．
- 下肢の筋トーヌス
  ・足関節：屈伸と回内および回外をさせてその抵抗をみる．
  ・膝関節：屈伸させてその抵抗をみる．

　筋トーヌスの異常は，低下と亢進に分けられる．亢進はさらに痙縮と強剛（固縮）に分けられる．
- 痙縮：関節を動かし始めた時の抵抗は大きいが，あるところまで動かすと急に抵抗が減じるもの．屈筋か伸筋のどちらかに生じるので，関節を動かした時に受ける抵抗は一方向のみである．
- 強剛（固縮）：屈筋も伸筋もたえず緊張が亢進しているため，屈伸両方向に抵抗が生ずる．

b. 筋萎縮

　視診にて検査する．特に左右に注意するとわかりやすい．必要があれば四肢筋肉の周囲径を測定する．萎縮が認められる場合はその部位を記載する．

c. 線維束性収縮

　筋肉の細かい収縮運動．出現する間隔は不規則で短時間で消失する．舌，上腕，前腕，肩甲部，大腿，腓腹筋などで確認しやすい．筋萎縮を伴う症例では出現する可能性があるので，注意して診察する．ハンマーで筋を軽く叩くと誘発されることがある．線維束性収縮が認められる場合はその部位を記載する．

d. 関節

　変形や拘縮の有無について確認する．認められる場合はその部位を記載する．

e. 不随意運動

　両手を膝の上にのせ，力を抜いて座ってもらう．このとき，安静時振戦，舞踏運動およびその他の不随意運動の有無について観察する．次に，手掌を下に向けて，両上肢を前方に伸ばしてもらう．このとき，手指を少し広げてもらい，手指の姿勢時振戦の有無を観察する．
　不随意運動が認められる場合はどのような運動が，どこに出現するかについて記載する．

f. 無動・運動緩慢

　患者本人や患者の家族から動作が遅くなったことを訴える場合がある．また患者が診察室に入る際，動作が遅いことでわかる場合もある．

g. 筋力

　麻痺のあるときはその部位および程度を記載する．さらにチャートに記載されている筋の筋力の評価は徒手筋力テストで行う．筋力は 表3 に示した基準により判定し，チャートに記載する．筋力検査の方法については下記に記す．
- 頸部屈曲（頸部屈筋群）図15a
  患者は腹臥位で頭部を前屈させる．検者はこれに抵抗する．
- 頸部伸展（頸部伸筋群）図15b
  患者は仰臥位で頭部を背屈させる．検者はこれに抵抗する．
- 三角筋 図15c
  患者は両上肢を90°まで側方に挙上する．検者は体幹の方向にこれを押し，患者に抵抗させる．

表3 徒手筋力テストの評価基準
5：強い抵抗に抗して全関節可動域の運動が可能
4：弱い抵抗に抗して全関節可動域の運動が可能
3：重力に抗して全関節可動域の運動が可能
2：重力を取り除けば全関節可動域の運動が可能
1：筋の収縮は起こるが関節の運動はみられない
0：筋の収縮がまったくみられない

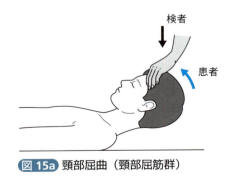

図15a 頸部屈曲（頸部屈筋群）

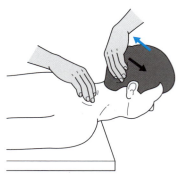

図 15b 頸部伸展（頸部伸筋群）

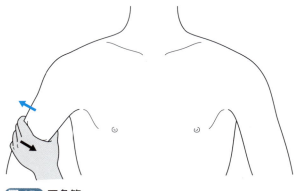

図 15c 三角筋

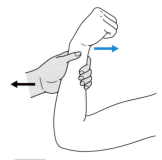

図 15d 上腕二頭筋

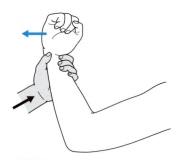

図 15e 上腕三頭筋

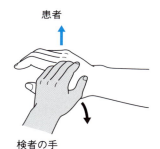

図 15f 手関節背屈

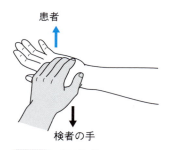

図 15g 手関節掌屈

- 上腕二頭筋 図 15d
  患者に肘関節で前腕を屈曲させる．検者はこれに抵抗する．
- 上腕三頭筋 図 15e
  患者に肘関節を伸展させる．検者はこれに抵抗し，肘関節を屈曲させようとする．
- 手関節背屈 図 15f
  患者に手背を上に向けて手関節を背屈させる．検者はこれに抵抗し，手関節を掌屈する．
- 手関節掌屈 図 15g
  患者に手掌を上に向けて手関節を掌屈させる．検者はこれに抵抗し，手関節を背屈する．

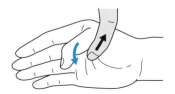
図 15h 母指対立筋

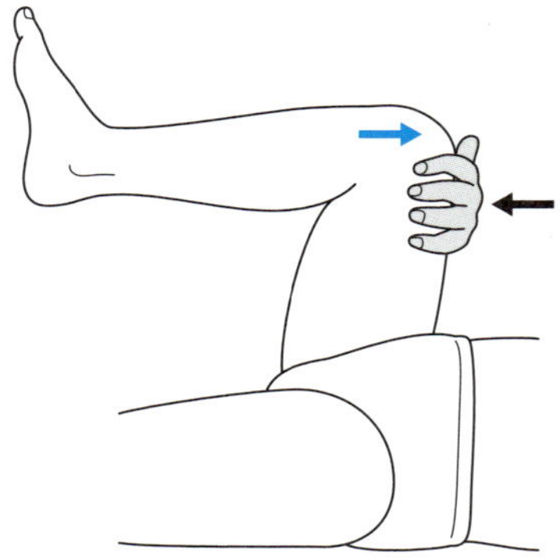

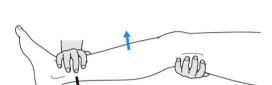
図 15i 腸腰筋

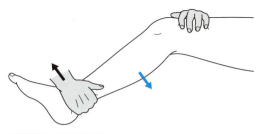
図 15j 大腿四頭筋

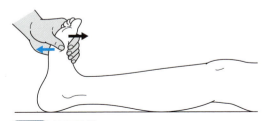
図 15k 大腿屈筋群

図 15l 前脛骨筋

- 母指対立筋 図 15h
  患者に自分の母指で自分の小指をさわろうとしてもらう．検者はこの母指の動きに抵抗する．
- 腸腰筋 図 15i
  患者は仰臥位で大腿を屈曲する．検者はこれに抵抗する．
- 大腿四頭筋 図 15j
  患者は仰臥位で膝を伸展する．検者はこれに抵抗する．
- 大腿屈筋群 図 15k
  患者は仰臥位で膝を屈曲する．検者はこれに抵抗する．
- 前脛骨筋 図 15l
  患者は仰臥位で足を背屈する．検者はこれに抵抗する．

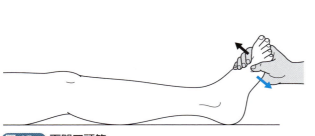

図 15m 下腿三頭筋　　　　　　　　図 16 上肢 Barré（バレー）徴候

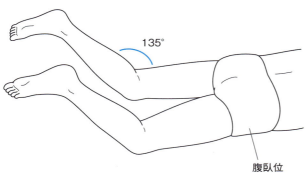

図 17 下肢 Barré（バレー）徴候

- 下腿三頭筋 図 15m
  患者は仰臥位で足を底屈する．検者はこれに抵抗する．
- 上肢 Barré（バレー）徴候 図 16
  患者に両腕を前方に挙上してもらう．その際，手のひらを上にして指をつけてもらう．眼を閉じてもらい，そのまま両腕を水平に保たせる．軽度の麻痺があると上肢は回内しながら次第に落下する．
- 下肢 Barré（バレー）徴候 図 17
  患者を腹臥位にする．両側下肢膝関節が 135°程度に開くような位置で下肢を保持させる．患者にそのままの状態を維持させる．麻痺側の下肢は下降する．
- Mingazzini 徴候 図 18
  患者を仰臥位にする．両下肢の股関節および膝関節を 90°に屈曲させて下肢を保持させる．患者にそのままの状態を維持させる．麻痺側の下肢は下降する．
- 握力
  患者に握力計を渡し，握らせる．握力計の値を記載する．

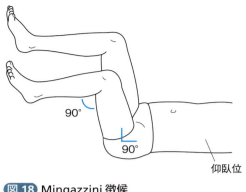

図18 Mingazzini徴候

F. 感覚系

　触覚，痛覚および温度覚である表在感覚，振動覚および位置覚である深部感覚さらに異常感覚を検査する．触覚，痛覚，温度覚は皮膚あるいは粘膜で感じる感覚で表在感覚とよばれる．振動覚や位置覚は骨膜，筋肉および関節などから伝えられる感覚であるため深部感覚とよばれる．

a. 触覚
　やわらかい筆先などが用いられていたが，感染予防の観点から乾いた脱脂綿やティッシュペーパーの先端を細くしたものが推奨されている．
　皮膚は軽く触れ，触られている感じを普通に感じるか確認する．
　検査は上肢，体幹，下肢で行う．対側や上肢と下肢など体の他部との比較も行い，感じ方に差があるか確認する．障害がある場合はその部位を記入する．

b. 痛覚
　ルーレットなどが用いられていたが，感染予防の観点からつま楊枝などが推奨されている．
　検査は上肢，体幹，下肢で行う．対側や上肢と下肢など体の他部との比較も行い，感じ方に差があるか確認する．障害がある場合はその部位を記入する．

c. 温度覚
　試験管やペットボトルに温湯（40〜45℃程度）と冷水（10℃程度）を入れたものを用いる．
　刺激をする時は，接触する面積を一定に3秒間くらい接触させる．
　触れたものが「温かく感じる」か「冷たく感じる」か答えてもらう．
　検査は上肢，体幹，下肢で行う．対側や上肢と下肢など体の他部との比較も行い，感じ方に差があるか確認する．障害がある場合はその部位を記入する．
　50℃を超えたお湯や氷水を使用すると痛覚を生じるので注意する．

d. 振動覚
　はじめに胸骨に振動させた音叉をあて振動を感じるかを確認する．
　検査は橈骨および尺骨の茎状突起，鎖骨，脊椎の棘突起，上前腸骨棘，膝蓋骨，脛骨の中央，

足果部の内側と外側など上肢，体幹，下肢の骨の突出部で行う．

音叉の振動は徐々に弱まるので患者が振動を感じなくなったら合図をしてもらう．合図があった時点で検者はその音叉を自分の手などにあて，自分の手に感じる振動で，障害の有無を判定する．障害がある場合はその部位を記入する．

e. 位置感覚

患者の手および足の指の関節を被動的に動かし検査する．

足では患者の母趾で行うことが多い．検者が指を背面に伸展させたら「上」，足底面に屈曲させたら「下」と答えてもらう．

その後，患者を閉眼させ，指を動かし，上・下を答えてもらう．

f. 異常感覚・神経痛

異常感覚には，外からの刺激による感覚を別の感覚として感ずるもの，刺激なしに自発的に起こる異常な感覚の2つがある．このため異常感覚を認める場合には，どちらのタイプであるかを記載しておく．神経痛は末梢神経の障害により起こる疼痛である．これらの症状が認められる場合は，その部位を記載しておく．

G. 反射

腱反射と病的反射がある．チャートの表には病的反射や腹壁反射が記載されている．腱反射については，下記の項目を検査し，結果は 図19 のように記載する．

● 下顎反射 図19a

患者に口を半分くらい開けてもらう．検者は患者の下顎に自分の左示指をあて，その指をハンマーで叩く．

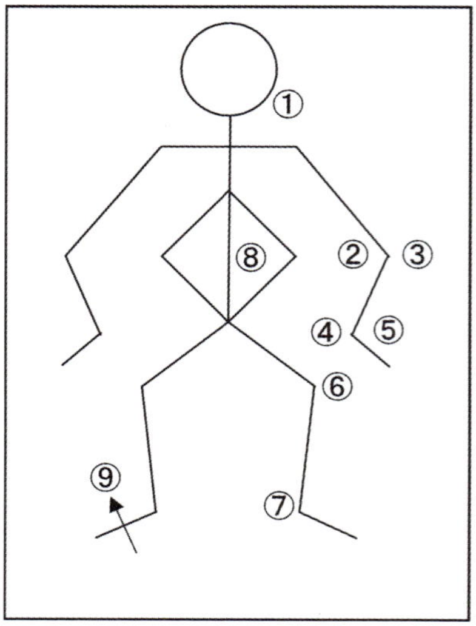

図19 反射の記載法
①下顎反射
②上腕二頭筋反射
③上腕三頭筋反射
④腕頭骨筋反射
⑤尺骨反射
⑥膝蓋腱反射
⑦アキレス腱反射
⑧腹壁反射
⑨ Babinski（バビンスキー）徴候（陽性の場合は図のような上向きの矢印を記載する．陰性の場合は記載しないか，下向きの矢印を描く）
腱反射の判定
　－　　消失（増強法を行っても反射が誘発されない）
　±　　軽度減弱（増強法で反射が誘発される）
　＋　　正常
　＋＋　亢進
なお，下肢において偽クローヌスが出現する場合は＋＋＋，下肢でクローヌスが出現する場合は＋＋＋＋の表現を用いることがある．また施設によっては「＋」の代わりに「↑」，「＋＋」の代わりに「↑↑」を用いる所もある．

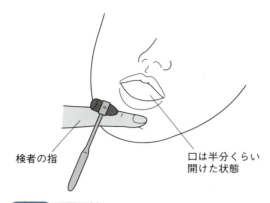

図 19a 下顎反射

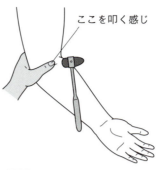

図 19b 上腕二頭筋反射

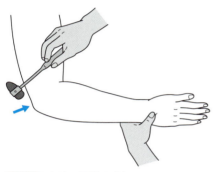

図 19c 上腕三頭筋反射

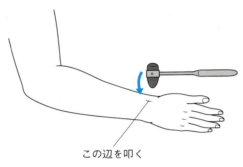

図 19d 橈骨反射

- 上腕二頭筋反射 図 19b

　患者に上腕を軽度外転，前腕を軽度屈曲，手関節を回内位の肢位をとってもらう．検者は自分の母指で患者の上腕二頭筋の腱を押さえ，その指をハンマーで叩く．

- 上腕三頭筋反射 図 19c

　患者に上肢を肘関節のところで 90°くらい屈曲してもらう．検者は患者の肘関節の約 3 cm 近位部の伸側をハンマーで直接叩く．

- 橈骨反射（腕橈骨筋反射）図 19d

　患者に肘を曲げてもらい，前腕は回内，回外の中間位をとってもらう．検者は患者の橈骨下端をハンマーで叩く．

- 尺骨反射 図 19e

　患者に肘を曲げてもらい，前腕は回内，回外の中間位をとってもらう．検者は患者の尺骨茎状突起をハンマーで叩打する．

- 膝蓋腱反射 図 19f

　患者が仰臥位の時は，膝関節を 120〜150°屈曲させて両下肢をそろえる 図 19f ①．

　患者が座位のときは，患者の足をやや前に出させ，膝関節の角度を鈍角にし，足底を床上においてもらう 図 19f ②．

　検者は膝蓋骨のすぐ下の膝蓋骨腱を確認し，そこをハンマーで叩く．

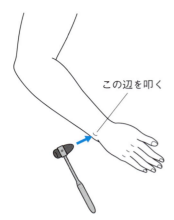

図 19e 尺骨反射

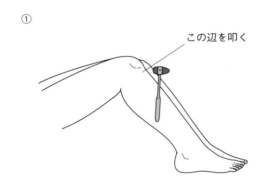

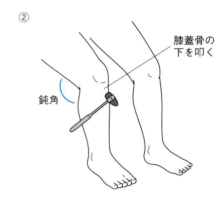

図 19f 膝蓋腱反射

- アキレス腱反射 図 19g

 患者を仰臥位にさせ，両下肢を外転させ膝関節を軽く曲げてもらう．検者は自分の手で患者の足を背屈させ，かかとが下腿とほぼ直角になるように保つ．患者の足関節を 2，3 回屈伸し，力が抜けていることを確認した後，アキレス腱を直接叩打する．

- Hoffmann（ホフマン）反射 図 19h ①

 患者の手関節を軽く背屈させ，検者の示指と中指の DIP 関節付近で，患者の中指の末節をはさむ．検者は自分の母指で患者の中指の爪のところを鋭く手掌側にはじく．患者の母指が屈曲すれば陽性である．

- Trömner（トレムナー）反射 図 19h ②

 患者の手関節を軽く背屈させ，検者の示指と中指の DIP 関節付近で，患者の中指の末節をはさむ．検者は自分の母指で，患者の中指の手掌側先端を手背側にはじく．母指が屈曲すれば陽性である．

- 腹壁反射 図 19i

 検査にはルーレットやハンマーの柄などが用いられていたが，感染予防の観点からつま楊枝の頭部の使用などが推奨されている．

 患者を仰臥位にして，両下肢を膝関節部で軽くまげ腹壁を軽く弛緩させる．腹壁を上・中・下

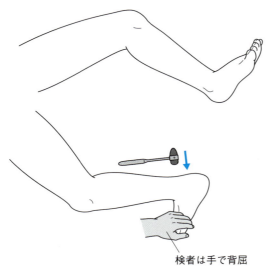

図 19g アキレス腱反射

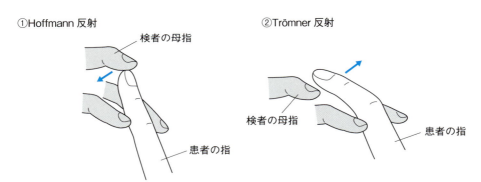

図 19h Hoffman（ホフマン）反射と Trömner（トレムナー）反射

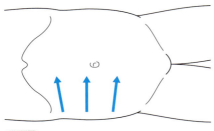

図 19i 腹壁反射

に分けて外側から正中に向かって 図 19i のような方向に，刺激を与える．反射に左右差がない場合は，減弱していても病的意義はあまりない．
・上部：臍より上を外側から中央に向かい水平にこする（Th 6-9）
・中部：臍の高さで外側から中央に向かい水平にこする（Th 9-11）
・下部：臍より下を外側から中央に向かい水平にこする（Th 11-L1）

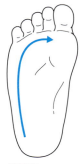
図 19j Babinski（バビンスキー）徴候（反射）

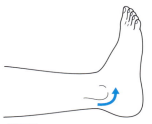
図 19k Chaddock（チャドック）反射

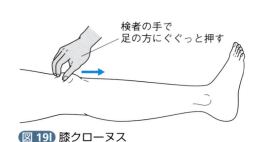
図 19l 膝クローヌス

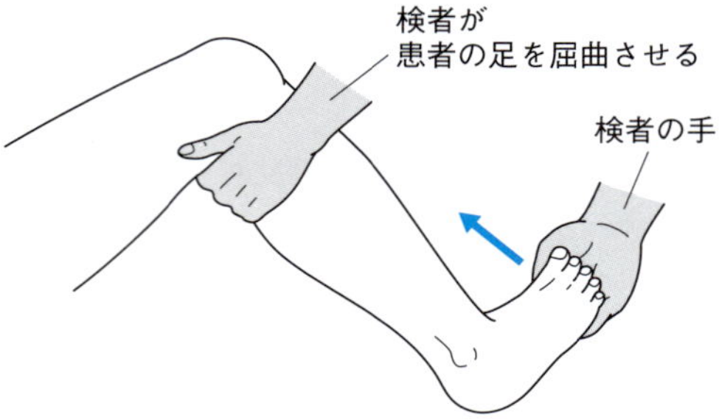

図 19m 足クローヌス

- Babinski（バビンスキー）徴候（反射）図 19j
  検査にはハンマーの柄や鍵などが用いられていたが，感染予防の観点からつま楊枝の頭部の使用などが推奨されている．
  患者に仰臥位になってもらい，足底の外側を踵から上にゆっくりと小趾のつけね付近までこする．その後，内側に向けて曲げて趾のつけねをこするが，母趾のつけねの手前で中止する．母趾の背屈がみられれば陽性である．
- Chaddock（チャドック）反射 図 19k
  患者の足の外果の下を後ろから前へつま楊枝の頭部などでこする．母趾の背屈がみられれば陽性である．
- 膝クローヌス 図 19l
  患者を仰臥位にして，下肢を伸展させる．検者は患者の膝蓋を母指と示指でつかみ，これを強く下方へ押し下げる．そのまま力を加え続け膝蓋の動きを検査する．膝蓋が上下に連続的に動く場合は膝クローヌスと記載する．なお膝蓋が上下に数回動いてから静止する場合を偽クローヌスとよぶ．
- 足クローヌス 図 19m
  患者を仰臥位にし，膝を軽く屈曲させ，図 19m のように検者の左手で膝の内側を支える．検者の右手を患者の足底にあて急激に足を上方へ押し上げ，力を加え続けると下腿三頭筋のけいれんが起こる．足が上下に連続的に動く場合は足クローヌス陽性と判断し，数回で停止する場合は偽クローヌス陽性とする．

H. 協調運動

- 指–鼻–指試験 図20a

患者に，検者の示指の指先と患者の鼻の頭との間を，患者の示指で往復してもらう．運動の円滑さ，目標地点への到達の正確さなどを観察し，これらがあまりうまくできない場合は拙劣と判断する．

- かかと–膝試験 図20b

患者を仰臥位にして，一方のかかとで反対側の向こう脛の上を往復してこすらせる．運動が円滑にできない場合や，足のゆれにより向こう脛の上をまっすぐ下行できない場合などは拙劣と判断する．

- 反復拮抗運動 図20c

回内・回外運動のような交代運動を正確に行えないことをいう．手の回内と回外をみる診察が最も一般的である．患者に両手を前に出してもらい，軽く肘を屈曲して手の回内と回外をできる

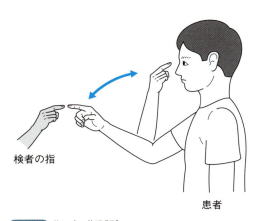

図20a 指–鼻–指試験

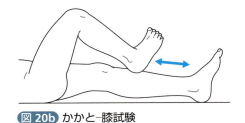

図20b かかと–膝試験

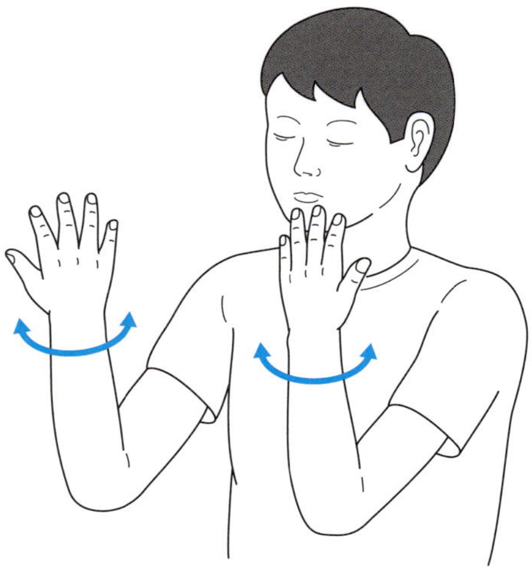

図20c 反復拮抗運動

だけ速く反復してもらう．手の回内と回外の速度が遅く，リズムが不規則な場合は，拙劣と判断する．

I. 髄膜刺激徴候

- 項部硬直 図21

患者を仰臥位にして枕を外し，頭部を持ち上げる．頭の屈曲が不十分で，頭部挙上の際に明らかな抵抗や疼痛を示す場合は陽性と判断する．

検査の際，検者は患者の頭部を左右に回し，力が入っていないことを確認する．

- Kernig（ケルニッヒ）徴候 図22

患者を仰臥位にして股関節および膝関節をほぼ90°に屈曲させる．その後，検者は患者の膝関節近位部の大腿伸側を左手で保持しながら，検者の右手で患者の踵を下から押し上げて膝関節をゆっくり伸展させる．この際，下腿を135°以上伸展できない場合を陽性とする．

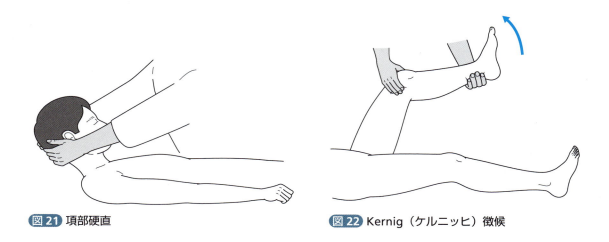

図21 項部硬直　　　　　　　　　図22 Kernig（ケルニッヒ）徴候

J. 脊柱

側弯や腰曲がりなど脊柱の状態を観察し異常があれば記載する．

- Lasègue（ラゼーグ）徴候 図23

患者を仰臥位にして膝関節を曲げず，下腿の伸展位を保持したまま，股関節を屈曲させ下腿を持ち上げる．股関節70°以下で下肢に疼痛を訴え，それ以上下腿を挙上できない場合を陽性とする．

K. 姿勢

患者の立位および座位における姿勢を観察し異常があれば記載する．

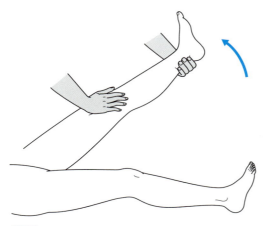

図23 Lasègue（ラゼーグ）徴候

L. 自律神経

排尿および排便の状態を質問し異常があれば記載する．
また血圧を仰臥位と立位で測定し，起立性低血圧を認める場合は記載する．

M. 起立，歩行

- Romberg（ロンベルク）試験 図24

患者に踵とつま先をそろえて閉眼して立ってもらう．このとき，検者は，患者の体がふらついたら，すぐ支えることを説明する．閉眼時，身体が揺れ，倒れてしまう場合，陽性と判断する．

- Mann（マン）試験 図25

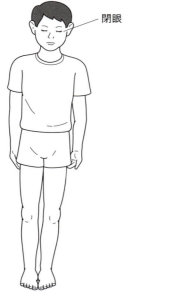

図24 Romberg（ロンベルク）試験

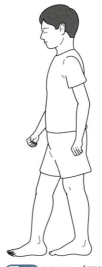

図25 Mann（マン）試験

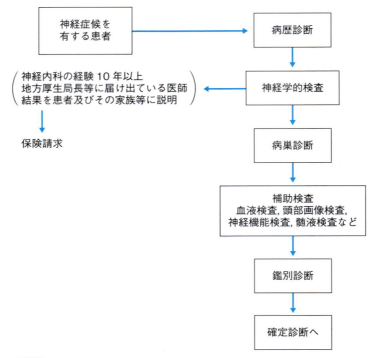

図26 神経症候を有する患者の病歴聴取から確定診断までの行程

患者に両足を一直線上で前後につけて（片方の足の踵ともう片方の足のつま先をつける）開眼のまま立ってもらう．安定して立っていれば，閉眼してもらう．閉眼により，身体の動揺が激しくなり，倒れそうになれば陽性と判断する．

● 歩行（通常歩行）

患者に診察室内の空いた場所などを，いつもと同じように歩いてもらう．歩行時の姿勢，腕の振り方，足の運び方などを観察し，異常があれば記載する．

● つぎ足歩行

一方の足の踵を他方の足のつま先につけるようにして，一直線上を　つぎ足で患者に歩いてもらう．危険のないよう，検者は患者の近くに立ち見守ることが必要である．

● しゃがみ立ち

両上肢を使わずにしゃがむことや起立することが可能かを検査する．患者に立位からしゃがんでもらったり，しゃがんでいるところから起立してもらう．

以上から神経学的検査所見のまとめを記載し，病巣診断を行い，鑑別に必要な補助検査などを考慮し，確定診断にいたる．神経学的検査を担当した医師は署名を行う．

最後に，病歴聴取から確定診断までの行程をフローチャートで 図26 に示す．

〈清水利彦〉

神経症候 1 **物忘れ**

SUMMARY

- **記憶障害**：Alzheimer 病では，近時記憶，エピソード記憶の障害が初発となる．また記憶の再生以外に，再認も障害される．
- **失行**：失行をきたす疾患は脳血管障害が最も多いが，Alzheimer 病では，早期から構成失行がみられる場合がある．大脳皮質基底核症候では拮抗失行や他人の手徴候が特徴的な所見である．
- **失認**：視覚性失認が前景に立つ神経変性疾患として Alzheimer 病の亜型である posterior cortical atrophy がある．相貌失認をきたす神経変性疾患として前頭側頭葉変性症があげられる．
- **前頭葉症状**：前頭葉の障害により原始反射の出現，実行機能，作業記憶，注意，言語の障害，脱抑制，無気力（アパシー），被影響性の亢進，反社会的行動，固執，常同症状などが生じる．

✓ Ⅰ．物忘れ

A．症状のとらえかたと病歴の取りかたのポイント

　物忘れの診察では，記憶の障害の有無のほか，見当識，理解力，判断力，実行機能について診察する．

　問診では家族からの日常生活の聴取が重要である．御本人が同室している場合は，家族が本当の日常生活を話しにくいので，患者と家族を別室で問診する必要がある場合も多い．

　さらに本章では失行，失認，および前頭葉症状について説明する．

B．症候の種類と解釈および診察の方法

1 記憶障害

　記憶とは，ある情報や対象を憶えること（記銘），憶えた情報を忘れずに保ち続けること（保持），保持している情報（対象）を思い起こすこと（再生）より構成されている．

　記憶は保持の時間から下記のように 3 つ分類される．

- 即時記憶（immediate memory）：1分以内の保持される記憶，数字の順唱，逆唱がこれに相当する．そのとき遂行している作業を維持するために必要な記憶として，作業記憶とよばれることもある
- 近時記憶（recent memory）：数分から数カ月間，いったん脳裡から消えてから再生される近時記憶（昨日の夕食の内容や今日の病院への交通手段など）．
- 遠隔記憶（remote memory）：年の単位でいわゆる過去の出来事に関する記憶（小学校の名前や学生時代のクラブ活動があたる）．

記憶の内容からは下記のように分類される．

- 陳述記憶：
  - エピソード記憶：本人が体験した記憶，昨日の夕食の内容や病院への交通手段など．
  - 意味記憶：一般的な知識（たとえば『日本で一番高い山は富士山』）に相当する．
- 非陳述記憶（手続記憶）：体で覚える記憶（たとえば，運動技能や楽器演奏など）である．

Alzheimer病では，初期より記憶障害が前景に出ることが臨床上の特徴である．特に，近時記憶，エピソード記憶の障害が初発となる．一方，再生が障害されているとき，答を教えると「ああ，そうだった」と思い出すことを再認という．Alzheimer病では，再生以外に，この再認も障害される．

簡便な認知機能検査法であるMini Mental State Examination（MMSE）即時想起や遅延再生が記憶の評価にあたる．

MMSEを用いた簡便な再認の評価として，通常の遅延再生以外に，ヒントを与えて答えさせる補助再生と3つの選択肢を与える再認再生の評価もすることができる

補助再生：ヒントとして，植物，動物，乗り物をあたえるが，

再認再生：ヒマワリ，チューリップ，サクラ，ネズミ，ネコ，ウサギ，バス，飛行機，タクシーの選択肢から再生させる．

これらは正解しても点数として30点評価には加算しない．別に，通常の再生3点，補助再生2点，再認再生1点として，3単語再生課題を9点満点として評価する[1]．

Clock Drawing テスト 図1

認知症のスクリーニングとして簡便かつ有用で，前頭葉の実行機能を簡便に評価する方法であるが，時計に関する意味記憶と視空間認知の評価にもつながる．

白い紙に，時計（文字盤と11時10分を指した2本の針）を書いてもらう（clock drawing administration，図1a）．その後，正解の時計を模写してもらう（clock copying administration，図1b）．

2 見当識障害

時間，場所，人物や周囲の状況を正しく認識することが障害される．すなわち，時間，季節の感覚が薄れてくる．方向感覚，距離感がなくなり，迷子になる．人間関係がわからなくなる．な

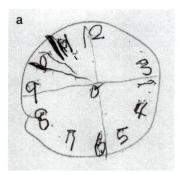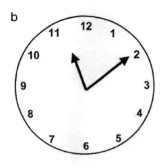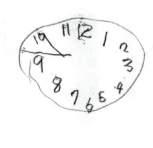

図1 視空間認知障害がみられた Alzheimer 病認知症患者の clock drawing administration (a) と clock copying administration (b)

どである.

この見当識障害は環境が変わったとき（引っ越し，同居者が変わったとき）に現れやすい．加齢に伴う心配のいらない物忘れと認知症との鑑別として，加齢に伴う物忘れでは，人の名前が出てこない（顔を見て，友人，有名人であることはわかるが，名前が出てこない）．認知症では，顔を見て，知っている人かもわからない．また，加齢に伴う心配のいらない物忘れでは，時間，場所の見当識は保たれる．

一般に，認知症では，時間，場所，人の順で見当識障害が現れる．人の見当識障害は，重症の認知症の1つの基準である．

3 理解・判断力の低下

考えるスピードが遅くなる．処理できる情報量が減ってきて，混乱する．機械などのメカニズムが理解できず，使用できなくなる（テレビ，電子レンジ，ATMの操作ができない）．

診療では，牛と豚（家畜，哺乳類），ほうれん草とごぼう（野菜），ボールペンと消しゴム（筆記具）などの差異・類似性の質問をする．また，社会的判断力の評価として下記を参考にする．

- 近所が火事になったらどうしますか？
- 借りた傘をなくしたらどうしますか？
- 封がされて切手が貼ってある郵便封筒を拾ったらどうしますか？

4 実行機能の低下

計画を立てて，物事をスムースに実行することができなくなる．
例えば

- 簡単な家事もできなくなった．
- 得意料理が作れなくなった．

などが症状としてみられる．

表1 年齢に伴う心配のいらない物忘れと認知症による物忘れの違い

	認知症による物忘れ	老化による物忘れ
記憶	体験した全体を忘れている 最近の出来事の記憶がない	体験の一部を忘れている とっさに思い出せない ヒントで思い出せる
見当識	人の顔を忘れる 現在の時間がわからない 自分の居場所がわからない	人の名前が出てこない 現在の時間がわかる 自分の場所がわかる
日常生活	日常生活を営むことが困難	日常生活支障なく生活できる
判断力	判断ができない	判断はできる
進行性	進行する	進行しない
人格	人格崩壊を招く場合もある	人格変化なく，維持される

C. 鑑別診断

1 加齢に伴う物忘れと認知症の鑑別

加齢に伴う物忘れと認知症との鑑別は，臨床において重要である．鑑別ポイント **表1** として，加齢に伴う物忘れは，体験の一部のみを忘れている（去年，家族で温泉に行ったことは覚えているが，同伴者や食事の内容を覚えていない）が，認知症では，体験すべてを忘れている（旅行に行ったことすら覚えていない）．

2 軽度認知障害（MCI）と認知症の鑑別

MMSE では，通常のカットオフ値は，軽度認知障害（MCI）では 26 点，認知症は 23 点とする場合が多いが，年齢，学歴を考慮して判断すべきである．あくまでも，MMSE はスクリーニング検査であり，他の神経心理検査，日常生活の状況など総合的に判断する．

☑ II. 失行の診察

失行とは，運動障害，感覚障害や知能障害などがなく行為に対する認識が十分であるにもかかわらず，指示された行為を正しく遂行できない状態をいう．自分のしようと思っていることと違うことをしてしまう状態．その症状特徴からいくつかの臨床型に分類される．

1 口部顔面失行（buccofacial apraxia）: 左大脳半球

口頭命令によっても，模倣によっても口と顔面部の動作ができない病像．一方，日常動作は保たれ，食事などは保たれる．舌を出す，目を閉じる，口笛を吹くなどの指示に適切に従えるかで評価する．

2 観念失行（ideational apraxia）: 優位半球頭頂葉を中心とした広範な障害

単数もしくは複数の物品を系列的に操作する運動が障害されている状態で，日常用いる物品を正しく使用ができなくなることを特徴とする **図2** ．歯磨き粉と歯ブラシ，紙とはさみなどを口頭命令でうまく使えるかをみる．この際，使用すべき，物品の呼称，用途を口で述べることがで

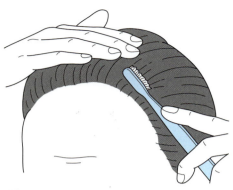

図2 観念失行の評価
櫛と歯ブラシを提示してうまく使えるかをみる．歯ブラシで髪をとかしている

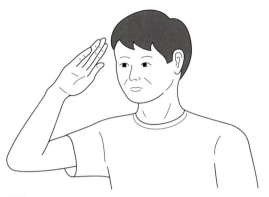

図3 観念運動の評価〔軍隊の敬礼をしてもらう〕

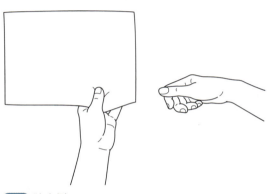

図4 障害例
はさみがあれば紙を切ることができるのに，はさみがないと紙を切るまねができない．

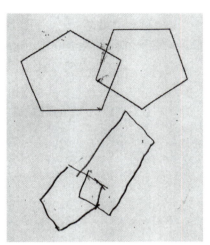

図5 構成失行を認める Alzheimer 病の模写線図

きれば，観念失行と診断される．

3 観念運動失行（ideomotor apraxia）：優位半球頭頂葉下部の広範の障害

物品を使用しない社会的意味をもつ単純動作（社会的慣習動作），また道具なしで意味を表現する動作（パントマイム動作）が口頭命令や模倣命令で実行することが障害された状態．

- 社会的慣習動作：軍隊の敬礼 図3，手招き
- パントマイム動作：櫛を用いず髪をとかす，ライターなしでライターで火をつける動作

を言語命令と模倣命令で行わせ，さらに自然的条件下でも観察する 図4．

4 構成失行（constructional apraxia）：頭頂－後頭葉の障害，両側の半球で出現しうる

図形描写や積木の構築などの操作の空間的形態が障害された状態．立体図形を紙に描き，同じものを描いてもらう 図5．

5 着衣失行（dressing apraxia）：劣位半球頭頂 – 後頭葉の障害

衣服の着脱時のみ失行が起き，うまく着衣ができない 図6．通常日常生活で観察する．

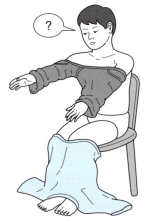

図6 着衣失行では適切に服が着られない

6 肢節運動失行（limb-kinetic apraxia）：対側の中心前回の障害

運動麻痺，筋緊張異常，知覚障害などがみられないにもかかわらず，ボタンをかける，ズボンのポケットに手を入れるなどの巧緻運動がうまくできない．

- 手指を順に折り曲げる 図7
- 手袋をはめる
- 本のページを1枚ずつめくれる

などで評価する．

図7 肢節運動失行の評価：指折り

7 拮抗失行（diagonistic apraxia）：右側（劣位側）前部帯状回，前頭葉内側面もしくは脳梁病変

自分の意志に応じた右手の行為に対して左手がそれを制止あるいは反対の行為をしようとするため目的行為が完遂できない状態．

診断としては，日常動作において出現する症状であり，日常生活動作の中で観察するのが一般的である．

- 右手でドアを閉めて，左手で開けるなど
- 右手で服を着ようとすると左手は同時に服を脱がす

類似するものとして他人の手徴候（alien hand sign）があるが，その定義は混乱がみられ，現在は一般に「左手が自分の意志とは無関係に，不随意的な運動を起こす病像」をいう．

鑑別診断にあたり考えること

失行は下記に示すごとく病巣診断が重要である.

- 口部顔面失行 (buccofacial apraxia)：優位大脳半球
- 観念失行 (ideational apraxia)：優位半球頭頂葉を中心とした広範な障害
- 観念運動失行 (ideomotor apraxia)：優位半球頭頂葉下部の広範の障害
- 構成失行 (constructional apraxia)：優位半球頭頂 – 後頭葉の障害．両側で出現する.
- 着衣失行 (dressing apraxia)：劣位半球頭頂 – 後頭葉の障害
- 肢節運動失行 (limb-kinetic apraxia)：対側の中心前回の障害
- 拮抗失行 (diagonistic apraxia)：右側（劣位側）前部帯状回，前頭葉内側面もしくは脳梁病変

失行が，急性に出た場合は，脳血管障害，脳炎，ミトコンドリア脳筋症，頭部外傷を疑い，亜急性に発症した場合は，脳腫瘍，プリオン病が考えられる．いずれも，画像，脳波や髄液検査にて診断を行う．また慢性の経過では，Alzheimer 病や大脳皮質基底核症候群などの神経変性疾患を鑑別にあげる．Alzheimer 病では，早期から構成失行がみられる．拮抗失行や他人の手徴候は，大脳皮質基底核症候に特徴的な所見である.

☑ Ⅲ. 失認の診察

失認とは，感覚が正しく入力されているのに，それを正しく認識できない障害をいう．その症状特徴からいくつかの臨床型に分類される.

1 視覚性失認 (visual agnosis)：両側の後頭葉の障害

ものが見えてもそれがなんだかわからない状態．触る，音を聞くなどの視覚以外の感覚情報があれば何だかわかる．呼称，模写は適切にできる.

はさみ，鍵などをみせて呼称，模写してもらう．できない場合，持たせることにより呼称可能かを評価する.

2 半側視空間無視 (hemispacial neglect)：劣位大脳半球の障害

病側と反対側の視空間を無視すること.

簡単な絵を模写してもらったり，線分抹消テストで評価する．軽度なものは，直線の二等分にて評価する 図8.

3 手指失認 (finger agnosia)：優位半球角回の障害

手指の名前がわからない，もしくは，指示された指を示せない状態.

4 病態失認 (anosognosia)：劣位半球頭頂葉の障害

自己の障害を認知しないあるいは否認するもの．狭義には，片麻痺の否認を指している.

5 地誌失認 (topographical agnosia)：劣位半球頭頂葉の障害

地図上によく知られている都市の所在を示せるかどうか評価する 図9.

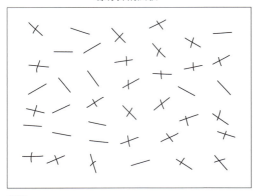
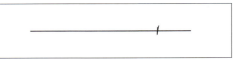

図8 線分抹消テスト，線分二等分テスト

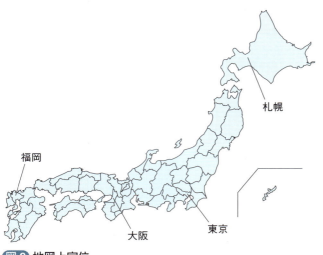

図9 地図上定位

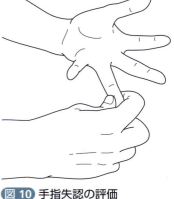

図10 手指失認の評価
「あなたの薬指を示してください」と指示する．

6 相貌失認（prosopagnosia）：劣位半球後頭側頭葉

人間の顔が識別できないこと．しかし，声を聞いて人物同定ができる．また，顔がわからなくても，人物像は保持されている．

7 その他の重要な症候群

- Gerstmann 症候群：優位半球頭頂葉-後頭葉移行部（角回）の障害で，手指失認 図10，失計算（暗算も筆算もできない），失書（自発的に字を書くことも書き取りもできない），左右失認の 4 つの症候を示す．
- Anton 症候群：病態失認の一型で，皮質盲，皮質聾があるがこれを否認する病態．右

神経症候 1　物忘れ

頭頂葉の障害で出現する.
- Balint 症候群：特異な視空間知覚能力の障害で，精神性注視麻痺・視覚失調・視覚性注意障害の 3 症状をきたす病態．両側頭頂-後頭葉の障害で起こる．
    - 視覚性注意障害：視覚性刺激に対する注意が低下しており，注視した狭い範囲にしか注意をはらわない．
    - 精神性注視麻痺：視線が一点に固定してしまうが，注視がそれると視線が定まらない．
    - 視覚失調：凝視した対象に手を伸ばしてスムースにつかむことができない症状．

鑑別診断にあたり考えること

失認は下記に示すごとく病巣診断が重要である．

- 視覚性失認（visual agnosia）：両側の後頭葉の障害
- 半側視空間無視（hemispacial neglect）：劣位大脳半球の障害
- 手指失認（finger agnosia）：優位半球角回の障害
- 病態失認（anosognosia）：劣位半球頭頂葉の障害
- 地誌失認（topographical agnosia）：劣位半球頭頂葉の障害
- 相貌失認（prosopagnosia）：劣位半球後頭側頭葉

　失認が，急性に出た場合は，脳血管障害，脳炎，ミトコンドリア脳筋症，頭部外傷を疑い，亜急性に発症した場合は，脳腫瘍，プリオン病が考えられる．いずれも，画像，脳波や髄液検査にて診断を行う．また慢性の経過では，Alzheimer 病，大脳皮質基底核症候群や前頭側頭葉変性症（frontotemporal lobar degeneration：FTLD）などの神経変性疾患を鑑別にあげる．Alzheimer 病では，視覚性失認が前景に立つ神経変性疾患として posterior cortical atrophy とよばれる臨床診断名があるが，病理背景は Alzheimer 病があることが多い．相貌失認をきたす神経変性疾患として前頭側頭葉変性症があげられる．特に右半球で発症した意味認知症の初発症状となる．

IV．前頭葉症状の診察

神経学的検査では，前頭葉の障害を示す原始反射として次のようなものがある．

1 把握反射（対側前頭葉障害）

　患者の手のひらを検者の指で触ってみる．つかんで離そうとしない場合，強制把握反射陽性で前頭葉症状である 図11．

2 吸引反射（前頭葉または両側大脳広範の障害）

　上唇の中央を指先などで軽く叩くと，唇が突出し，とがり口となる反射である 図12．口とがらし反射（snout reflex）は，脳での両側錐体路障害を意味する．

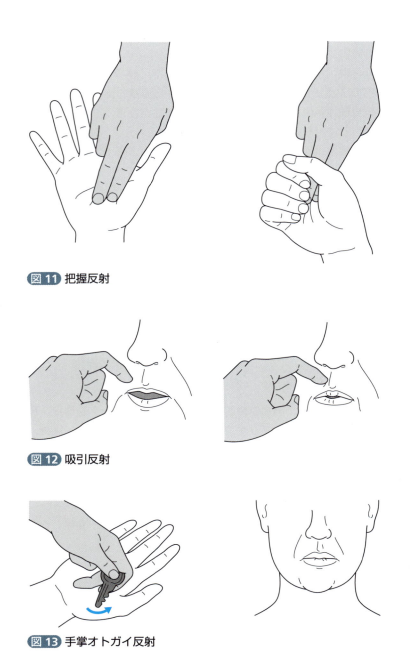

図11 把握反射

図12 吸引反射

図13 手掌オトガイ反射

3 手掌オトガイ反射

　母指球を鍵でこする．同側のオトガイ（唇の下）に筋収縮がみられる反射．
　手掌オトガイ反射（palmomental reflex，図13）は錐体路障害・前頭葉症状で起こるが，健常者でもしばしばみられる．

　前頭葉の障害が関連した高次機能障害に関しては，下記に領域別にその表現型を記す．

a. 外側前頭前野の障害 (dorsolateral prefrontal cortex: DLPFC)

- 実行機能, 作業記憶, 注意, 言語の障害が生じる.
  作業記憶の障害: 即時的に記憶された情報が再生できなくなる. ワーキングメモリーは数唱である程度チェックできる. 言われた数字を反復 (順唱), それを逆から読み上げるテスト (逆唱) で評価する. 一般に順唱で7桁, 逆唱で5桁できれば正常である. MMSE では, 計算がこれにあたる.
- 言語: 失語の章参照
- 注意障害: 注意の持続性, 選択性 (1つの対象に集中する), 分配性 (複数の対象に同時に注意を向ける) が障害される.
  神経心理検査では, Trail making test やストループ検査で評価できる
- 実行機能障害: 運動制御機能の低下や状況の変化に対する柔軟性の障害が起こる. ウイスコンシンカードソーティングテストで評価できる.

b. 眼窩前頭皮質の障害 (orbitofrontal cortex: OFC)

社会性の障害, 脱抑制行動を引き起こす.
症状として, 以下のようなものがある.

- 過度に悪態をつく
- 性欲過多
- 社会性の欠如
- 賭博への衝動
- 薬物の摂取過多, など

c. 前頭葉内側の障害 (前帯状回) (anterior cingulate cortex: ACC)

無気力状態 (アパシー) になる. 重症になると無言無動症になる.
身の回りのことへの関心が薄れてしまったり, 顔を洗う, 着替える, といったことをすることができない.

d. 前頭連合野 (前頭葉で運動皮質よりも前の部分) からの抑制障害

1) 被影響性の亢進 (stimulus-bound behavior)

前方連合野が障害され後方連合野への抑制がはずれ, 後方連合野が本来有している状況依存性が解放された結果生じる.
外的刺激に対して考えずに反射的に処理, 反応してしまう症候で, 症状として, 以下のようなものがある.

- まねしないで下さいといっても手をあげるとついついまねしてしまう (模倣行動).
- 目に入る物品をつい使ってしまう (利用行動).
- 利用行動: 眼前に置かれた道具を強迫的に使用すること. 櫛があれば髪をとかす, 食品は口に入れる, 複数のめがねを手の上に置くと全部をかけようとする.

2）反社会的あるいは脱抑制

前方連合野から辺縁系への抑制がはずれた状態.

本能のおもむくままの「わが道を行く going may way behabior」行動をしめす.

症状として，以下のようなものがある.

- 万引きをする
- 質問に対して適当に答える（考え不精）
- 気にいらないことがあると診察室から勝手に出ていいてしまう（立ち去り行動 running away behavior）
- 食行動に異常が出て，甘いものを大量に食べる
- 運転での信号無視，逆走

3）固執性あるいは常同症状

前方連合野から大脳基底核への抑制がはずれた結果，習慣へのかたくななこだわり，または言語的・非言語的な儀式的行動様式を示す.

症状として，以下のようなものがある.

- 毎日同じコースを決まった時間に散歩する〔時刻表的行動 clock watch，もしくは周徊といわれる（徘徊と区別される）〕
- 一定の速さで同じ言葉を繰り返す反復言語（palilaie）

鑑別診断にあたり考えること

前頭葉症状が急性に出た場合は，上述と同じく脳血管障害，脳炎，ミトコンドリア脳筋症，頭部外傷を疑い，亜急性に発症した場合は，脳腫瘍，プリオン病を考える．いずれも，MRI 画像，脳血流シンチ，脳波や髄液検査にて診断を行う．慢性進行性では，前頭側頭葉変性症が鑑別に最初にあがる．Alzheimer 病はでも frontal-variant とよばれる前頭葉症状が前景にでるタイプもあり鑑別は困難である.

■文献
1) 本田智子，伊藤直亮，佐藤　厚，他. MMSE の 3 単語再生課題への補助再生と再認再生の導入の試み　健常高齢者と軽度の近時記憶障害を呈するアルツハイマー病患者における検討. 神経心理学. 2006; 22: 233-9

〈伊東大介〉

神経症候 **2** # しゃべりにくい，のみこみにくい

SUMMARY

- 構音障害は発声の障害，狭義の構音の障害，韻律の障害に分けて考える．
- 構音に関わる器官は咽喉頭などの筋，神経筋接合部，末梢神経，小脳，錐体外路，上位運動ニューロンなどであり，嚥下機能と共通している．
- 構音障害のタイプによりどのような障害があるか推測でき，疾患を鑑別することができる．
- 嚥下には5つの段階があり，先行期，準備期，口腔期，咽頭期，食道期に分けられる．
- どの領域が障害されても嚥下ができなくなる．困難な場合は食事形態を変化させることで摂取することを目指す．

✓ I．構音障害

A. 症状のとらえかたと病歴の取りかたのポイント

　構音障害とは，頭に思い浮かんだ言語を発話しようとしたとき，のどの奥から空気を送り出し，発話構音器官を用いて音声言語に変換することができないことを指す．頭に浮かんだ言葉を発話できなくても，紙に書いたりするなど代替手段で意思疎通ができることが特徴である．極論を述べれば発話は相手に自分の言いたいことを伝える手段であることから，相手が聞き取れないということは構音障害があるといえる．

　一般的な発話構音器官は声帯から咽頭，舌，口唇などである 図1 ．これらの構造を用いて発声が行われるのであるが，声帯を震わせたり，咽頭・舌・口唇を動かしたりするのは筋肉が行っている．その筋肉が障害されると構音障害になるが，筋肉への伝達を行う神経筋接合部や，筋肉を動かす元である末梢神経や神経細胞体が障害されても構音障害に発展する 図2, 3, 4 ．もちろん，構音は複数の筋肉が共同して動くことによって完成するため，運動失調も構音障害の原因になりうる．よって，聞き取りづらい声を聞いたときにどのように聞き取りづらいかを分別すると部位診断が容易になる．

　巷間では「構語障害」とよぶ人もいるが，日本神経学会用語集には「構語障害」の項目はない．構語障害という用語では言語を構築することの障害と考えられ，失語症と同じ意味になってしまうからだと思われる．

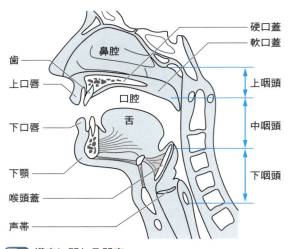

図1 構音に関わる器官
（http://neupsykey.com より改変）

B. 神経学的診察の方法

　耳慣れない構音を聞いて，まず行うのが神経診察である．Ⅶ，Ⅸ，Ⅹ，Ⅻ脳神経が構音に関わる脳神経系であることから，一般的な脳神経領域の神経診察が重要である．Ⅶであれば，額のしわ寄せができるかできないかをみることで末梢神経障害性なのか，核性であるのかの鑑別ができる．また鼻唇溝の観察が重要である．Ⅸ，Ⅹであれば，咽喉頭の動きの観察であり，「あー」と声を出させて，軟口蓋の運動を確認する．片側性の障害であれば，カーテン徴候（signe de rideau）を示す．ちなみに"Curtain sign"という用語は，肺と肝臓の境界や脊椎の腫瘍のサインを示すことが多く，避けるのがよいと思われる．Ⅻの障害であれば，舌の運動障害となり，挺舌に障害がみられる．一側性ならば，健側に舌が突出する．ALSなどの長期化した下位運動ニューロン障害ではfasciculationや萎縮がみられることがある．

　構音障害は話している声を診察する．構音の3要素である，発声・構音・韻律をチェックする．発声であれば，呼吸筋から声帯の筋肉と関連する．小さいようならば，大きく声を出させてみる．小声のままならば錐体外路の関与や神経筋接合部の障害を疑う．

　構音については，まず子音をチェックする．発音してもらう単語は，「パタカ」に代表される．ちなみにパタカはマカオの通貨単位として知られている．パ音は口唇音であり，Ⅶ脳神経との関連が強い音である．タ音は舌音であり，Ⅻ脳神経と関連が強い音である．カ音は咽喉頭音であり，ⅨやⅩ脳神経と関連が強い音である．この3音の発声だけでも障害されている脳神経領域を推測することができる．母音に関しては，顔面筋との関連が強く，口唇音が障害されているときは特に他の母音を言わせて，障害の有無をチェックする．

　韻律については，文章がメロディーとして正しく発音されているかチェックする．リズムや抑揚をチェックする．Parkinson病などの場合は抑揚が低下している．

　とぎれた韻律，ねっとりとした韻律，大小がばらばらな韻律は小脳の関与を疑う．

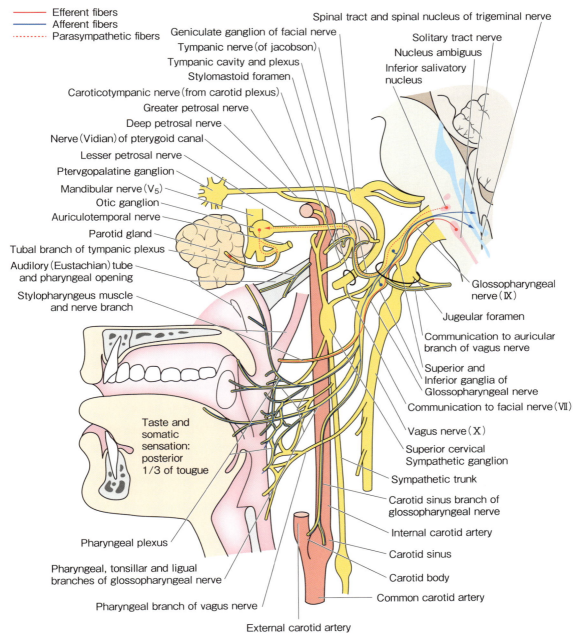

図2 構音に関わる脳神経と神経支配
(http://neupsykey.com より改変)

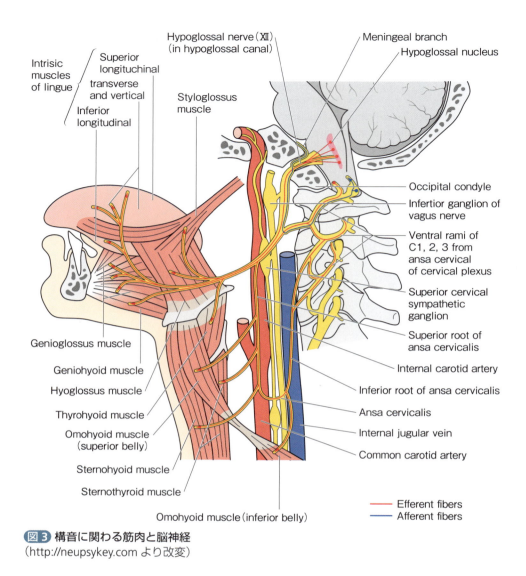

図3 構音に関わる筋肉と脳神経
(http://neupsykey.com より改変)

C. 症候の種類と解釈

1 構音の3要素

　構音障害には3要素がある．発声の障害，狭義の構音の障害，韻律の障害である．韻律の障害はプロソディーともよばれる．

a. 発声の障害

　声の大小，高低，持続時間，声質の4つの要素で成り立っている．大きさについては，小さくなる（小声）もしくは大声になることが考えられるが，大声になるのは感音難聴のときに自分で自分の声を確認することができなくなるため，自ら大きくしていることが多い．神経疾患では小声になることが多い．高低は呼吸筋や声帯の動きに連動しており，呼気の強さと関係すること

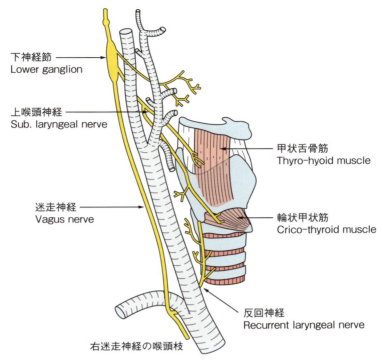

図4 構音・発声に関わる神経（喉頭領域）
(http://neupsykey.com より改変)

が多い．顔面や咽喉頭の運動の関与は薄い．持続時間についても，呼気の強さと関係する．肺機能における一秒率が低下している場合は短くなる．声質とは，全体的に声を判断したときの印象である．嗄声などである．

b. 構音の障害

音素の置換・ゆがみ・省略・付加を指す．発声の障害と違い，母音，子音それぞれの障害を示す．表情筋の障害，咽頭の障害，舌の障害それぞれが構音に関しているため，構音の障害につながる．これらが障害されると子音が正しく発音されず，舌足らずの印象を受ける．表情筋の障害である場合は，p，b，m音に加えて，母音の発音が丁寧にできないため，全体的に聞こえづらくなる．また，痙性構音障害などでは，筋肉が強く反応してしまい音素が追加されたり省略されたりする．

c. 韻律（プロソディー）の障害

全体的な抑揚，音調，リズムを指す．日本語は比較的音素の長さが決まっていて抑揚や音調で流れを作っているが，これらが障害されると流れがせき止められた印象になる．正しく発音していてもプロソディーに障害があると，方言を聞いているかのような印象をもつこともある．完全に障害されると，逐語的な発音になる．

2 構音を司る部位 図5, 表1

a. 発話構音器官
　筋肉の動きによって構音を行う．筋力が低下すると弛緩性構音障害になる．声の張りや発音が低下する．口唇の動きであれば，子音が聞こえづらくなり，咽喉頭の動きであれば嗄声になる．音の強弱，高低に関わることが多い．進行すると発音の流暢さも障害される．

b. 神経筋接合部
　神経筋接合部の障害では，易疲労感が特徴的である．同じく弛緩性構音障害となる．呼吸筋の筋力低下があるため，大きい声が出せない．また，口蓋帆挙筋の筋力維持ができないため，呼気の流れが鼻に抜けてしまい開鼻声になる．表情筋の障害になると，子音・母音の発音が障害されるが，プロソディーは保持されることが多い．

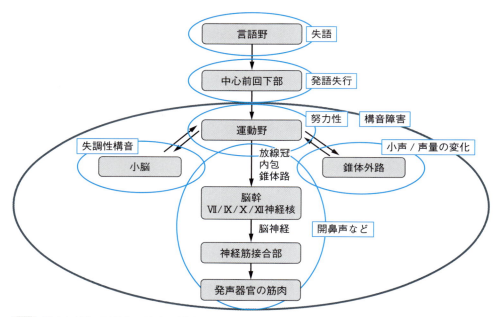

図5 構音に関わる器官の障害と構音の形式

表1 障害部位と構音障害のタイプ

障害部位	原因疾患	構音障害のタイプ
両側上位運動ニューロン	仮性球麻痺	痙性構音障害
一側上位運動ニューロン	脳卒中・脳腫瘍	痙性，努力性
下位運動ニューロン	末梢神経障害・脳幹障害（球麻痺）	弛緩性構音障害
神経筋接合部	重症筋無力症	弛緩性構音障害
筋肉	筋炎など	弛緩性構音障害
小脳〜小脳脚	小脳性運動失調	失調性構音障害
錐体外路	パーキンソニズム 不随意運動	運動低下性構音障害 運動過多性構音障害

c. 末梢神経～神経核

下位運動ニューロン障害としてまとめる．筋力低下があるため構音に力強さがなくなる．筋力低下が呼吸筋中心であれば，小声など発声障害となり，顔面筋中心であれば，狭義の構音障害となる．口蓋帆挙筋の低下であれば開鼻声になる．

d. 小脳性運動調整

小脳は構音の空間的調節と時間的調節を制御すると考えられており，運動失調により会話のスピードに変化が現れる．失調性構音障害とよばれる．音が崩れ，高さや大きさが不自然になったり不明瞭になったりすることで断綴性（scanning speech），爆発性（explosive speech），不明瞭（slurred speech）とよばれる構音となる[1]．

e. 錐体外路

Parkinson病でみられる調整障害は運動低下性構音障害となる．発声の障害が前景に立つ．小声となり，高低では男性では高くなる傾向にある[2]．そして抑揚がなくなり単調になる．また各筋肉の動きが緩慢になるため構音が不明瞭になる．一方で，Huntington病では運動過多性構音障害とよばれる．声の強さが急激に変動し，高さが一様となるなど歪みがみられる．

f. 上位運動ニューロン・運動野

痙性対麻痺などのように構音でも痙性構音障害となる．運動命令がうまく伝わらないため発音に省略や付加がみられる．呼吸筋障害であれば，小声になる．脳卒中では一側性になるため，歪みが生じることが目立つ．呼吸筋などは保たれるため発声の障害は目立たないものの，母音，子音の形成が障害される．これを一側性上運動ニューロン障害性構音障害（UUMN）とよぶこともある．

D. 鑑別診断—構音障害がみられる疾患

a. 脳卒中

脳卒中ではテント上とテント下で分けることができる．テント上の障害では上位運動ニューロンの障害もしくは上位運動ニューロンから下位運動ニューロンへの軸索障害が中心である．運動野の梗塞や出血，および運動野に関わる基底核周囲の梗塞や出血では運動を開始する上位運動ニューロンからの連絡途絶があるため，動かそうにも動かすことができない．脳卒中の障害部位はある程度の大きさがあるため，顔の表情筋のみや舌の動きのみの障害とはならず，複数の領域にわたることが一般的である．偽性球麻痺も生じる．一側性であるが痙性が出現し，つづまったような構音になることもある．口輪筋，舌，咽頭と大きな領域の障害なので，「パタカ」としゃべらせるとそれぞれの音に障害が出てくる．

一方でテント下の場合は，脳幹の各部位の障害であり，下位運動ニューロンの障害となる．血管支配の関係上，一側性の障害となり，球麻痺が生じる．また，脳幹ではⅦ，Ⅸ，Ⅹ，Ⅻが比較的離れているため，障害も一部のみに限局する可能性がある．「パタカ」としゃべらせるとどこに障害があるかはっきりする．

b. Parkinson 病

　錐体外路障害では声帯を通る呼気流の低下もあるため，声帯の振動がうまく伝わりにくい状態にある．気息性嗄声となる．振戦が目立つ人は声の震えが聴取されることがある．また，パーキンソニズムに伴う表情筋の筋強剛があり，子音，母音の両方ともが障害される．また，Parkinson 病でみられる突進歩行のように構音も突進する形になり，言葉が加速してしまい，つづまった言語になる．よって，構音の不明瞭化，吃音様の音の繰り返し，言語の加速などの構音障害のうえに，嗄声，小声の要素が付加される．

c. 進行性核上性麻痺

　これも錐体外路障害が中心であるが，発症当初は Parkinson 病と同様の小声がみられる．しかし，徐々に失行の要素が加わってくるため，声の性質が変わってしまう．音の繰り返し，間延びした構音などがみられるようになる．

d. 多系統萎縮症 / 脊髄小脳変性症

　多系統萎縮症では小脳失調が代表的な障害であり，失調性構音障害となる．断綴性や爆発性構音となる．また，構音がなめらかになりすぎて slurred speech になる．1つ1つ丁寧に発音できず，次の音を出すために中途半端な発音になってしまうことを指す．プロソディーの障害もみられるときがある．多系統萎縮症のパーキンソニズム型では，錐体外路障害も加わるため，小声になったり，嗄声になったりする．

e. 筋萎縮性側索硬化症（ALS）

　ALS では，構音に関わる筋力低下に加えて呼吸筋の筋力低下を伴う．筋力低下から音声は無力性で弱音化している．

f. 重症筋無力症

　構音障害の中心は咽喉頭の筋肉周辺の障害であり，軟口蓋の挙上が不良である．そのため，開鼻声となり，全体が弱音化し，無力性の音声となる．しかし，発話速度は一定に保たれ，音節や語間の長さ，音の強弱についての不整は認めない[3]．

g. 筋炎および末梢神経障害（Guillain-Barré 症候群・Fisher 症候群）

　疾患としては別の疾患群であるが，構音障害においては類似している．部分部分で筋肉や末梢神経の動きが障害されているため，様々な構音障害が同居している．構音の3要素を検査し，それぞれの障害部位を同定することが重要である．

II．嚥下障害

A. 症状のとらえかたと病歴の取りかたのポイント

　嚥下障害とは，食事をするときに食物を口に入れ，咀嚼し，嚥下し，最後には胃に送りこむことができない状態を指す．飲み込むことができずにはき出してしまうことも嚥下障害に分類されるが，一般的な嚥下障害では強引に嚥下しようとすると食道に入らずに気管に入ってしまい，気

道や肺胞の炎症を引き起こしてしまうという誤嚥が最も多い症状となる．時々「誤飲」という言葉を聞くことがあるが，誤飲は飲み込みに適さない物体を飲み込むことであり，「誤嚥」は嚥下するべきものが誤って気道に入れてしまうことである．意味としては異なっている．

B. 嚥下障害の診察

　脳卒中などでの入院時，飲食を提供するか，禁飲食にするか即決が必要になる．そのときは反復嚥下テストを行う．繰り返し嚥下ができる場合は，食事を提供することができると判断される．できない場合は，禁飲食と判断する．
　それ以外の嚥下のテストはリハビリ科の検査のタイミングもあるため，待機的に行う．

a. むせ

　「むせ」とは食物が気管に入ることで気管壁が刺激され，呼気の勢いを利用して，侵入した異物を気道外に追い出す（喀出）動作である．食事をしているところを観察し，むせが生じるかを評価することが重要である．

b. 不顕性誤嚥

　一般的には嚥下が正常に機能していれば，気管に入らないためむせることはない．しかし，むせないという事実から嚥下機能は保たれていると診断するのは誤りである．誤嚥を繰り返しており慣れてしまっているため，異物が気道に入っても感知しない現象がある．これを不顕性誤嚥という．これは危険な状態である．むせることなく誤嚥が常態化しているからである．

c. 誤嚥性肺炎

　不顕性誤嚥や顕性誤嚥でも，喀出が不十分となり異物が肺胞内に達したとき，肺が臓器として炎症を引き起こしてしまうことがある．これが誤嚥性肺炎である．気管および気管支の構造的に右下肺野へのたれ込みが最も多く，右下肺野は誤嚥性肺炎の頻発部位である．胸部 X 線写真や CT および採血での白血球増多や CRP 増加により検出する．

d. 流涎

　流涎は英語で sialorrhea と訳すときと drooling と訳すときがある．混在する概念ではあるが，drooling が一般的な「よだれ」であるのに対し，sialorrhea は「唾液産生過多」という意味合いをもつことを認識すべきである．つまり，同じよだれであっても，唾液産生過多によるよだれと限局した意味をもっていることがある．唾液は自律神経によって分泌調整がなされているため，副交感神経や交感神経が継続して刺激されると唾液過多になる可能性はある．しかし，その病態が起きる可能性は少ない．産生された唾液は嚥下によって食道に入るため，嚥下機能が低下すると口腔内に貯留した唾液を嚥下することができなくなってしまい，ついには口角から漏れてよだれとなってしまう．つまり，流涎がある患者は嚥下障害を示唆している．ただ，嚥下障害があっても流涎のみられない患者もいるため，別の交絡因子も考えられる．それは口唇閉鎖不全である[4]．咽頭期では食塊を気管に入れないように咽頭筋が収縮するが，そのときに口唇を閉じている．つまり口唇を閉じないと嚥下ができないため，前にあふれて流涎となるのである．口輪筋など口唇を閉じる筋力の低下などがある場合は，口輪筋の力を強めるリハビリが有効である．

C. 症候の種類と解釈

1 嚥下の中枢

　嚥下には5つの段階があるとされる．先行期，準備期，口腔期，咽頭期，食道期である 図6．食物を確認し，箸などの用具を用いて口に持ってくるところが先行期である．認知機能ともかかわってくる部分である．準備期は食物を咀嚼する時期である．歯をすりあわせ，舌を使って唾液を混ぜ合わせることで飲み込みやすい食塊にする．口腔期からは咀嚼で形成された食塊を舌の運動で咽頭に送り込む運動である．咽頭期では食物の飲み込みを行う．喉頭蓋を閉じて食道に送る運動をする．共通の経路を使っている呼吸に関する気管への入り込みを防ぐ複雑な動きがみられている 図7．この送り込みのときに，口輪が閉じる．最後に食道期では食道に入った食塊がそのまま胃へと自動的に送られる．上食道括約筋である輪状咽頭筋が収縮して食道から喉頭への逆流を防いでいる．また，呼吸時に入る空気が胃に入らないように防ぐ動きも行っている．この運動は迷走神経の動きである．最初の4期は随意運動であったものが，不随意運動に移っている．

　嚥下に使われる筋肉 表2 は，前述の構音の筋肉とは完全には一致していない．それは，下か

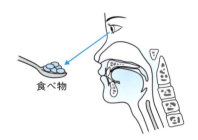

1. 先行期（認知期）
飲食物の形や質・量を認識．
食べ方の判断や唾液を分泌を促進

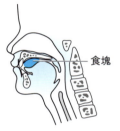

2. 準備期（咀嚼期）
食べ物を咀嚼し，飲み込みやすい形状（食塊）にする

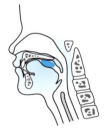

3. 口腔期
舌の運動によって，口腔から咽頭へ食塊を送る

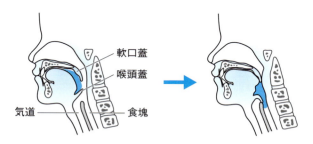

4. 咽頭期
口峡（口腔と咽頭と境）粘膜への接触刺激により，舌，口蓋，咽頭が食塊を喉頭に送る．①〜④の咽頭反射が起こる
　①口蓋筋が口峡を狭め，食塊の口腔への逆流を防ぐ
　②軟口蓋が挙上され，食塊の鼻腔への逆流を防ぐ
　③口腔底や咽頭，喉頭が挙上され，喉頭口を閉鎖
　④咽頭収縮筋により食塊を食道へと送り込む

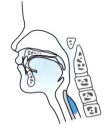

5. 食道期
食道の蠕動運動により食塊を噴門へと送る．食道の蠕動運動の速度は毎秒4 cm程度

図6 嚥下の5期
（http://www.emec.co.jp/swallow/02.html より改変）

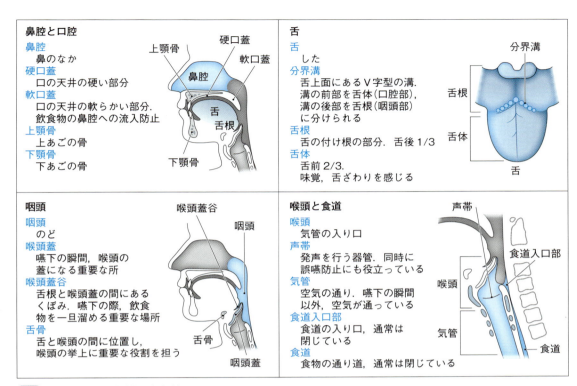

図7 嚥下に関わる領域と各部位
（http://www.emec.co.jp/swallow/02.html より改変）

表2 嚥下に用いる筋肉

＜準備期＞
・表情筋→顔面神経支配
・咀嚼筋：咬筋，側頭筋，内側翼突筋，外側翼突筋→下顎神経支配

＜口腔期・咽頭期＞
・舌骨上筋：顎二腹筋前腹，顎舌骨筋→下顎神経支配
　顎二腹筋後腹，茎突舌骨筋→顔面神経支配
　オトガイ舌骨筋→舌下神経（頸神経）支配
・軟口蓋の筋：口蓋帆張筋→下顎神経支配
　口蓋垂筋，口蓋舌筋，口蓋咽頭筋→舌咽・迷走神経支配

＜咽頭期＞
・咽頭の筋：茎突咽頭筋→舌咽神経支配
　耳管咽頭筋，上・中・下咽頭収縮筋→舌咽・迷走神経支配

ら上がってくる空気に変化させる構音と，上から下に送り込み，食道へ通す嚥下という機能の違いから異同がある．ただ，支配する神経はⅦ，Ⅸ，Ⅹ，Ⅻと共通のものであり，かつその上位も共通しているため，一般的には構音障害がある人は嚥下障害があると考えられる．

もちろん，構音の場合は，各種の母音，子音，音の高低，プロソディーなどさまざまな要素を聞き分けることができるが，嚥下の場合はそのような変化も，分類されることなく，すべて嚥下障害と言い表されている．

嚥下の動きとは，食事以外は呼吸もしくは発話に使っている咽喉頭を，食事のために別ルート

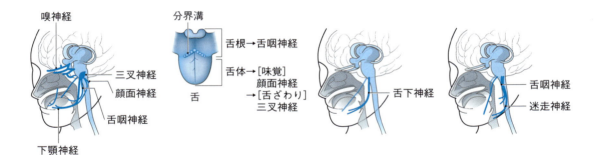

嗅神経：においを感じる
三叉神経(下顎神経)：咀嚼(かみ砕く)
顔面神経：舌の感覚(味，舌ざわり)

舌下神経：舌を動かす
舌咽神経：舌根(舌の付け根)，咽頭(のど)の運動と感覚
迷走神経：声帯，食道

図8 嚥下に関わる脳神経の走行
(http://www.emec.co.jp/swallow/05.html より改変)

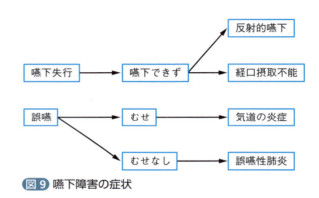

図9 嚥下障害の症状

を使う動きである．呼吸にも使っている鼻－気管の道筋を使うため交通整理が必要となってくる．鼻の中に送り込まないように咽頭筋がブロックし，気管内に送り込まないように喉頭蓋が閉じる．これを順序よく動かしているのが嚥下筋群である．嚥下運動はベルトコンベヤーの動きのように一定の速度で動いている食塊に対して，それぞれの筋肉が処理を加えていく運動であるが，脳卒中やParkinson病のように運動に障害をきたす疾患であっても，ベルトコンベヤーの動きを一時中断して，必要な作業をしっかりするという形をとれないために処理が不十分なまま次に送られていってしまう危険性をはらんでいる．

2 嚥下障害の症状 図9

　嚥下の運動機能の上位障害では嚥下をする命令が嚥下に関与する運動野に届かないため，食物を見ても，食べようという行動自体にならない．このような状態を嚥下失行とよぶ．進行性核上性麻痺や大脳皮質基底核変性症などのような神経変性疾患で認知症状をきたす疾患では失行が中心となってしまい，嚥下運動をなさない 図10．このような状況では自ら嚥下ができないが，口の中に食塊を入れると，自動的に咀嚼や嚥下ができる患者もいる．
　一方で，嚥下に関与する運動野以下の小脳，錐体路や錐体外路の障害があると咀嚼や嚥下に関

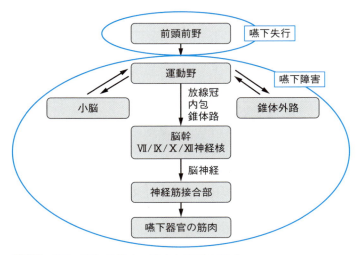

図10 嚥下に関わる器官の障害と嚥下の形式

わる筋肉の動きが障害される．動きがみられないと嚥下できなくなるが，食塊が口腔内などにあると方向性は2つしかないため，はき出すか強引な嚥下運動がみられるかどうかである．嚥下運動が不完全なまま嚥下するとき，時間がかかっても食道に入れることができれば不随意運動としての食道の動きで消化管に入るが，それができなかった場合は，気道にしか入らない．気道に入っても，セーフティーネットがある．それが「むせ」である．爆発的にでる呼気で異物を喉頭腔外に追い出す反応である．しかし，気管の異物感知能力低下もしくは肺からの呼気排出能が低下するなどそのセーフティーネットであるむせでさえ障害されていれば，異物はそのまま気管から気管支に入り，誤嚥性肺炎となる．つまり誤嚥のある人は嚥下障害があるが，誤嚥がないから嚥下障害がないとは断定できないのである 図10．

D. 補助的テストおよび検査—嚥下障害に対する各種テスト

a. 反復唾液嚥下テスト 図11

患者の甲状軟骨（のどぼとけ）を軽く押さえ，患者に唾液を嚥下してもらうテストである．口腔内を湿らせ，30秒間つばの飲み込みを続けてもらう．3回以上できると正常と判断するが，2

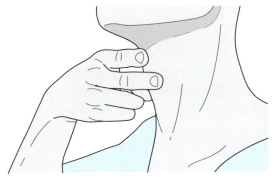

図11 反復唾液嚥下テスト（RSST）
（感度0.98, 特異度0.66）
人差し指で舌骨を，中指で甲状軟骨を触知した状態で空嚥下を指示し，30秒間に何回できるかを観察する．甲状軟骨が中指を乗り越えてしっかりと挙上したときのみ1回と数える．
判定：3回/30秒未満であれば，"嚥下障害の疑いあり"

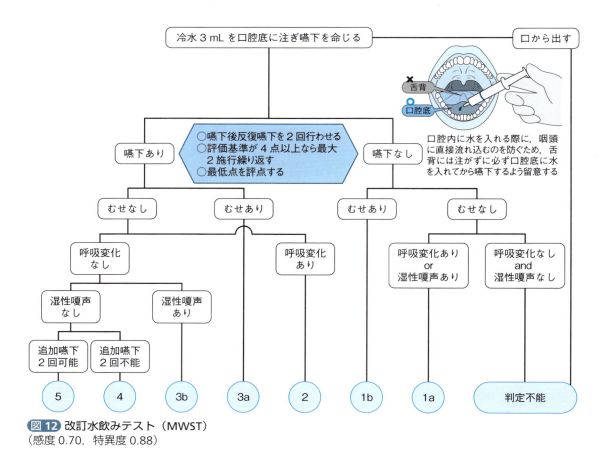

図12 改訂水飲みテスト（MWST）
（感度 0.70，特異度 0.88）

回以下の場合は異常と判断し，嚥下障害ありとする．随意的な嚥下を繰り返すことができるかの評価となっている．

b. **改訂水飲みテスト（modified water swallowing test：MWST）** 図12

　改訂水飲みテストは3mLの冷水を嚥下させて誤嚥の有無を判定するテストである．口腔内に水を入れる際に咽頭に直接流れこむのを防ぐため，舌背には注がずに必ず口腔底に水を入れてから嚥下させる．評点が4点以上であれば最大でさらに2回繰り返し，最も悪い場合を評点とする．カットオフ値を3点とすると，誤嚥有無判別の感度は0.70，特異度は0.88とされている．

c. **フードテスト（food test：FT）** 図13

　ティースプーン1杯（3〜4g）のプリンなどを嚥下させてその状態を観察する．嚥下が可能な場合には，嚥下運動をさらに2回追加する．評点が4点以上の場合は，最大3回施行し，最も悪い評点を記載する．嚥下後の口腔内残留が評価の対象となっている点がMWSTと異なる．カットオフ値を4点とすると，誤嚥有無判別の感度は0.72，特異度は0.62と報告されている．

d. **頸部聴診法** 図14

　食塊を嚥下する際に咽頭部で発生する嚥下音，嚥下前後の呼吸音を聴取する方法である．聴診

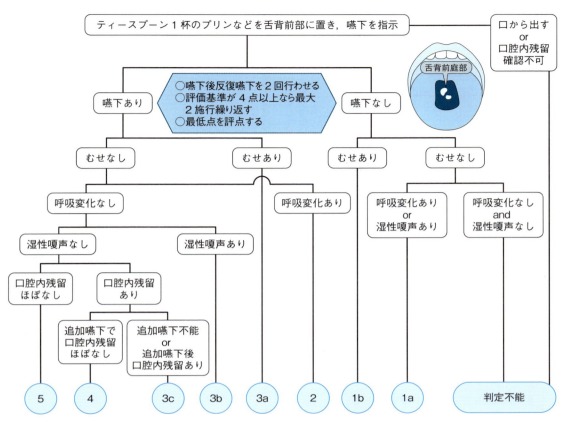

図13 フードテスト（FT）
（感度 0.72，特異度 0.62）

●嚥下音

音の特徴	予測される状態
長い嚥下音，弱い嚥下音，繰り返しの嚥下音の場合	・舌による送りこみの障害 ・咽頭収縮の減弱 ・咽頭挙上障害 ・食道入口部の弛緩障害
泡立ち音，むせに伴う喀出音	・誤嚥
嚥下音の合間の呼吸音	・呼吸，嚥下パターンの失調 ・誤嚥，咽頭侵入の可能性

●呼吸音

音の特徴	予測される状態
湿った音，ガラガラという音，液体の振動音	・喉頭蓋谷の貯留 ・咽頭侵入 ・誤嚥
むせに伴う喀出音，喘鳴様呼吸音	・誤嚥

図14 頸部聴診法
① 聴診器の接触子を頸部（輪状軟骨直下気管外側）に接触させ，呼気をできるだけ一定の強さで出してもらい聴診する．
② 準備した検査食を与え「いつものように飲んで下さい」と指示し，嚥下音を聴診する．
③ 嚥下終了後，貯留物の排出行為は行わずに呼気を出してもらい聴診する．
④ 嚥下前後の呼気音の比較を行う．

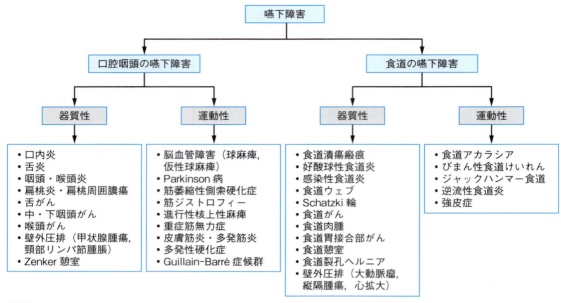

図15 嚥下障害をきたす主な疾患
(川見典之, 他. Medicina. 2017; 54: 842-5[5]) より改変)

器を利用するだけであり, 簡便であり, 非侵襲的である. 喉頭下方の喉頭挙上運動を邪魔しない部位で聴取することが重要である.

E. 嚥下障害の鑑別 図15

嚥下障害だけを訴えて来院する患者は耳鼻科や消化器内科などを受診しているはずなので, 神経内科ではなかなかみることができないが, 物理的に障害[5]がみられない患者が神経内科疾患の精査目的に紹介されてくることはありうる.

a. 脳卒中

脳卒中ではテント上とテント下で分けることができる. テント上の障害では上位運動ニューロンの障害もしくは上位運動ニューロンから下位運動ニューロンへの軸索障害が中心である. 運動野の梗塞や出血, および運動野に関わる基底核周囲の梗塞や出血では運動を開始する上位運動ニューロンからの連絡途絶があるため, 動かそうにも動かすことができない. 脳卒中の障害部位はある程度の大きさがあるため, 顔の表情筋のみや舌の動きのみの障害とはならず, 複数の領域にわたることが一般的である. 偽性球麻痺も生じる. 口腔期では顔面筋の動きが不良であり, 口角から食塊や飲水が漏れることがある. 三叉神経の支配である咬筋の動きが片側性に障害されるため咀嚼が不十分になる可能性がある. ある程度咀嚼して砕けた食塊が咽頭を通りやすくなっているが, 咀嚼不十分では嚥下運動にまで発展できない可能性を念頭に置く必要がある. 嚥下ができず口から吐き出すことになってしまう. 咽頭期に入っても, 片側性の麻痺だと咽喉頭部の障害があるため, 食道への送り込みに障害がみられるようになる. 咀嚼筋の低下, 送り込みの強さの低下, いずれであっても, 動きがある場合は, ペースト食もしくはミキサー食であれば, すでに

咀嚼がすんでいる食塊を口腔内に入れ，嚥下するリハビリの導入も考えられるところである．反対側は脳卒中の既往がなければ運動はほぼ正常であるため，健常側の動きを利用して食事を摂取することも可能と考えられる．ただ，偽性球麻痺では，嘔吐反射が亢進しているため，咽頭に送り込んだときに嘔吐反射が出現してせっかくの食塊の嚥下ができないことがある．

一方でテント下の場合は，脳幹の各部位の障害であり，下位運動ニューロンの障害となる．血管支配の関係上，一側性の障害となり，球麻痺が生じる．偽性球麻痺と異なるところは，嘔吐反射がでないため，咽頭に送り込んだ食塊が抵抗もなく気管に入ってしまうこともある．これにより誤嚥性肺炎を起こすことがあるため，リハビリを行うときは細心の注意を要する．

b. Parkinson 病

錐体外路障害では運動低下性の障害となる．Parkinson 病や多系統萎縮症のパーキンソニズム型では錐体外路の異常により動作緩慢，無動症状をきたす．スムーズな動きが作れないために入ってきた食塊を送り出すことが不十分になる．嚥下運動自体はダイナミックな運動であり，1つ1つ確認しながら送るというよりは流れ作業のように送ることから，リズム感なども重要になってくる．しかし，食塊の動きがゆっくりにならずに，そのまま下への勢いをもっているため，喉頭筋運動が低下していることから，胃の中に入れることができずにまだあいている気管に送ってしまうことが起きる．また，入ってしまった異物をはき出す力があればよいが，はき出す方の力もゆっくりであることから，喀出不良となり，結果的に誤嚥になってしまう可能性が高い．

c. Huntington 病

錐体外路障害の運動過多性の障害となる．運動が増えるので嚥下のスピードが上がって嚥下障害にならない印象があるが，余分な動きが増えてしまうため，タイミングが合わない形の飲み込み不良となる．飲み込みを改善させるためには薬物治療は重要であるが，それに加え，ゆっくりと動かすように努力してもらうことである．

d. 進行性核上性麻痺

錐体外路障害による飲み込み不良が目立つが，進行するとのどが上を向き，頸の位置からして誤嚥しやすい状態になる．呼吸筋の筋強剛もあり，痰の喀出が不良となり誤嚥性肺炎を引き起こしやすくなる．失行の要素もあるため嚥下自体の失行もみられるようになることから，栄養投与の代替手段を考慮するときがくる．

e. 多系統萎縮症 / 脊髄小脳変性症

嚥下筋肉の失調性障害が目立つため，嚥下のスムーズな動きが担保されない．咀嚼そのものも障害されるため食物をきざみ食など小さくする必要がある．やはり誤嚥性肺炎をひきおこしやすくなるため栄養投与の代替手段を考慮するときがくる．

f. 筋萎縮性側索硬化症

上位運動ニューロンの障害により嚥下自体の障害が起きる．反射が亢進することから，咽頭に侵入した食塊を飲み込むことができずに反射的に出してしまうことがある．これが強いようならば，経口摂取はあきらめる必要性があることを本人や家族に納得してもらい，別の栄養投与手段

の可能性について相談する方向にもっていくことになる.

g. 重症筋無力症

舌骨上筋群, 咽頭挙筋群, 咽頭収縮筋群, 口蓋帆挙筋の筋疲労が中心である[3]. 嚥下では繰り返し筋肉を使う必要性があり, 症状が強いと1食の食事を摂取することも疲れてしまう.

h. 筋炎および末梢神経障害（Guillain-Barré 症候群・Fisher 症候群）

これらの障害では筋力低下がみられるため嚥下が困難となる可能性はある. 咽喉頭筋の筋力低下により誤嚥のリスクが高まってしまう.

■文献

1) 生井友紀子. シンポジウム 小脳症状とは何か. 小脳と構音障害. 臨床神経. 2012; 52: 997-1000.
2) 三枝英人. パーキンソン病における声とことばの障害（音声障害と構音障害）. Frontiers in Parkinson disease. 2013; 6: 232-6.
3) 三枝英人, 山口 智, 中村 毅, 他. 高齢発症の重症筋無力症に対する 嚥下・構音機能改善手術の経験. 日本耳鼻咽喉科学会会報. 2010; 113: 805-09.
4) 秋本和宏, 下山和弘, 戸原 玄. 口唇と頬の構造と機能訓練. 老年歯学. 2008; 23: 140-4.
5) 川見典之, 岩切勝彦. 嚥下障害・嚥下痛「飲み込みにくいです」「食べ物がつかえます」. Medicina. 2017; 54: 842-5.

〈吉崎崇仁〉

神経症候 3 言葉がでない

SUMMARY

● 言語野の中枢は Broca 野と Wernicke 野である．しかし，これらの領域への入力や出力系統の障害でも言語に障害がみられる．

● 基本は話をする能力と話を聞く能力に大別される．

● 検査としては会話をし，聴力理解および発話能力を確認する．

● 呼称，復唱機能により失語症が分類される．

● 会話以外にも失読や失書などの障害も出現する．

● 失語症の原因として脳卒中はよくみられる疾患であるが，その他 Alzheimer 型認知症，原発性進行性失語など認知症疾患群も原因となる．

A. 症状のとらえかたと病歴の取りかたのポイント

　失語症とは，会話や記述のように頭に思い浮かんだ内容を言語に表出したり，話を聞いたり文章を読解したりする機能が低下した状態を指す．しかし，一言も発しない無言症（mutism）とは異なっている．無言症では意識障害を含めて自分自身からコミュニケーションを取る意思がないか，広範な脳神経領域障害による発話が障害されているためである．つまり，発話があるのにコミュニケーションとして成立しないことが失語である．そのためにも，自然な会話を引き出すべく，患者の緊張をほぐすことが重要である．

B. 診察の方法

　自然な会話を引き出すと言っても，外来で診察するときに，日常会話をするというのも診断に時間がかかってしまう．やはり，問診を取るように，症状の発現がいつからなのか，どんな風なのか，他人から指摘されるのかなど質問を繰り返すことが重要である．質問に対して適切に返答できれば失語はなさそうと考えられる．逆に不適切な返答である場合は注意が必要である．

　モードを切り替え，名詞が答えられるかどうかという点で，めがねやライトなど身近な物を取り出し物の名前を尋ねる．返答が重なってしまう可能性もあるため，2，3 個別の名詞を尋ねるのがよい．同じ物の名前がでてくるのであれば，保続の可能性も考えられる．離握手もキーとなる．手を握ってください，離してくださいと伝えることで反応をみる．できない場合は感覚性失語の可能性がある．次に本人の発話を聞いてみる．非流暢な発話であれば，運動性失語の可能性

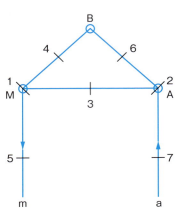

図1 Wernicke-Lichtheim model of aphasia
(Alexander MP. Aphasiology. 1988; 2: 219-24[2]）より改変）
A：聴覚言語中枢（Wernicke 野）
M：運動言語中枢（Broca 野）
B：観念中枢
a：聴覚情報の入力系
m：発語の運動出力系
1 皮質性運動失語（Broca 失語）
2 皮質性感覚失語（Wernicke 失語）
3 伝導失語
4 超皮質性運動失語
5 皮質下性運動失語（純粋失構音・純粋語唖）
6 超皮質性感覚失語
7 皮質下性感覚失語（純粋語聾）

がある．そして復唱を行う．「みんなで力を合わせて綱を引きます」などと言わせる．繰り返し言えない場合は復唱障害であるが，運動性失語や感覚性失語があるのに復唱ができることがある．本人にとっては意識的に復唱をしているわけではないのであるが，復唱になってしまっているというのが現実的な理解となる．これらは超皮質性失語に分類される．

C. 症候の種類と解釈

1 言語の中枢

　基本は Broca 野と Wernicke 野である．Broca 野が運動性の言語野であるのに対し，Wernicke 野は感覚性の言語野である[1]．このような回路に対し，Wernicke-Lichtheim model of aphasia 図1 が模式的に考えられている．この模式図が屋根と壁にもみえるので house model of aphasia とよばれてもいる．実際，Broca 野だけの障害では運動性障害は軽度であり，Wernicke 野の障害だけでも感覚性障害は軽度になるが，Broca 野を中心とした障害では思考内容を言葉にして表現することができない[2]．英語では expressive aphasia とよばれるように，表現ができないことが中心である．表現ができないのは発話だけでなく，書き言葉においても同様である．文字を書けない，文章を書けないという障害も出てくる．文字は書けるのに発話できないのは，皮質下性運動失語もしくは純粋失構音・純粋語唖である．発音器官への命令が障害されている．反対に発話はできるのに，書字ができないのが失書である．一方でWernicke 野を中心とした障害である感覚性失語は英語では receptive aphasia とよばれており，内容理解ができないということである．聞いた音から内容を理解すること，読んだ文章を理解することが感覚性失語にあたるが，上記と同様に皮質下性感覚失語では，純粋語聾と呼ばれるように聞いた言葉の内容が理解できないことを指す．読む文章の内容を理解できないことが失読である．その他，超皮質性失語があり，観念中枢の障害とされているが局在としては思考に関わる前頭前野などが想定されている．聞いた内容を理解し，返答としての会話にするための思考領域である．

表1 発語失行（失構音）と構音障害の違い

	発語失行	構音障害
語音の誤り方 誤るタイミング	一貫性なし （発語の制御の障害）	一貫性あり （構音の障害）
構音のゆがみ・連結	連結不良	一音一音のゆがみ
病巣	中心前回	運動野 小脳・錐体外路 脳神経系

2 失語の症状

失語で議論する言語とは，自分の意図に従って言葉を選択し，規則に従って言葉を並べる作業をすることで自分の思考を表現することをいう．失語で障害される領域を分けると，発話，理解，呼称，復唱の4つに大別することができる．

a. 発話の障害

単語から文節，文章とある程度の長さでミスが生じるものが発話の障害である．発声もみられない状態，「うん」などうなずきレベル，意味のとれる言葉が数語の状態，普通の長さの文章を発するが意味をなさない状態，身振りも添えると理解できる内容でも文章に書き起こすと伝わらない状態などさまざまな段階がある．

1) 発語失行

単語や音節の連なりを発しようとするときに障害が出るものを指す．失行を自分でも認識しており，努力性になることが多い．その努力は会話開始時に強くみられる．また，構音運動につき，試行錯誤を繰り返し，自己修正をみせることがある．それがプロソディーの障害に聞こえることがある．構音障害とは異なり，同じ単語や音を繰り返し発音させると誤り方が一定しないことが多い．発語失行と構音障害との違いを見分けるポイントとしては2つある**表1**．

発語失行は，非流暢性の主要な要因でもある．同じ発話を繰り返したときに構音が一定しない．しかし，構音を誤っていても多弁であることもあり，発語失行といえど発話が少ないわけでもない．構音の誤りに加えてプロソディーの障害を合併することがある．リズムの障害もありうる．一方で平坦なプロソディーなど，日本語として不自然なプロソディーを示す症例もある．右半球障害では，左半球ではないものの，プロソディーや感情的側面の受容の障害がみられ，一見発語失行のように聞こえることがある．

発語失行の局在は左中心前回の中下部と考えられる[3]．一方で失行全体にも応用できることであるが，Broca野などの皮質下の障害であり，発語をしようとしても，皮質下認知症のように運動自体が遅れてしまい，もどかしさを自覚する可能性も考えられる．

2) 外国語アクセント症候群

自験例ではあるが，促音や拗音を発声しない患者に文章を書かせても，携帯メールを打たせてもその促音や拗音の脱落がみられた．頭に思い浮かんだ言葉をそのまま携帯に打っていたりすることの証左である．その意味でも口腔などの構音障害で促音が脱落しているのではなく，言葉が思い浮かんだ状態ですでに促音が脱落しているため構音障害というよりは失語症の一部と考えられる．

3）保続（発話）

前頭葉症状の1つに保続がある．1回行ったことを続けてしまうことが保続であるが，発話でもこの保続現象がみられる．白質病変など皮質下病変でも出現することもある．発現機構については賦活－抑制系障害や注意障害，記銘力障害などの原因が考えられているが，結論は得られていない．一語の中に音節を繰り返してしまう語間代や一連の文節を繰り返してしまう同語反復症がある．

4）語間代

語間代（logoclonia）は，「発話の最終1〜2音節を繰り返す」ことを特徴とする発音形式である[4]．繰り返しは3〜4回が多く，吃音と異なり緊張的・努力的な特徴はない[5]．保続現象の一形態とも考えられている．語間代は Alzheimer 型認知症でしばしばみられ，言語症状が進行した末期に出現することが多いとされている．そのほか，頻度は少ないものの脳血管障害でもみられるときがあるとされる．

5）同語反復症

同語反復症（palilalia）は同じ言葉が反復する状態である．反復されるにつれて速度が増し，音量が減少することが一般的である．自分が発声する言葉について繰り返すことが特徴である．

6）反響言語

反響言語（echolalia）は聞いた言葉を同じく発声し直してしまうことである．何気ない会話の一部を繰り返す，しかられたなどの強い体験などと組み合わさっているときに聞いた言葉を繰り返すことが特徴である．テレビでの CM のフレーズなどを繰り返すこともある．オウム返しに答えるものを即時性反響言語とよび，一方で一度聞いたものを時間が経ってからも繰り返すことを遅延性反響言語とよぶ．

7）錯語

言いたい言葉に対して違う言葉を言ってしまうことである．選んだ言葉の間違いである．語または音の選択の誤りである．それぞれ語性錯語と音韻性錯語とよばれる．語性錯語では無関係な言葉に変換されるもの（例：「鉛筆」→「ごはん」）は無関連錯語という．一方で意味的に関連あるカテゴリーの中での変換（「鉛筆」→「消しゴム」）は，意味性錯語と呼ばれている．音韻性錯語では「えんぴつ」が「えんひつ」のように音を誤るものである．音韻性錯語は発語失行とともに出現すると区別が難しいときがある．発語失行ではプロソディーに障害があり，ゆっくりと話し，音と音との間が引き伸ばされる一方で音韻性錯語ではプロソディーに障害はみられず，音韻の長さに変化はないことが特徴である．病巣としては左下前回後部，左 Sylvius 裂後端周囲が想定されている．

8）喚語困難（喚語障害・語想起障害）

喚語困難とは意味を理解していても正しい言葉を思い出すことができない障害である．ものを見せられても正確な名称を言い当てることができないため，「あれ」や「それ」のような指示代名詞がみられる．場合によっては動詞も思い出せないため，「何して」「あれして」と話すことがある．意味を伝えたいためにそのものの説明をすることがある．これを迂遠な表現もしくは迂言という．名称が思い出せず別の名前を発語（語性錯語）したり一部の発音が異なる（字性錯語）がみられたりする．

病巣としては左中心前回後部，左 Sylvius 裂後端周囲，左側頭葉が想定されている．

9）ジャルゴン

理解不能な言語を指す言葉である．音節など日本語のような発音であっても，聞き手に届かな

い音群である．古典的に意味性（錯語性）ジャルゴン，語新作（新造語）ジャルゴン，未分化ジャルゴンの３つに分類される．

意味性ジャルゴンでは錯語（主として語性錯語）の頻発により，全体的に意味の取れない発話となる．主語や述語を別の言葉で発してしまうため，文章として意味をなさないことを指す．助詞や助動詞は保たれているため，主語や述語は弁別できる．

語新作ジャルゴンは語新作（おそらく語性錯語と音韻性錯語の混在）により，新しい言葉を作ってしまい，意味の取れない発話となる．助動詞や動詞・形容詞・形容動詞の活用は保たれていることが多い．

未分化ジャルゴンは語新作に加えて，助詞や助動詞といった部分までも錯語となり，構造が崩壊した状態を指す．病巣としては左上側頭回後部〜下頭頂小葉が想定されている．

b．理解の障害

こちらから発せられた言葉を理解することの障害も失語である．短いものから長いものまで分けることができる．語音の認知，語の意味の理解，短い文の理解，複雑な継時的・文法的理解の障害である．

1）語音の認知障害

１つ１つの音や連続する音を正しく聞き取ることができないことを指す．独立した語音の聴取ができず，復唱が不可能であることが多い．語の聞き取り障害は意味の聞き取り障害でもあり理解が障害されやすい．

2）単語の理解障害

通常の言葉の聞き取りが可能と考えられるが，使用頻度の低い言葉や抽象語の理解の障害が目立つものから，すべての言葉に聞き取りが困難であるものもある．

3）短い文の理解障害

理解や読解の障害が中心である．逆に単語自身がわからなくても単純なセンテンスならば，理解できることもある．

4）継時的・文法的理解障害

複雑な指示に答えることができないタイプである．「Ａをしてから Ｂ をしてください」のような命令ができない．

c．呼称障害

一般的には喚語障害のチェックである．図や物品そのものを見せてから名称を言わせるときに障害がある．麻痺などで構音障害がみられたり，音韻性錯語が出現したりするときでも，目的とする言葉を言おうとしていると呼称障害は否定されることがある．

d．復唱障害

本人に検者の言葉をオウム返しにしゃべらせるのが復唱である．復唱が良好であれば発語失行は否定的と考えられる．文章の理解障害があるだけでも復唱障害が生じることがあるため繰り返し復唱課題を与えていくことも考えられる．

e．読みと書字

失語は耳に入らない，もしくは口から言葉がでない状態であるが，出力系である文字の書き起

神経症候 3　言葉がでない

こしができる場合は，Broca野から口への障害が考えられ，純粋語唖とよばれることがある．同様に聴理解はできないものの，本の読解ができるものは純粋語聾とよばれる．

3 失語の鑑別 図2

a. Broca失語（運動性失語）図3

　Broca野を中心に障害される病態である．運動性に意味伝達する手段が障害されているため，発話はもちろん，書字や文章筆記ができない．聴覚理解は保たれているため，手をあげたりすることはできるが，病巣によっては観念運動失行や，口・顔面失行を伴うこともあるため，鑑別を要することがある．喚語困難も伴うことがある．文を表出する場合，努力性に1語ないしは数語並べるが文法構造も崩れるか単純化していることが多い．復唱は聴理解ができても，発話ができないため障害されている．呼称はできることが多い．

b. Wernicke失語（感覚性失語）図4

　Wernicke野の障害を中心とした失語である．聴覚理解に障害がみられるため，文章を聞き取ったとしても，それに対する返答が不適切である．会話自体は流暢であり，文法的な誤りは少ないとされる．意味性錯語や語性錯語および新造語もみられる．多弁であり，検者が遮るまでしゃべり続けることがある．語レベルで理解障害があることから復唱という概念さえ理解できず，復唱ができない．聴理解だけでなく読解も障害されていることが多い．

c. 全失語 図5

　上記のBroca失語とWernicke失語の組み合わせた失語である．Broca野からWernicke野の広い範囲での障害があり，聴理解もできなければ，発話もできない状態である．強く働きかけ

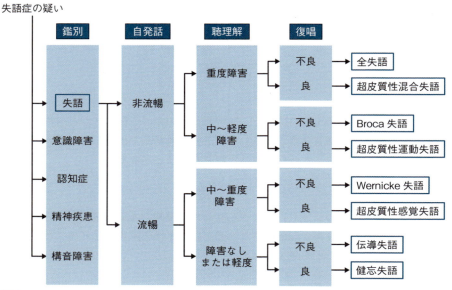

図2 失語症の分類
（石合純夫．失語．In: 高次脳機能障害学．東京：医歯薬出版；2003. p.25-43[1] より改変）

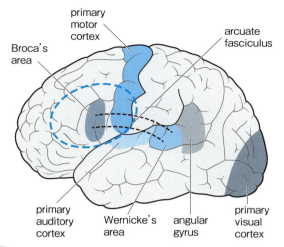

図3 Broca 失語
（石合純夫. 失語. In: 高次脳機能障害学. 東京: 医歯薬出版; 2003. p.25-43[1]) より改変）

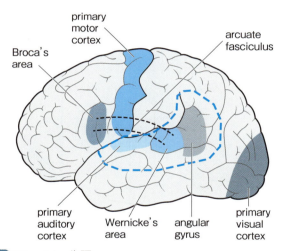

図4 Wernicke 失語
（石合純夫. 失語. In: 高次脳機能障害学. 東京: 医歯薬出版; 2003. p.25-43[1]) より改変）

ないと自ら話すこともないうえ，聞こえる言葉も発声程度であり，意味をなす言葉でない．理解も低下しているため，Yes/No 質問も答えることができない．病巣としては広い領域にわたるため，運動野を巻き込んでいることが多く，右上下肢麻痺・右顔面麻痺を合併していることが多い．

d. 超皮質性運動失語 図6

　Broca 野の障害では話そうとしても話せない障害が目立ち，復唱ができないのが Broca 失語

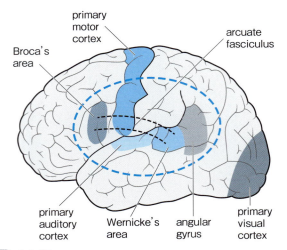

図5 全失語
(石合純夫. 失語. In: 高次脳機能障害学. 東京: 医歯薬出版; 2003. p.25-43[1] より改変)

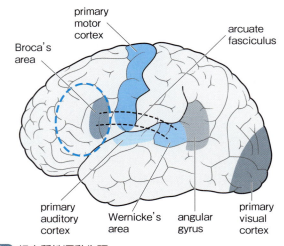

図6 超皮質性運動失語
(石合純夫. 失語. In: 高次脳機能障害学. 東京: 医歯薬出版; 2003. p.25-43[1] より改変)

であるが,話せなくても復唱ができるものがこの超皮質性運動失語である.しかし実際は自発語が低下した状態であり,話しかけたりして促さないとほとんど話さない.発話の開始に時間がかかり,ごく簡単な文しかしゃべることができない.復唱は可能であり,開始に時間がかかるものの,長文や複雑な文法であってもしゃべりきることができる.反響言語になることもある.

e. 超皮質性感覚失語 図7

理解障害が問題の中心である.流暢な発話があり,喚語困難などがあり話の迂遠もある.

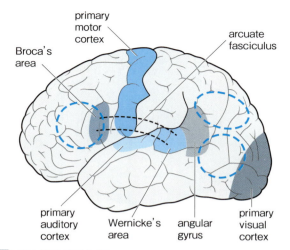

図7 超皮質性感覚失語
（石合純夫．失語．In：高次脳機能障害学．東京：医歯薬出版；
2003. p.25-43[1]）より改変）

Wernicke 失語と同じく状況にそぐわない返答が多い．また，語性錯語がみられる一方で復唱は完璧に近い良好さである．反響言語であり，無意味音節や外国語でも復唱が可能である．音読は可能であるが，意味は理解できない．つまり意味理解の部分以外の能力は保存されており，意味を理解せずともできる復唱や音読は可能である．しかし，理解不良のため自ら話しかけることや文章を書くことはしない．

f. 超皮質性混合性失語 図8

復唱のみが保たれている．ただ，理解や発語の障害があるため，数語から短文の復唱ができるものと考えられる．反響言語が中心と思われる．古典的には 図8 のように Broca 野や Wernicke 野と，その他の領域との交通が途絶えている病態を想定されていたが，図8 よりは狭い領域での障害でみられることもある．前大脳動脈と中大脳動脈の分水嶺梗塞などで生じる可能性が考えられている．一方で左の言語野が障害されている場合では，右半球が機能している可能性も示唆されている．

g. 伝導失語 図9

発話が可能で，聴理解も良好であるにもかかわらず，復唱ができないことが特徴である．しかし音韻性錯語の頻発がみられるタイプの失語である．発語失行はないが，錯語の言い直しや喚語困難による休止が入るため非流暢に聞こえることがある．呼称障害や語性錯語もみられることがある．病巣は Wernicke 野から Broca 野に投射する弓状束や縁上回深部の損傷が示唆されている．

h. 健忘失語（失名辞失語） 図10

会話は普通である．適切な名詞が出てこないため，指示代名詞が多いとされるが，「そ」や「ど」は聞かれない．ほとんどが「あれ」である．物品呼称ができないため，「あれ」で代用す

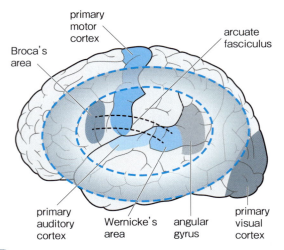

図8 超皮質性混合失語
(石合純夫. 失語. In: 高次脳機能障害学. 東京: 医歯薬出版; 2003. p.25-43[1] より改変)

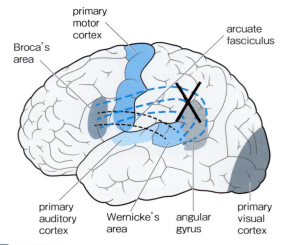

図9 伝導失語
(石合純夫. 失語. In: 高次脳機能障害学. 東京: 医歯薬出版; 2003. p.25-43[1] より改変)

る．本人も意味を伝えきれないことがわかると，迂言となり，説明することがある．もちろん，「めがねですか」と尋ねると返答することができる．病巣は様々である．前頭葉，側頭葉，頭頂・後頭葉など様々にわたっている．

i. **皮質下性運動失語**

　　Broca野を出たあとでの障害である．言葉も理解しているが，発声器官への連絡が途絶えるため，発話が障害された状態である．純粋語唖とも称される．発声ができないだけなので，書字が可能であり，コミュニケーションを図ることは十分可能である．

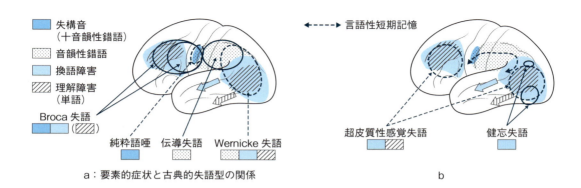
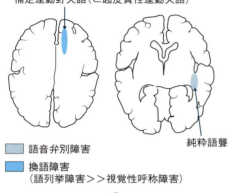
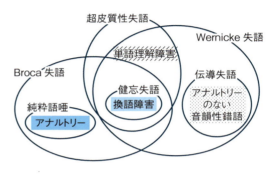

図10 失語症の各種症状と領域
(大槻美佳. シンポジウム: 臨床の技 (スキル) 失語症. 高次脳機能研究. 2009; 29: 194-205)

4 右半球での失語

今まで左半球の障害を述べてきたが，右半球のみに病巣がある場合でも失語が起きるときがある．

a. 交叉性失語

矯正歴のない右利き症例での右また，聴覚理解が右のWernicke野でなされている可能性もあり，大半の言語機能が右半球にあるmirror-image typeと，右の中心溝前部の障害などで対応関係では推定できない障害のanomalous typeがある．

b. 非失語性呼称障害

右半球損傷の患者で意識障害から回復期にみられたりする呼称障害である．言語野に明らかな損傷がないのにもかかわらず失名詞や錯語がみられる．ジャルゴンとなり，新造語が目立つものもある．

c. 右半球言語症候群

前頭葉の障害により意図，意思，動機付けに障害がみられ，会話という行動の意図がみえなくなってしまうことが中心である．それに伴って一般的にみられないはずの喚語困難，文法障害，聴理解障害が出現する病態である．

1）運動野下部，弁蓋部後部
感情の表現に障害が現れる．感情に伴う会話の抑揚，リズムおよびプロソディーが障害され，単調（monotonous）になる．顔の表情，ジェスチャーにも障害が生じる．顔面運動の障害が発話器官の口周辺の障害となると，語唖（aphemia）に発展することがある．

2）前頭葉弁蓋部
Broca野に相当する右半球の部位の障害では，ニュアンスなどの曖昧な意味的関係の理解が障害されることがある．いやみ，皮肉などが伝わらない．

3）前頭葉背外側
背外側の病変では，話の「オチ」のもっていき方に障害がでるため，的を絞った話ができなくなる．回りくどくなったり，話題が発展したりすることがある．自己意識に障害がみられるため，社会的に不適切な会話になったり，場違いなユーモアを示したりすることがある．

4）前頭葉内側部
補足運動野を含めた前頭葉内側部の障害は発話量に影響する．動機付けに関与しており，前頭葉症候群の症状として積極性に欠け，無言傾向になる．

5 その他特別な言語障害

a. 純粋失読 図11

Wernicke野に入る前の障害の1つが失読である 図12．Wernicke野に入る言語情報は純粋語聾のように音声情報だけではない．書かれた文章をWernicke野に入れていく方法もある．それが読解である．眼に入った文字情報を後頭葉の一次視覚野に入れ，それが二次視覚野で処理され，Wernicke野に送り込まれるときに障害があると失読になる．視覚野は両側にあるが，Wernicke野が片側にあるため，左の後頭葉に障害があると，右から左の後頭葉に入った情報は処理できず読むことができなくなる．しかし，別のルートでWernicke野に入れる方法がある．それがなぞり読みである．これが古典的な純粋失読の病巣である．しかし，古典的でない失読の

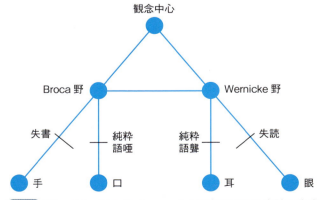

図11 Wernicke-Lichtheim modelに当てはめた失読と失書

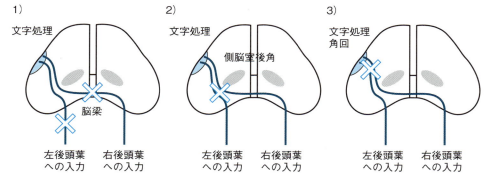

図12 失読の障害部位
（鈴木匡子．純粋失読 alexia without agraphia．総合リハ．2000; 28: 977-8 より改変）

表2 純粋失読の分類

古典的純粋失読 （脳梁膨大部型）	非古典型純粋失読（非脳梁膨大部型）		
病巣部位	Greenblatt（1983）， 河村（1988）より	櫻井（2007）より	病巣部位
後頭葉内側（または視放線， 外側膝状体） ＋脳梁膨大部（または脳梁 放線，大鉗子）	下角回性 角回直下型 後角下外側型	紡錘状回型	紡錘状回中部（37野）
	後頭葉型 外側，全後頭葉型	後頭葉 後下部型	紡錘状回後部・下側頭回 （18/19野）
	内側後頭葉型		

（櫻井靖久．In：岩田　誠，他編：神経文字学．東京：医学書院；2007．p.93-112 より改変）

症例も報告されており，角回付近への投影が障害されると失読になりうる **表2**．左後頭葉の脳室周囲や角回付近の白質が病巣として考えられる．いずれの障害でも，皮質下性の障害であることが特徴である．

b. 失読失書 図13

読みが障害されるため，音読と読解が障害される．しかし，なぞり読みも効果を発揮しない．病巣は角回を中心にみられる．写字能力は保たれており，字体は発症前と同じである．

c. 純粋失書

書き取り，自発書字のいずれにおいても障害をきたすものを指す．いわゆるすらすら書けない状態を失書とするため，絵を描くように間違った書き順で書いたりすることは含めない．病巣としては左上頭頂小葉から頭頂間溝周囲の病巣が想定されている．

d. Gerstmann 症候群

Gerstmann 症候群は失読がみられる角回の障害 図14 で起きる4つの症状を合わせた症候群である．失読，左右失認，手指失認，失算である．側頭葉の後頭葉との境界領域にある角回から

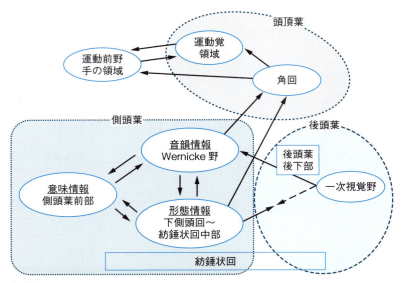

図13 読字と書字の脳内機構
（櫻井靖久．高次脳機能研究．2010; 30: 25-32 より改変）

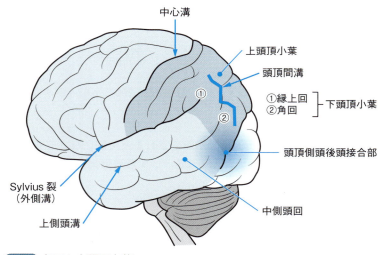

図14 角回と上頭頂小葉

上頭頂小葉の領域が病巣として想定されている．

6 失語がみられる疾患

a. 脳血管障害

　言語野として考えられる Broca 野や Wernicke 野はいわゆる優位半球に存在している．しかも，いずれも中大脳動脈（MCA）の灌流領域である．血行力学的には Wernicke 野は MCA の終末領域に存在しており，内頸動脈を通ってきた塞栓子がまっすぐ進んだ先にある．心房細動などで形成された塞栓子は比較的まっすぐ進むと Wernicke 野に行き当たるため，塞栓症では感

表3 Melusam の診断基準
必須条件
①進行性の失語症によるコミュニケーション障害が
②生活上での困難の主要な原因となっている
③他の認知症の症状は少なくとも数年は目立たない
除外基準
④他の器質的疾患で説明できるような言語症状や運動障害
⑤精神疾患により説明可能な言語症状
⑥初期の明らかなエピソード記憶障害
⑦行動障害

覚性失語は好発症状である．一方で MCA 本幹の梗塞などアテローム血栓性梗塞がみられる場合は Broca 野と Wernicke 野の両方に障害が生じるため全失語になってしまう可能性がある．

さらには，運動野，特に顔面の運動を司る領域は運動野の中でも下方に存在しており，Broca 野や Wernicke 野に近い．構音とも関連する領域であり，失語と構音障害を合併している可能性も十分ありうる．しゃべりづらそうにしているなかで，1 つ 1 つの構音を確かめ構音障害の有無をチェックし，全体的な流れで意思疎通ができるのか，できないかで Broca 野の障害がみられるのか，それとも Wernicke 野の障害があるのか鑑別していく必要がある．

b. Alzheimer 型認知症

神経変性疾患では運動症状に関する領域よりは高次脳機能に関する疾患で失語が現れやすい．まずは健忘失語として物の名前を忘れてしまい，「あれ」などと呼んでしまったり，○○する物など説明してしまったりする．語想起障害があり，たとえば「し」で始まる言葉を列挙してください などという指示に対し同年齢の健常人と比べて数が足りないことが多い．長谷川式認知症スケール（HDS-R）でみても，野菜の名前を 10 個例示することが困難となってくる．また，書字ができなくなってくるが，発話はできるのに書字ができないのは語想起以外の遂行機能障害などの合併と考えられる．また，進行しても実際の会話において意思疎通は保たれており明らかな失語は判定しづらいことが多い．

c. 原発性進行性失語

進行性に失語がみられるような病態が原発性進行性失語（PPA）である．脳卒中などの原疾患が特定できず，進行性に発話が障害されていく病態である．Melusam の診断基準が用いられている 表3[6]．①から③までの必須条件と④から⑦までの除外基準を満たすことが重要である．そして PPA と診断してもさらに 3 つの下位分類が存在する．それが，進行性非流暢性失語（progressive non-fluent aphasia: PNFA），意味性認知症（semantic dementia: SD），logopenic 原発性進行性失語（logopenic progressive aphasia: LPA）である 表4[7]．これら 3 疾患の着目点には，a. 発語失行（失構音），b. 単語理解障害，c. 単語想起障害，d. 音韻性錯語の 4 つがある[8-13]．

1）進行性非流暢性失語（PNFA）

PNFA は病名として "非流暢" とされているが，流暢さよりも中核症状として失文法や発話失行（失構音）のいずれかが必須とされている．失文法としては助詞の脱落や文法の粗略化であり，発話失行としては音声発話運動に関わる変動を伴う構音のゆがみ，努力性発話である[14]．

神経症候 3　言葉がでない

表4 原発性進行性失語の分類

	進行性非流暢性失語	意味性認知症	logopenic 進行性失語
中核的特徴	失文法 失構音・発語失行	呼称能力低下 語義理解障害	語想起障害 短文復唱障害
支持的項目	統語理解の障害 単語理解の保存 対象物知識の保存	対象物（低頻度・低親密度）知識の障害 表層失読/失書 復唱能力の保存 発話表出能力の保存	音韻性錯語 単語理解・対象物知識の保存 発話表出能力の保存 統語表出能力の保存
診断基準	中核的特徴≧1/2 支持的項目≧2/3	中核的特徴＝2/2 支持的項目≧3/4	中核的特徴＝2/2 支持的項目≧3/4

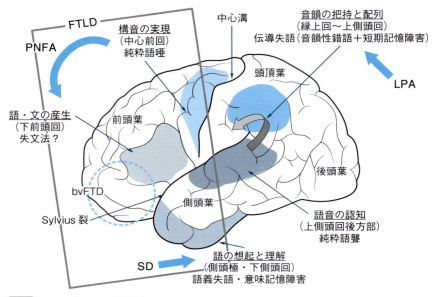

図15 FTLD と PPA の関係
（小森憲治郎，高次脳機能研究. 2012; 32: 393-404, 臨床神経. 2012; 52: 1224-9 より改変）

さらには統語的に複雑な文の理解障害，単語理解の保存，物品に関する知識の保存の3項目のうち，2項目を満たすことが支持要件である．病巣は中心前回から下前頭回が規定されており，前頭側頭葉型認知症（FTLD）に含まれる．

2）意味性認知症（SD）

SD は意味記憶の障害を中核とする．語義失語が特徴であり，獲得した単語の知識が障害される．発語失行や音韻性錯語はみられないが，その名の通り意味レベルの処理の異常が特徴である．仮名は表音文字であるため読めるが，漢字の場合は，意味との対応も出てくるため，正しい読みができないことがある．病巣は左側頭葉前方に存在し，FTLD に含まれる．左中心前回や頭頂葉に影響しないため，発語失行や音韻性錯語は出現しない．意味がわかれば，復唱は保たれる．

3）logopenic 原発性進行性失語（LPA）

logopenic という言葉は言語の数が少ないということを示しているように，単語想起障害が

前景にあり，音韻性錯語や復唱障害が目立つ．病巣は左頭頂葉の縁上回から角回であり，LPA は FTLD に含まれない 図15．伝導失語でみられる症状に角回でみられる語想起障害および Gerstmann 症候群の組み合わせにみえることもある．

■文献

1) 石合純夫．失語．In: 高次脳機能障害学．東京: 医歯薬出版; 2003. p.25-43.
2) Alexander MP. Variability in the syndrome of Broca's aphasia in a rehabilitation hospital: Implications for research strategies. Aphasiology. 1988; 2: 219-24.
3) 大槻美佳．言語機能の局在地図．高次脳機能研究．2007; 27: 231-43.
4) 波多野和夫，広瀬秀一，中西雅夫，他．反復性発話について．失語症研究．1994; 14; 140-5.
5) 波多野和夫，大塚俊男，濱中淑彦．語間代について— Alzheimer 病症例における観察より—．医療．1996; 50; 69-72.
6) Mesulam MM. Primary progressive aphasia. Ann Neurol. 2001; 49: 425-32.
7) 小森憲治郎．原発性進行性失語: その症候と課題．高次脳機能研究．2012; 32: 393-404.
8) 大槻美佳．言語機能の局在地図．高次脳機能研究．2007; 27: 231-43.
9) 大槻美佳．失語症の診療—最近の進歩—．臨床神経学．2008; 48: 853-6.
10) 大槻美佳，中川賀嗣．進行性非流暢性失語の臨床．In: 池田 学，編．前頭側頭型認知症の臨床．東京: 中山書店; 2009. p.124-31.
11) 大槻美佳．進行性非流暢性失語症．神経心理学．2010; 26: 272-82.
12) 大槻美佳．認知症における失語．老年精神医学雑誌．2011; 22: 1255-61.
13) 大槻美佳．FTLD: 言語および関連症候の特徴とその診方．臨床神経．2012; 52: 1224-7.
14) Gorno-Tempini ML, Hillis AE, Weintraub S, et al. Classification of primary progressive aphasia and its variants. Neurology. 2011; 76: 1006-14.

〈吉崎崇仁〉

神経症候 **4** ものが見にくい

> ### SUMMARY
> ● 視力障害の診断には問診が重要であり，主に年齢と発症形式から鑑別を行う．小児では感染，若壮年者では脱髄疾患，高齢者では血管障害が多い．突然発症では血管障害，急性発症であれば脱髄を含む炎症性疾患，亜急性であれば腫瘍，緩徐進行性であれば中毒性・栄養欠乏性視神経症を疑う．
> ● 視力障害に対してベッドサイドでは，ペンライトを用いた swinging flashlight test が有用であり，相対性求心性瞳孔障害 RAPD を確認する．
> ● 視野障害に対してベッドサイドでは対座法を用い，視野の周辺に障害を認めれば，圧迫性疾患や血管障害を疑う．視神経解剖を理解して障害部位別に鑑別を行う．

I．視力低下

A．症状のとらえかたと病歴の取りかたのポイント

　急性の視力障害の診断には問診が重要であり，患者の訴えから異常の有無をつかむようにする．主に年齢と発症形式から以下の鑑別を行う．小児では先行する感染を疑う．若壮年者では脱髄疾患が多く，誘因としての体温上昇（運動，入浴：Uhthoff 徴候），感染症，予防接種の有無などを聴取する．高齢者では血管障害が多く，危険因子として高血圧，糖尿病，喫煙歴などを聴取する．発症形式が突然発症（数分間）であれば血管障害，急性発症（数時間）であれば脱髄疾患を含む炎症性疾患，亜急性（数日以上）であれば腫瘍を主に疑う．併発する脊髄炎を示唆する所見として，四肢の知覚・運動麻痺，膀胱直腸障害の有無を確認する．頭痛／頭皮痛と顎跛行があれば側頭動脈炎／動脈炎型前部虚血性視神経症を疑う．既往歴，家族歴，職業も聴取する．緩徐進行性で両側対称性の視神経障害をきたす場合には，中毒性視神経症・栄養欠乏性視神経症を疑い，薬物曝露歴・栄養摂取について問う．

B．神経学的診察の方法

　眼鏡を使用している場合は矯正視力で行う．視力が著しく悪い場合は指数弁（numerus digitorum：nd），さらに視力が悪い場合は手動弁（motus manus：mm），より視力が低下している場合は光覚弁（sensus luminis：sl）を確認する．ペンライトを用いた swinging flashlight test は対光反射求心路の検査であり，視神経障害の診断に有用である．すなわち，健

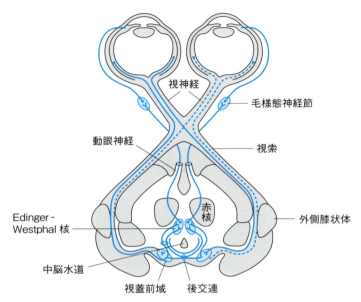

図1 対光反射の経路
（田崎義明, 他. ベッドサイドの神経の診かた. 改訂18版. 東京: 南山堂; 2016）[9]

眼に光を当て（両眼が縮瞳する）た後に患眼に光を当てて散瞳した場合, 患眼の網膜に異常がなければ視神経障害であり相対性求心性瞳孔障害（relative afferent pupillary defect: RAPD）とよばれる（光を当てる時間は1秒程度が適当. 長くなると生理的瞳孔動揺 hippus が生じる）. 頭痛／頭皮痛と顎跛行があれば浅側頭動脈の有痛性索状腫脹の有無を確認する. 血管障害の随伴所見として, 心雑音（心臓弁膜症）, 頸動脈雑音（内頸動脈狭窄症）に注意する.

C. 症候の種類と解釈

対光反射の経路を図1に示す.

D. 補助的検査

視神経病変の主な原因疾患は表1のとおりである. 1）病歴聴取の項で述べたように年齢と発症形式を踏まえて鑑別診断を進める. 頻度の高い原因として, 脱髄性・血管性・腫瘍性を疑う. 上記に加えて嗜好（喫煙歴）, 環境, 家族歴, 外傷の有無, 頭部放射線治療の有無, も聴取する.

1）眼底検査

異常があれば眼疾患（緑内障, 網膜・脈絡膜血管病変など）を疑う. 乳頭発赤や腫脹があれば乳頭炎や視神経炎を疑い, 乳頭に異常がなければ球後視神経炎として視神経病変の鑑別を行う. 虚血性視神経症は, 短後毛様動脈系血管の閉塞により乳頭蒼白浮腫を起こす前部虚血性視神経症（AION）と眼動脈から分枝する軟膜叢の虚血により乳頭に異常のない後部虚血性視神経症（PION）に分けられる. AIONには動脈炎型と非動脈炎型がある.

表1	視神経病変の主な原因疾患

血管性（虚血性視神経症）
脱髄（主に多発性硬化症）
炎症性疾患の波及
中毒性
栄養欠乏性
遺伝性（Leber 病）
糖尿病性など
腫瘍，mucocele の圧迫
視神経損傷
視神経の腫瘍

（江本博文，他. 神経眼科. 3 版. 東京:
医学書院; 2011）[5]

2）頭部・脊髄 MRI

視神経をみるには脂肪抑制 T2 強調冠状断像，脂肪抑制造影 T1 強調横断像・冠状断像をともに 3 mm 厚で撮像する．脳全体および脊髄の FLAIR 像（あるいは T2 強調像）と造影 T1 強調像が必要である．

3）頸動脈エコー

内頸動脈狭窄に伴う眼虚血症候群の診断に有用.

4）血液検査

非典型的な視神経炎鑑別のため，血算，生化学，CRP に加えて，赤沈，抗核抗体，リウマチ因子，抗 SS-A 抗体，抗 SS-B 抗体，ANCA 抗体，ACE，Ca（サルコイドーシス），TPHA（梅毒），抗アクアポリン 4（AQP4）抗体，抗 MOG 抗体，抗カルジオリピン抗体，抗 NAE 抗体（橋本脳症）などを必要に応じて測定する．

5）髄液検査

多発性硬化症では，オリゴクローナルバンド（OCB），ミエリン塩基性蛋白（MBP），IgG インデックスを測定．髄膜癌腫症を疑えば髄液細胞診を行う．

6）側頭動脈生検

動脈炎型前部虚血性視神経症（AAION）を呈する側頭動脈炎の確定診断は側頭動脈生検であり，内腔の著明な狭窄（内弾性板の破壊）と急性期のリンパ球浸潤，慢性期の線維化を認める．巨細胞の存在は必須ではない．

E. 鑑別診断—視力低下を示す主な疾患

a. 特発性視神経炎 / 多発性硬化症 表2 [1]

典型例は 20～40 歳の女性（男女比は 3：7）で有病率は 10 万人当たり 1 例／年程度である．急性～亜急性の片側性（両側性は 3 割）視力低下と眼球運動時痛（6 割），視野欠損（中心暗点）を認め，RAPD 陽性である．通常は 2 週間以内に視力が最低となり，4 週間以内に改善傾向となり，2 カ月でほぼ正常に戻るが，色覚障害や視野欠損が残ることがある．入浴・全身運動などで一過性に視力が低下する（Uhthoff 徴候）ことがある．

多発性硬化症（MS）の最初の臨床徴候が clinically isolated syndrome（CIS）であり，その代表として視神経炎がある．MS への移行リスクの高い徴候は，若年成人，女性，一側性，有痛

神経症候 4　ものが見にくい

表2 抗 AQP4 抗体陽性視神経炎と多発性硬化症の視神経炎の比較

	抗 AQP4 抗体陽性視神経炎	多発性硬化症の視神経炎
発症年齢	中年〜高年	若年〜中年
性差	女性＞＞男性	女性＞男性
視野異常	中心暗点，両耳側半盲，水平半盲	中心暗点
眼球後部痛	あり（激しい）	あり
Uhthoff 徴候	約 14%	約 30%
MRI 脳病変	まれ（非 MS 様）	あり
MRI 脊髄病変	あり（3 椎体以上）	あり（短い）
治療（発症時）	ステロイドパルス・血漿交換	ステロイドパルス
治療（再発抑制）	低量ステロイド長期間	IFN-β
	免疫抑制薬・分子標的薬	免疫抑制薬・分子標的薬
再発	あり（多い）	あり
最終時視力	しばしば不良（重症）	比較的良

（中尾雄三，他．神経眼科．2008; 25: 327-42）[1]

表3 改定 NMO 診断基準

1. 視神経炎（初発 50%）
2. 急性脊髄炎（初発 50%）
3. 以下の 3 項目のうち 2 つを満たす
   a）3 脊椎体以上の長さを有する脊髄 MRI 病変
   b）発症時の脳 MRI 病変が多発性硬化症の基準（Paty）を満たさない
   c）抗アクアポリン 4 抗体（NMO 抗体）が末梢血で陽性

（Wingerchuk DM. Neurologist. 2007; 13: 2-11）[3]

性，視神経乳頭正常（球後視神経炎）である[2]．新鮮な視神経炎では脂肪抑制 T2 強調像における視神経腫大と高信号，視神経内全体の造影効果を認め，同時期に脳内に活動性のある病変として造影効果を伴う病変を認める可能性がある．MS に特徴的な脳 MRI 所見として，①側脳室周囲白質，脳幹・小脳・その他の大脳白質を中心にみられる楕円形の病巣 ovoid lesion（T2 強調像で高信号），②透明中隔と脳梁の間にある病変（septal-callosal interface lesion），③白質のみに認めるリング状造影効果（open-ring sign）がある．MS の脊髄病変は T2 強調像で明瞭な高信号として認められ，多くは矢状断像で上下に 2 椎体以下の病巣である．横断像でも高信号域は部分的であり，側索・後索に多いが中心部に認めることもある．新鮮な病巣は明瞭に造影効果を認める．髄液検査でオリゴクローナルバンド陽性，ミエリン塩基性蛋白陽性，IgG インデックス増加を認める．

b. 視神経脊髄炎（NMO），Devic 病 表3 [3]

典型例は 40 代女性（男女比は 1：9）で，約半数は視神経炎で発症し，眼窩深部痛を訴えることがある．横断性脊髄炎を合併し，視神経炎は重度である．アストロサイトの水チャネル蛋白 AQP4 を標的とした自己免疫疾患であり，血清中に特異的な自己抗体である抗 AQP4 抗体を高率に認める．脊髄炎を呈さない症例を含めた NMO の診断基準 表3 を満たさない関連疾患を NMO spectrum disorder（NMO-SD）としているが，抗 AQP4 抗体陽性で視神経炎のみを呈する症例は多く，独立して診療ガイドラインが定められている[4]．MRI では視神経炎に加えて T2 強調像で 3 椎体以上の高信号と脊髄の腫大を呈し，造影効果も明瞭である．脊髄病変は中心

表4 側頭動脈炎の診断基準（アメリカ・リウマチ学会）

下記の 3 つ以上で, 感度, 特異度ともに 90%以上
1. 50 歳以上
2. 新しいパターンの頭痛（70%）
3. 側頭動脈の所見（脈なし, 圧痛, 結節）
4. 赤沈 50 mm/h 以上
5. 側頭動脈生検で所見あり

灰白質に主として分布し, しばしば延髄背側周囲病変を認め吃逆を呈する.

c. 視神経周囲炎

視神経周囲に炎症を生じ, 視覚障害がないものは視神経に炎症が普及していない. 眼窩筋炎, 髄膜炎, 肥厚性硬膜炎, 梅毒などの感染やサルコイドーシス, 膠原病に合併するものがあり, 眼窩炎症性偽腫瘍の範疇に入る. MRI で視神経周囲に造影効果を認める.

d. 動脈炎型前部虚血性視神経症（AAION）・側頭動脈炎

典型例は 70 歳前後（50 歳以上）の患者で拍動性の側頭動脈痛と一過性の片側の視力障害で来院され, 食事の際に顎関節が痛く（顎跛行 jaw claudication）, 髪を櫛でとかすと頭皮が痛む. まれな疾患であるが, 約半数に数日から数週間以内に著しい視力低下をきたす危険があり, 15%は失明する可能性があるため速やかな診断と治療が必要である. 側頭動脈炎 **表4** の約 30%に生じ, 失明の可能性が高い場合は側頭動脈生検を待たずにステロイド療法を開始する. 視力低下と同側または対側の側頭動脈領域の自発痛に加え, 浅側頭動脈に有痛性索状腫脹を認める. 眼底検査で蒼白浮腫を認め, 赤沈値（と CRP）は著明に亢進する. 巨細胞性動脈炎として中大血管に病変を認めるため, 大動脈弓およびその分子の精査も必要となる. リウマチ性多発筋痛症を合併しやすく, 発熱, 食欲低下, 体重減少, 近位筋の疼痛にも注意する. 確定診断は側頭動脈生検による.

e. 非動脈炎型前部虚血性視神経症（NAAION）

典型例は 50 歳以上の患者で片眼の視力・視野障害が突発し（起床時に多い）, 無痛であり, 動脈硬化の危険因子をもつ. 眼底検査で蒼白浮腫を認める. 色覚低下は軽度である. 降圧薬の過剰投与, ED 治療薬（バイアグラ®）内服によることもある. 手術時の全身血圧低下や大量失血時に片側性もしくは両側性に生じる視神経の梗塞も NAAION の型を取ることがある.

f. 後部虚血性視神経症（PAION）

比較的高齢者に片眼（あるいは両眼）の視力・視野障害が突発するまれな病態. 手術時の全身血圧低下や大量失血時にみられることがあり, 同側の内頸動脈狭窄症に合併することがある. 検査で確認できず, 症状・経過からの臨床的推測により診断される.

g. 一過性黒内障（amaurosis fugax）

内頸動脈狭窄症・内頸動脈解離・心疾患のため, 内頸動脈の分枝である眼動脈の網膜中心動脈に塞栓子が流入し, 突然視力消失を生じる. 約 30 分程度で徐々に回復する. 頸動脈に血管雑音

表5　中毒性視神経症・栄養欠乏性視神経症をきたす物質

1. 中毒性視神経症（toxic optic neuropathies）
    a．メチルアルコール（methanol）
    b．シンナー（thinner）
    c．有機リン（organophosphate）
    d．有機水銀中毒（organic mercury）
    e．鉛（lead）
    f．エタンブトール（ethambutol）
    g．クロラムフェニコール（chloramphenicol）
    h．アミオダロン（amiodarone）
    i．ビンクリスチン（vincristine）
    j．タモキシフェン（tamoxifen）
    k．タバコ（tobacco）
2. 栄養欠乏性視神経症（nutritional optic neuropathies）
    a．ビタミン B_1 欠乏症（thiamine deficiency）
    b．ビタミン B_{12} 欠乏症（cobalamin deficiency）

（江本博文, 他. 神経眼科. 3版. 東京: 医学書院; 2011）[5]

(bruit) を聴取することがある．眼底検査にて網膜動脈分岐部に塞栓子（Hollenhorst plaque）を認めることがある．

h. **視神経原発性腫瘍（視神経膠腫，星状膠細胞過誤腫，海綿状血管腫，血管芽腫など）**
　　視神経膠腫（optic glioma）は小児でみられる良性腫瘍と成人の悪性の神経膠芽腫がある．神経膠芽腫は中年男性に好発し，進行が速く転帰不良である．眼窩部造影 MRI 冠状断で視神経肥大と造影効果を認める．

i. **視神経転移性腫瘍**
　　乳がん，肺がん，大腸がんなどにみられる．がん性髄膜炎の約3割に視力障害を呈するため，腰椎穿刺を検討する．

j. **甲状腺視神経症**
　　肥大した外眼筋に視神経が直接圧迫され，球後視神経炎として発症する．圧迫がないものについては自己免疫機序も関係していると思われる．

k. **中毒性視神経症と栄養欠乏性視神経症　表5**
　　緩徐進行性で両側対称性に無痛性の視力障害を呈する．

II. 視野障害

A. 症状のとらえかたと病歴の取りかたのポイント

　病歴聴取にあたり，視野の障害されている（患者の見えにくい）領域を確認する．視野障害が両眼か片眼かを聞くことも重要である．
　閃輝暗点などでは，出現のしかたを患者に記載してもらうとわかりやすい．

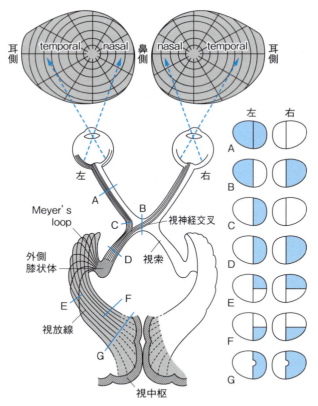

図2 視神経解剖と半盲の図
（田崎義明, 他. ベッドサイドの神経の診かた. 改訂18版. 東京: 南山堂; 2016)[9]

B. 神経学的診察の方法

ベッドサイドでは対座法を用い, 正常である検者の視野と対比する. すなわち, 患者と検者の互いの眼の距離が約80 cmとなるように患者と向き合って座る. 患者の一方の眼を軽く手で覆わせ, 患者の見える方の眼で相対する検者の眼に注目するよう指示する（患者の左眼を検査するときは, 検者の右眼を見るよう指示する）. 検者は両手を自分の前側方に広げ, 垂直に立てた示指を患者との中間の平面上に位置させる. 指を動かし, 左右どちらが動いたかを指摘させ視野欠損部位を同定する. この際, 正中線と水平線で視野を左右各々4つに分ける.

C. 症候の種類と解釈 図2

視野欠損が片眼のみであれば視交叉よりも前の視神経の病変であり, 視野欠損が正中線を超えることがある 図2A. 視交叉部分の障害では異名半盲（両耳側半盲）図2B, 視交叉より後方では同名半盲となる 図2D〜G. 視交叉から近い視索病変では左右の視野欠損の形が同一でないが, 病巣が後方になるほど同一になる 図2D. 外側膝状体からは視放線となり上下に分離する. 下方線維は側頭葉へ向かい, その障害で同名上1/4盲を呈する 図2E. 上方線維は頭頂葉へ向かい, 同部位の障害で同名下1/4盲を呈する 図2F. 後頭葉視皮質の病変 図2G では同名半盲に加

表6 視交叉病変

1. 腫瘍性病変（tumors）
   a．下垂体腺腫（pituitary adenoma）
      下垂体卒中（pituitary apoplexy）
   b．髄膜腫（meningioma）
      ①嗅窩部髄膜腫（olfactory groove meningioma）
      ②蝶形骨縁髄膜腫〔sphenoid ridge（wing）meningioma〕
      ③鞍結節髄膜腫（tuberculum sellae meningioma）
      ④海綿静脈洞髄膜腫（cavernous sinus meningioma）
   c．頭蓋咽頭腫（craniopharyngioma）
   d．胚細胞腫（germinoma）
   e．脊索腫（chordoma）
   f．上咽頭腫瘍（epipharyngeal tumor）
2. 炎症性病変（inflammatory lesions）
3. 血管性病変（vascular lesions）
4. empty sella 症候群（empty sella syndrome）
5. 自己免疫性下垂体炎（autoimmune hypophysitis）
6. その他の視神経交叉部障害（other chiasmal lesions）
7. 視交叉の解剖的位置の個体差（anatomical variations of the optic chiasm）

（江本博文，他．神経眼科．3 版．東京：医学書院；2011）[5]

えて，中心視野が保たれる黄斑回避がみられることがあり，後頭葉病変を示唆する所見とされている．

D. 補助的検査

障害が視野の中心部であれば，視神経炎を疑い前項の視神経障害の鑑別を行う．障害が視野の周辺部であれば，圧迫性病変や血管障害を疑い，上記の視神経解剖にもとづき，障害部位から鑑別を行う．なお，一過性の視野欠損については，片側であれば眼動脈虚血を念頭に心臓から網膜までの内頸動脈系障害として，エコーなどによる血管精査，塞栓源検索，凝固異常，血管炎の精査を行う．両側性であれば後頭葉虚血に関わる椎骨脳底動脈系障害として，椎骨脳底動脈循環不全，一過性低血圧／ショック，不整脈，後頭葉てんかん，後頭葉の腫瘍や AVM，片頭痛における閃輝暗点も考える．鑑別に頭部 MRI は有用である．適宜，CT angiography，脳波，脳血流シンチを用いる．

E. 鑑別診断

1 障害部位に基づく検討

a．視交叉病変 表6

下垂体機能異常を考慮し，末端肥大症，乳汁分泌，無月経，性欲低下などの視診・問診，甲状腺機能低下・副腎不全，電解質異常などの精査も重要である．視野障害は両耳側半盲となるが，鞍内腫瘍（下垂体腺腫）では耳側上方から始まり，鞍上腫瘍であれば後上方からの圧迫となり耳側下方が侵されやすい．前大脳動脈・前交通動脈瘤も同様に上方から圧迫されることが多い 図3．視交叉部付近の動脈瘤は，その増大とともに視交叉圧迫による視野障害（と視神経圧迫による視力低下，視神経萎縮）をきたす．内頸動脈床突起上動脈瘤では外側からの圧迫により

神経症候 4　ものが見にくい　**85**

内頸動脈床突起上動脈瘤	後外側からの圧迫	同側眼の鼻側半盲	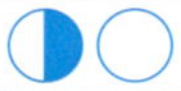
		続いて対側眼の耳側半盲（同名性半盲）	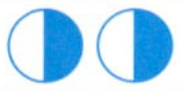
	外側からの圧迫	同側眼の鼻側半盲	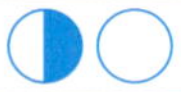
		同側眼の鼻側半盲と耳側下四分盲および対側眼の耳側上四分盲	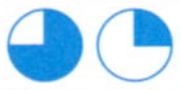
		同側眼の失明および対側眼の耳側半盲	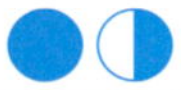
前大脳動脈または前交通動脈動脈瘤	中央からの圧迫	両耳側比較的下方の視野障害	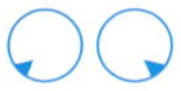
		両耳側半盲	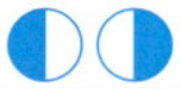
両側または一側内頸動脈動脈瘤	両側方からの圧迫	両鼻側半盲	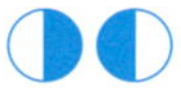

図3 動脈瘤の視交叉部圧迫による視野障害
（荒木信夫, 他. 脳卒中ビジュアルテキスト. 4版. 東京: 医学書院; 2015）[7]

同側眼の鼻側半盲を呈する **図2C**. なお，同部位の血管閉塞により前述の後部虚血性視神経症を生じる．頭部単純X線（2方向）は，トルコ鞍の拡大（ballooning）や破壊（下垂体腫瘍）・石灰化（鞍結節髄膜腫），頭部（造影）MRI（冠状断と矢状断・MRA）は腫瘍性病変，動脈瘤，血管障害の診断に有用である．

b. 視索病変

視索病変 **図2D** の原因としては，下垂体腺腫，鞍結節髄膜腫などの視交叉近傍の腫瘍，後交通動脈瘤による圧迫病変が多い．多発硬化症，前脈絡叢動脈・後大脳動脈分枝梗塞 **図4** によるものもある．耳側視野は鼻側視野より広く，交叉線維も非交叉線維よりも多いため，（耳側視野に対応する）健側の鼻側網膜由来の交叉線維の障害の方が視索病変では大きい．このため健側でRAPD陽性となる．

c. 外側膝状体病変

視野障害の形からは視索後部・視放線起始部障害との区別は困難である．原因は血管障害が主であり，前脈絡叢動脈が灌流する外側膝状体前外側部と後大脳動脈が灌流する外側膝状体後内側部では各々上・下同名性四分盲を呈する **図4, 5**. なお，瞳孔反射経路の求心路は外側膝状体を経由しないため **図1**，外側膝状体障害は対光反射に異常を示さず，RAPDは陰性である．

d. 視放線・後頭葉病変

原因としては血管障害が多いが，腫瘍・炎症性疾患も念頭に置く．側頭葉病変では健側の上同名性四分盲を呈する．この際，側頭葉前部のMeyer's loopの障害では欠損の形がパイのひとかけら（pie in the sky）の形になる．側頭葉障害として側頭葉てんかん（精神運動発作）などの合併症に留意する．頭頂葉病変では健側の下同名性四分盲を呈する．ほかの頭頂葉症状に留意する．後頭葉病変では黄斑回避を伴う同名性半盲を呈する．網膜の特定部位と後頭葉視覚領域の特定部位は対応しているが，網膜の黄斑部は面積が狭いものの細胞数が多いため，対応する後頭葉

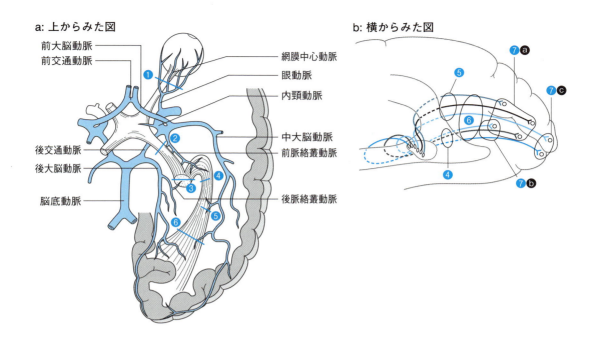

図4 視覚路の病巣部位，灌流血管
（荒木信夫，他．脳卒中ビジュアルテキスト．4版．東京：医学書院；2015)[7]

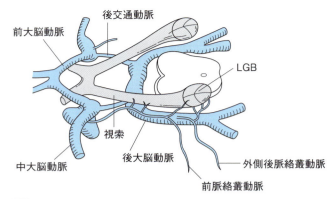

図5 視索，外側膝状体，前脈絡叢動脈の位置関係
（江本博文，他．神経眼科．3版．東京：医学書院；2011）[5]

の視覚領域は黄斑以外の領域よりもはるかに広い．黄斑部に対応する後頭葉皮質は非常に広く，完全に障害されることがまれであるため，後頭葉障害による半盲では黄斑回避が生じる，と説明することができる．

2 視野障害を呈する主な疾患

a．下垂体腺腫

青壮年期から老年期に多く発生し，下垂体前葉の一部が腫瘍化したものであり，ホルモンを過剰に分泌する機能性腺腫と分泌しない非機能性腺腫がある．両耳側半盲で発見されるものの多くは非機能性腺腫である．機能性腺腫では下垂体ホルモン過剰による症状（末端肥大症，Cushing症候群）と下垂体機能低下（性欲低下，陰萎，月経不順）をみることがある．

単純 X 線検査でトルコ鞍の風船様拡大（ballooning）や石灰沈着，破壊像，造影頭部 CT ではトルコ鞍から鞍上部にかけて辺縁明瞭な腫瘍として認められる．頭部 MRI では同部位に雪だるま様に膨隆した形でみえることがある．T1 強調画像・T2 強調画像ともに脳実質の等信号，成長ホルモン産生腫瘍では T2 強調画像で低信号，嚢胞様部分は T2 強調画像で高信号を呈する．造影 T1 強調画像では腫瘍全体に増強効果を認める．

b．頭蓋咽頭腫

胎生期の頭蓋咽頭管の遺残から発生する良性腫瘍．小児では下垂体機能低下による身体発育遅延（低身長，基礎代謝低下など）を示し，成人では精神症状を合併することがある．

c．鞍結節髄膜腫

くも膜の表層細胞から発生する良性腫瘍．鞍結節部髄膜から発生し，蝶形骨平面部へ進展する．視神経と視交叉を上方に圧排して緩徐に進行する片眼の視力低下と両耳側半盲を生じるが，正中を外れていることが多いため左右非対称の視野障害で発症することが多い．

d．自己免疫性下垂体炎

頭痛・視野障害・乳汁分泌など下垂体腫瘍に類似の症候，あるいは疲労感・無月経など下垂体機能低下症様の症状で発症する．画像検査では造影効果の強い下垂体の腫大を認める．女性に多

く，特に妊娠末期・産褥期の発症が多い．他の自己免疫疾患の合併，抗下垂体抗体陽性例が多い．

e. 脳動脈瘤 図3

動脈瘤の発生頻度は，前交通動脈：一側の内頸動脈：一側の中大脳動脈でおおよそ３：２：１である．前交通動脈瘤は視神経，視交叉を圧迫し，視野障害・視力障害・視神経萎縮をきたすことがある．内頸動脈・後交通動脈分岐部動脈瘤（床突起上動脈瘤）は動眼神経麻痺（散瞳・眼瞼下垂，高度になると眼球運動障害）を示すが，視索を圧迫して半盲をきたすこともある．

f. 脳梗塞

1）前脈絡叢動脈症候群

内頸動脈の後交通動脈分岐部と中大脳動脈分岐部の間から分枝し，視索表面・外側膝状体前外側部・内包後脚の腹側部から大脳脚にかけてと，側脳室脈絡叢などを灌流する．不規則な同名半盲ないし上同名四分盲を呈する 図4 ほか，顔面・上下肢を含む不全片麻痺，半身の感覚障害を生じる．頭部 CT や MRI で内包膝部から内包後脚に伸びる棍棒上の梗塞巣がみられる．

2）後大脳動脈閉塞 図4

全梗塞の約５％にみられ，多くは塞栓性閉塞であり，血栓性閉塞は５〜15％といわれている．鳥距皮質とその近傍に病変を有する一側の後大脳動脈灌流領域梗塞による半盲は，中大脳動脈閉塞による視放線の障害による半盲と異なり黄斑回避が見られる他，半盲野の縁に閃輝症がしばしばみられる，視覚保続を認めることがある，視覚性無視を呈さない，といった特徴がある．

g. 片頭痛

片頭痛は片側性および拍動性で中等度から重度の強さの頭痛が４〜72 時間持続する疾患である．片頭痛患者全体の約 25〜30％が前兆のある片頭痛であり，典型的前兆として視覚性前兆が最も一般的である．暗点とその周囲に始まるキラキラした光を合わせて閃輝暗点とよぶ．閃輝暗点は両眼同名性であり，通常５〜20 分にわたり進展して 60 分未満で消失し，直後から頭痛が出現する．読書中に文字が見えなくなる，話している相手の顔の輪郭が欠ける，といった陰性症状で始まり，陽性症状（欠損部分の周囲のキラキラした光）が出現することが多い．国際頭痛分類第３版 beta 版（ICHD-3β）における「1.2.1 典型的前兆を伴う片頭痛」のなかの「1.2.1.1 典型的前兆に頭痛を伴うもの」である．女性に多く（男性の約３倍），特に 20〜40 歳代に多く加齢とともに改善することが多い．「1.2.1.2 典型的前兆のみで頭痛を伴わないもの」は片頭痛の約５％にみられ，加齢とともに生じやすくなり，通常中年〜老年にみられ，本症状が片頭痛の初発であることもある．閃輝暗点は皮質拡延性抑制（cortical spreading depression：CSD）による症状と考えられている．

■文献

1) 中尾雄三，山本　肇，有村英子，他．抗アクアポリン４抗体陽性視神経炎の臨床的特徴．神経眼科．2008; 25: 327-42.
2) Thrower BW. Clinically isolated syndromes: predicting and delaying multiple sclerosis. Neurology. 2007; 68（24 Supple 4): S12-5.
3) Wingerchuk DM. Diagnosis and treatment of neuromyelitis optica. Neurologist. 2007: 13: 2-11.
4) 日本眼科学会．抗 AQP4 抗体陽性視神経炎診療ガイドライン．日眼会誌．2014; 118: 446-60.

5）江本博文，清澤源弘，藤野　貞．神経眼科．3版．東京：医学書院；2011.
6）三村　治．神経眼科学を学ぶ人のために．2版．東京：医学書院；2014.
7）荒木信夫，高木　誠，厚東篤生．脳卒中ビジュアルテキスト．4版．東京：医学書院；2015.
8）柳下　章．神経内科疾患の画像診断．東京：秀潤社；2011.
9）田崎義明，斎藤佳雄，坂井文彦．ベッドサイドの神経の診かた．改訂18版．東京：南山堂；2016.

〈佐々木貴浩〉

神経症候 **5** # ものが2つに見える

SUMMARY

● 眼球運動は動眼神経，滑車神経，外転神経によって制御され，左右眼球の正常な連合運動の障害が複視を惹起する．

● 左右眼球の連合運動は動眼神経核，滑車神経核，外転神経核を上位から制御する機構の存在による．水平性眼球運動には PPRF，垂直性眼球運動には riMLF が中核的な作用を担う．輻輳と開散についてのヒトにおける上位中枢は明らかにされていない．

● PPRF と riMLF は，前頭葉由来の随意的な眼球運動において重要であり，後頭葉由来の追視にも関与する．頭位変換性に生じる眼球運動には前庭神経核が関与し，その経路は随意的な眼球運動とは異なる．これは意識障害のある患者にも実施可能で，その病巣診断にも役立つ．

● 眼球運動とともに上下眼瞼と瞳孔の診察も重要であり，交感神経と副交感神経の障害によって複雑な症候を呈するが，病巣診断にはその解剖学的な理解が必要である．

A. 症状のとらえかたと病歴の取りかたのポイント

「ものが2つに見える」と患者が訴える際，最初に確認すべきことは両眼視でのみ生じており，単眼視では消失することである．単眼視でも起こる複視は，眼球運動の障害によって生じるものではなく，眼透光体の異常，すなわち眼科的疾患の存在を示唆するからである．次に複視がどのような眼位もしくは頭位で生じ，増悪するか，逆にどの眼位や頭位で軽減，消失するかを確認しておくことが肝要である．当然のことながら訴えの複視が持続性であることが診察時の前提になるが，一過性もしくは変動性に増悪，軽減，ときには完全に消失する複視の場合にはさらなる注意が必要となる．多くは外眼筋の神経筋接合部病変の可能性を示唆するが，心因性の可能性も鑑別に含める．

複視は左右の眼球の運動が正常に連動していないために起こる．したがって，両眼の眼位のずれや，左右が連動すべき眼球運動に異常が存在し，これを診察していくことになるが，診察上明らかな異常があるのに，患者が複視を訴えない場合もある．先天性外斜視や内斜視の患眼は正中位にはないが，通常患者は複視を自覚しない．視覚中枢レベルで代償した結果と考えられる．正面視の眼位異常のみならず，眼球運動制限がある際にも複視を自覚しない場合がある．ミトコンドリア脳筋症による外眼筋麻痺はその例としてよく知られているが，左右の眼球運動異常があっても複視を自覚しないのは経年の視覚中枢の代償作用と考えられる．急性発症であれば複視は必

発であるが，眼球運動障害が長くつづいても複視の消失が起こらないことは，複視の自覚には発症した年齢や，完成までの進行速度にもよる可能性があると考えられる．

B. 診察の方法

複視の原因となる眼球運動障害を生じる動眼神経，滑車神経，外転神経障害の診察方法を中心に，これと関連して生じる瞳孔異常や眼瞼下垂のみかたについて述べる．

1 眼位

複視が正面視（primary position）ですでに存在しているかどうかを確認したうえで，さらに遠方にある物体のみで生じるのか，近く（眼前50 cmより手前では輻輳の要素が加わる）で生じるのか，その中間での複像の離れ方の程度に変化があるのかを確認する．遠方でのみ生じる全視野方向で生じる複視は開散麻痺であることが多く，この場合眼前に近づくに従って複視は軽減し，眼前50 cm以内では消失する．このときに遠方で左右のいずれかで複視の程度に変化はない．輻輳麻痺では逆に眼前に近づくにつれて複視は増悪する．

正面視で複視がある場合には，検者は患者の眼位異常に気付く場合が多い．片眼が正中で，他眼が内転位，外転位，上転位，下転位のいずれか，またその組み合わせで偏倚していれば，偏倚の反対方向への眼球運動障害が存在する可能性が高い．逆に偏倚方向へのさらなる注視を促すと複視が消失すること，逆方向への注視では増悪することで確認できる．患者の頭位にも注意が必要であり，左右のどちらかに回旋している場合には眼球内転または外転の障害を無意識に代償している可能性がある．頭部を左右に傾けている際には眼球の斜偏倚（skew deviation）を代償している可能性，また眼球自体の前後軸まわりの回旋異常を代償している可能性がある．

2 眼球運動

外眼筋の正常な運動が障害されて起こる複視は，外眼筋6つ，左右あわせて12の筋の収縮異常（運動麻痺）または弛緩の異常（筋強直）であり，これらを同定することが病巣診断と疾患診断の第一歩となる．左右の外眼筋の作用 **図1** とこれらによる両眼性の眼球運動 **図2** を図示する．これらの運動が左右連動しない際には複視が出現するが，原則として患者からより遠い方に出現している複像を見ている眼球に運動障害がある **図3**．

患者の眼前50 cmに検者は示指を出して，これを見つめさせ，次に顔を動かさずに指を追視するように命じる．まず左右に，続いて正中位で上下に動かす．それぞれの位置で1, 2秒静止することで，眼振の有無を観察し，患者には複視の有無を問う．左右いずれかの眼に運動制限があれば記載するが，患者が複視を訴えていても運動制限がはっきり認められない場合には，遮蔽試験を行う．複視がある際に複像は追視した方向でより遠い側の複像を見ている目の運動異常による．複視が単眼視によって確実に消失することを確認することを忘れてはならない．患者によっては，単眼視であっても輪郭がシャープに見えないことを「二重に見える」と訴えている場合もある．正中視の上下いずれかで複視が生じる際には，そのまま左右に指を移動させて追視を促し，複像の離れ方が正中と比べて大きくなるかどうかを確認する．最も離れ方の大きくなる眼位をもたらす外眼筋の左右いずれかが障害筋であることが判明する．輻輳については後述するが，複視によっては輻輳で軽減，消失する場合もある．逆に遠方視で増悪，改善する場合があるので確認する．

神経症候5 ものが2つに見える

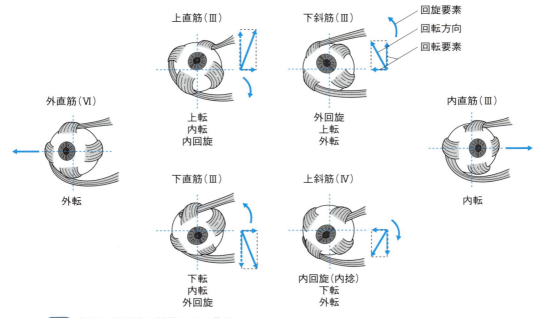

図1 右眼の外眼筋の付着とその作用
作用は上から順に強く，矢印の長さはそれぞれの割合を示す．
（平山惠造．神経症候学Ⅰ．2版．東京：文光堂；2006. p.481-536, 537-607）[4]

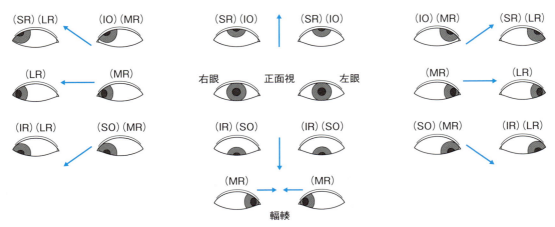

図2 生理的な眼球運動において作用する左右の外眼筋の組み合わせ
IO：下斜筋，IR：下直筋，LR：外直筋，MR：内直筋，SO：上斜筋，SR：上直筋
（後藤文男，他．臨床のための神経機能解剖学．東京：中外医学社；1992. p.8-17, 154-5）[2]

3 瞳孔径，対光反射

　瞳孔の観察にはあまり明るすぎる部屋や，暗い部屋は不適切である．通常の診察室であればあまり問題ないが，窓から日光が直接入る部屋での診察は不適当である．患者にはぼんやり部屋の遠くの壁を見つめるように命じる（調節・輻輳・近見反射を生じさせないため）．瞳孔径は虹彩

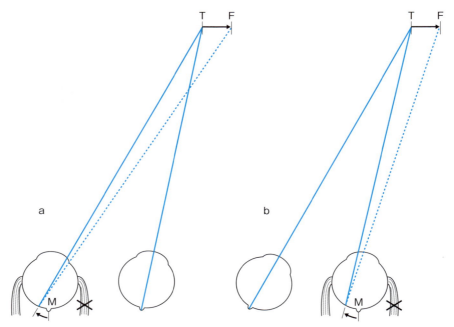

図3 眼球運動障害で生じる複像の起こり方
a：左眼の内転障害ではその虚像（F）は真像（T）より遠くに出現し，b：右眼の外転障害でもその虚像（F）は真像（T）より遠くに出現する．すなわち患者の正面からより離れた方の像に対応する眼球に運動障害がある．
（鈴木則宏，編．神経診察クローズアップ　正しい病巣診断のコツ．2版．東京：メジカルビュー社；2015．p.16-31）[3]

の外側からペンライトの光を眼球に対して接線方向で当てることで，対光反射を誘発しないようにして観察可能である．もちろん診察室の明るさによっては，直接瞳孔径を観察することも可能である．患者の瞳孔径を直接測定するための定規（Haabの瞳孔計）もあるが，慣れれば目視で瞳孔径をかなり正確に判定できる．対光反射を検査する．光刺激はやはり患者の外側から瞳孔に入れるようにする．このとき，1回目は光を当てた瞳孔の収縮を観察する（直接対光反射）．2回目には，光を当てた瞳孔の対側も収縮を観察する（間接対光反射）．正常では，いずれも迅速（prompt）であるが，欠如（absent），緩徐（sluggish）は異常である．

4 輻輳調節反射，近見反射

患者には眼前約50 cmに差し出した自分の指先を見つめるように命じる．その後ゆっくりと指を患者の鼻先15 cmに近づけることで輻輳と近見視を誘発する．指先では輻輳が誘発できない場合には，実際に紙に書かれた文字を読ませて輻輳を誘発する．近見視では輻輳時に伴う両側の内直筋の収縮と，調節反射としての瞳孔径の縮小が同時に起こる．さらに近見視のためのレンズの厚みを増す反応も生じているが，外観からは判定できない．これらは各々が原因や結果というより，大脳を中枢とする近見視の諸反応が同時に表出された結果と考えられる．観察するべきポイントは，輻輳とともに縮瞳が生じるか否かである．

5 眼瞼下垂

　正面視で患者の眼瞼を観察する．上眼瞼の下縁は左右同じ高さにあり，瞳孔上縁にかかることはない．もしもかかっていれば異常（眼瞼下垂 ptosis）である．しかし，患者によっては，もともとの場合もあるため，患者自身が自覚しているか，あるいは他人から指摘されたことはないかなどを確認するとよい．眼瞼下垂がある場合には，前頭筋や，眉の様子にも注意を払う．眉を異常に吊り上げたり，額に皺をよせている状態は開眼失行を示す可能性がある．また，瞼が完全に閉じており，しかも瞼に力が入ってしかめ面になっている場合には，眼瞼けいれん，Meige症候群の可能性がある．上眼瞼のみならず下眼瞼にも注意を払う．下眼瞼が挙上し，全体として瞼裂が狭小化している場合にはHorner症候群を疑う．

C. 症候の種類と解釈および鑑別診断

1 動眼神経

　動眼神経核は中脳に存在し 図4A，3つの外眼筋（上直筋，下直筋，下斜筋）による眼球運動とともに瞳孔括約筋を支配する点にも注意が必要である．瞳孔径は 2.0〜5.0 mm で，左右差は 1.0 mm 未満である（生理的瞳孔不同）．直径は瞳孔括約筋と瞳孔散大筋のバランスで決まり，前者は動眼神経核の副交感神経核である Edinger-Westphal（EW）核に起始する 図5, 6．光刺激による網膜からのインパルスは視神経を通り外側膝状体でシナプスを乗り換えた後，視放線を経て後頭葉に進むが，対光反射の線維は上丘腕から中脳視蓋前域（核）に連絡し，ここから左右両側の EW 核にインパルスを送る．EW を出た副交感線維は毛様体神経節（CG）で線維を乗り換え，短毛様体神経として眼球内に入り，一部は瞳孔括約筋の収縮に関与する．しかし瞳孔括約筋を支配するのは全体の数％程度といわれており，大部分の副交感神経線維はレンズの厚みを調節する毛様体筋を支配する．後述するように，このことが対光反射と調節反射の乖離を生じる間接的なメカニズムとなりうる．

　光刺激では縮瞳が起こる（対光反射）が，網様筋の収縮は生じない．近見視では眼球の輻輳運動とともに，毛様筋の収縮によってレンズの厚みが増すことで焦点を調節し，同時に瞳孔径を縮小させカメラの絞り効果をもたらす．この3つ（輻輳，調節，縮瞳）は同時に起こり，縮瞳反応は近見反射とよばれる．近見反射は意識障害患者には観察できず，対光反射とは異なり前頭葉と後頭葉双方に起始する反射である．その大脳からの経路は十分解明されていないものの最終的には視蓋前域から EW 核を刺激するとされる 図6．

　瞳孔径を制御するもう1つの要素は，瞳孔散大筋を支配する交感神経系である．この神経は上下の瞼板筋（Müller 筋）を支配し瞳孔散大とともに，上下の眼瞼を見開く作用を有し，障害は眼瞼裂の狭小化（上眼瞼下垂と下眼瞼挙上）をきたす 図7．動眼神経の体性筋支配下にある上眼瞼挙筋の障害では眼瞼下垂を生じることと区別すべきである．すなわち交感神経では縮瞳し眼瞼裂は狭小化する（Horner 徴候）．交感神経は視床下部に起始し，脳幹網様体を下行し第1次ニューロン，胸髄 Th1-2 の毛様体脊髄中枢（Budge 中枢）でニューロンを乗り換える．第2次ニューロン（節前線維）は，脊髄外を上行し，上頸部神経節でニューロンを乗り換え，第3次ニューロン（節後線維）は内頸動脈に添って頭蓋内に入る 図8．瞳孔支配線維とともに前額部の発汗を支配する線維が眼動脈とともに長毛様体神経として瞳孔と眼瞼を支配する．この経路

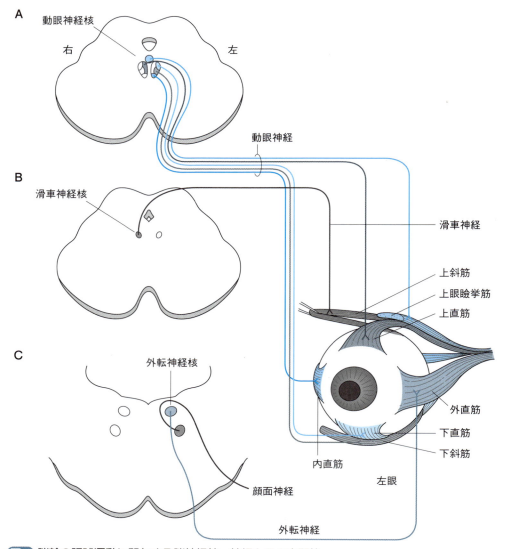

図4 脳幹の眼球運動に関与する脳神経核・神経とその支配筋
(平山惠造. 神経症候学Ⅰ. 2版. 東京: 文光堂; 2006. p.481-536, 537-607)[4]

のどこであっても Horner 徴候が出現する．顔面の発汗異常については，内頸動脈にそって頭蓋内に入る前額部分の支配線維の障害と前額以外の顔面を支配する外頸動脈にそう線維の障害との鑑別ができる可能性がある．すなわち頭蓋外の障害では顔面全体に発汗障害が起こる．縮瞳が生じる原因には交感神経の障害のほか，副交感神経線維の過活動刺激による可能性があるが，Argyll Robertson（AR）瞳孔の項で詳述する．

　動眼神経障害は，脳幹（中脳）髄内神経核の障害から，髄外動眼神経幹，外眼筋（内直筋と下斜筋，下直筋）に至る運動枝と神経筋接合部，毛様体神経節，その末梢から瞳孔括約筋と毛様体筋にいたる神経のいずれかで生じる．中脳髄内の一側動眼神経核の障害では，交叉性支配の対側

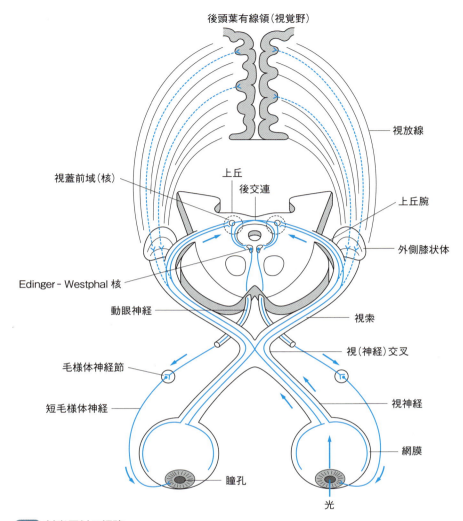

図5 対光反射の経路
(平山惠造. 神経症候学Ⅰ. 2版. 東京: 文光堂; 2006. p.481-536, 537-607)[4]

　眼の上直筋麻痺による上転障害，障害側の眼瞼下垂，内転と下転障害が起こる 図9．残存する外転神経の収縮によって患側眼は外転位に偏倚し，瞳孔は散大，対光反射は消失する．上眼瞼挙筋亜核は中脳正中部に存在し，両側性支配のため，その障害は左右の眼瞼下垂を起こす（midbrain ptosis, 図9）．髄外に出た動眼神経線維は脳動脈瘤の好発部位である内頸動脈から後交通動脈分岐部で圧迫を受けやすい 図10a．動眼神経幹のなかで副交感線維は最も外周に近い部分を走行しており，圧迫により最初に障害されるため散瞳と対光反射消失を生じる 図10b．圧迫が進行すると外眼筋麻痺が出現し，最後に眼瞼下垂を生じる．糖尿病では脳神経麻痺が生じるが，動眼神経麻痺も多くその本態は糖尿病性微小血管障害である．動眼神経の栄養血管の微小血管障害は神経軸索の虚血性障害を起こし麻痺を惹起するが，最外周を走行する副交感線維は外膜からの血液循環を受け障害が起こりにくく，瞳孔異常を伴わない動眼神経麻痺となる（pupil-sparing ophthalmoplegia）．

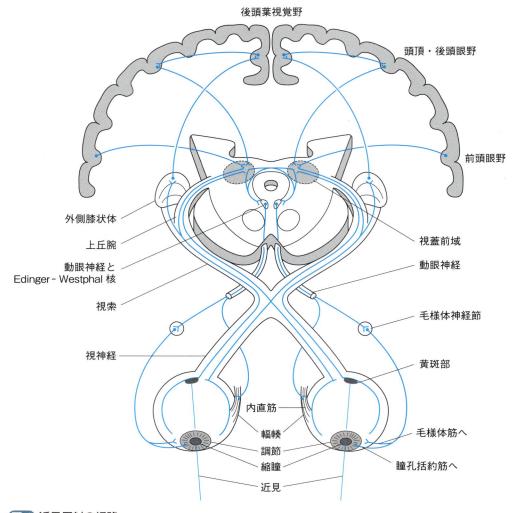

図6 近見反射の経路
(平山惠造. 神経症候学Ⅰ. 2版. 東京: 文光堂; 2006. p.481-536, 537-607)[4]

　動眼神経の末梢線維障害では対光反射と近見反射の乖離が起こることはないように思われるが，実はそうではない．前述のように毛様体神経節からの線維の少数のみが瞳孔括約筋を支配しているために障害が起こりやすいが，その後残存した毛様体筋支配の副交感神経が虹彩に再神経支配をすることで，調節反射に伴う瞳孔収縮が回復する．光刺激では縮瞳は惹起されず対光近見反射解離（light-near dissociation）が成立する．病巣部位としてもう1つ検討すべきなのは中脳の視蓋前域である．この部分には大脳からの輻輳・調節・近見反射入力路が帰着し，ここからEW核への経路を介して縮瞳が惹起されることは記述のとおりであるが，対光反射の経路とは異なることによると考えられている．その正確な経路は不明であるが，中脳背側からの圧迫では対光反射は障害されるのにもかかわらず，近見反射が保持される報告から，この経路は脳幹において対光反射の経路より腹側を走行すると考えられ，両者の経路の差が視蓋前域で対光近見反射解離を起こす可能性がある 図6．

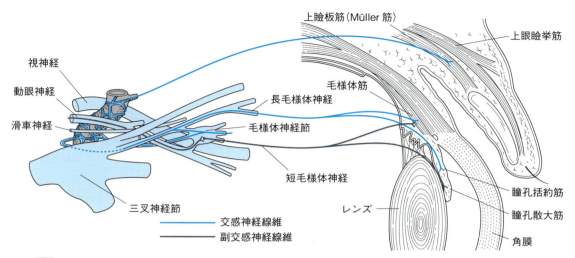

図7 眼球の交感神経と副交感神経の走行とその支配
(後藤文男, 他. 臨床のための神経機能解剖学. 東京: 中外医学社; 1992. p.8-17, 154-5)[2]

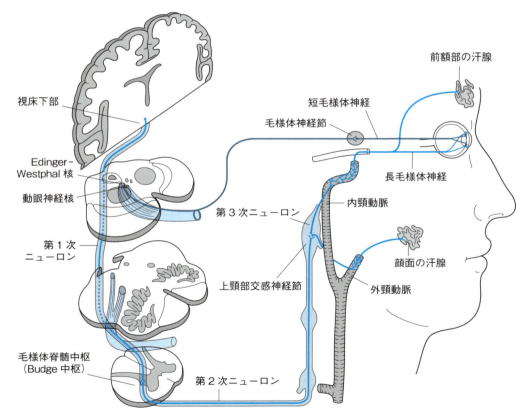

図8 交感神経の起源と経路
(後藤文男, 他. 臨床のための神経機能解剖学. 東京: 中外医学社; 1992. p.8-17, 154-5)[2]

神経症候 5 ものが2つに見える

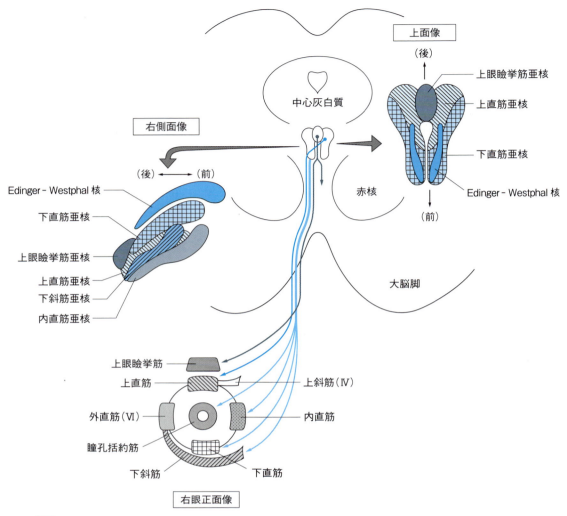

図9 動眼神経核とその亜核の位置と支配
(平山惠造. 神経症候学Ⅰ. 2版. 東京: 文光堂; 2006. p.481-536, 537-607)[4]

　対光近見反射解離の起こる代表的な病態が Argyll Robertson (AR) 瞳孔である．しかし，その病巣の正確な部位は解明されていない．さらに神経梅毒で生じることが有名であるが，疾患との特異的な関連についても様々な未解決の問題がある．強調すべきことは，原著に従いAR瞳孔とは単に対光近見反射解離があるのみならず，患者眼は常に縮瞳している点である 図11a．実際に縮瞳を伴った場合に神経梅毒である疾患特異性が高く診断的有用性が増すことが知られている．しかし，上述の対光近見反射解離を生じる病巣2つのどちらも，縮瞳を起こす原因を十分に説明できない．歴史的には中脳病変において EW 核への刺激が起こる可能性についても言及されているが，実際の神経梅毒患者において証明されたわけではない．脊髄癆と合併する患者が多いことから脊髄病変の関与も想定されているが，その場合，上述の交感神経障害による Horner 徴候の関与ということになろう．しかし，筆者はこの点について十分に検討された報告を知らない．

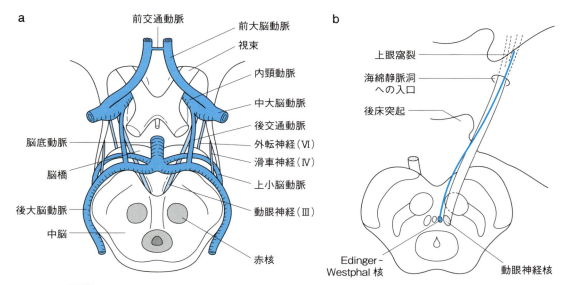

図 10 Willis 動脈輪と動眼神経の関係（a），動眼神経線維内の副交感神経の走行（b）
（平山惠造．神経症候学Ⅰ．2 版．東京：文光堂；2006．p.481-536，537-607）[4]

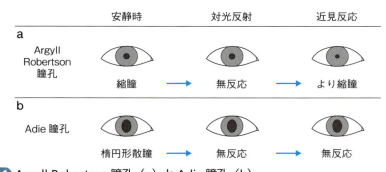

図 11 Argyll Robertson 瞳孔（a）と Adie 瞳孔（b）
（岩田　誠．神経症候学を学ぶ人のために．東京：医学書院；1994．p.34-9，43-56）[1]

　AR 瞳孔と似て非なるもの，時に偽性 AR 瞳孔と呼ばれるものに Adie 瞳孔がある 図 11b ．しかし Adie 瞳孔は決して対光近見反射解離を呈しているわけではない．Adie 瞳孔では対光反射も輻輳・調節・近見反射も縮瞳は緩徐である．しかし AR 徴候において対光反射は消失しており，近見反射はまったく正常である．Adie 瞳孔の本態は強直性瞳孔（tonic pupil）とよばれるような，対光反射や輻輳調節反射で生じる瞳孔収縮の速度低下である．いずれも最終的には縮瞳に至り両者の乖離はない．ゆっくりと縮瞳が起こる機序について，副交感神経の毛様体神経節病変が推定されている．この部位の障害では虹彩支配神経がより障害として顕在化しやすく，その後の残存した毛様体筋への支配神経末端から放出されたアセチルコリンが房水中に拡散し，縮瞳を惹起するという説明がある．この部分には不明瞭な部分があるが，病変を毛様体神経節という末梢組織に置く点はある意味の合理性がある．類似の Adie 症候群は Adie 瞳孔に四肢の腱反射消失を伴う症候群であり，反射低下は後根神経節病変によるものと推定されている．病態として

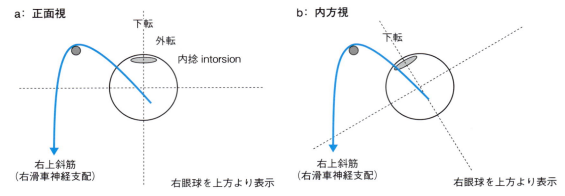

図12 右眼を上から見た正中位（正面視）における上斜筋の付着と作用ベクトル（a），右眼内転位（左側方視）における作用ベクトル（b）

四肢と脳神経に末梢性（神経節）病変が存在すると考えることは，理に適っている．前述のAR徴候における対光近見反射解離を末梢に求める説も根強いが，繰り返すようにAR徴候では強直性瞳孔は観察されない．さらに神経梅毒には一般的に末梢ニューロパチーは合併しない．

　動眼神経麻痺を含めた外眼筋麻痺をきたす疾患の中でFisher症候群は重要である．3徴である全外眼筋麻痺，小脳失調，四肢腱反射消失は有名である．動眼神経麻痺については瞳孔異常を呈することもまれではなく，Fisherの原著も合併例を含んでいる．したがって動眼神経の外眼筋麻痺と内眼筋麻痺ということになる．Fisher症候群の病巣については古くから中枢説，末梢説の議論があるが，多くの患者で見出させる抗GQ1bガングリオシド抗体の病因性を鑑みた際，結論として病巣は末梢ということになるだろう．抗体が髄内神経核に直接作用することは考えにくく，四肢反射低下を末梢性起源と考えることは理に適っている．小脳失調については必ずしも中枢病変である必要はない．Fisher症候群の小脳失調は脊髄後根から後索障害を反映したものと考えられており，病理学的にGQ1bの発現が確認される脊髄後根神経節のGroup Ⅰa線維と筋紡錘の双方の障害による感覚性失調と考えられる．

2 滑車神経

　神経核は中脳に存在し 図4b，外眼筋のうち上斜筋を支配する．滑車神経は脳幹（中脳下丘レベル）で左右交叉後に髄外に出て対側眼に至る．支配筋である上斜筋は単独では下転，外転，内捻を生じるが 図1，これは生理的眼球運動とは異なる．すなわち我々は随意的に滑車神経のみを稼働させることはできず，常に下方視と連動すなわち動眼神経支配の下直筋と協同することが重要である．下斜筋および下直筋の眼球への付着部位とその牽引方向のベクトルをみてわかるとおり，上斜筋は眼球の内転位において最も効率的に眼球の下転を惹起する 図12a．ちなみに眼球の外転位において効率的に下転を誘導するのは下直筋である．そして正中下方視は上斜筋と下直筋の協同作用である．診察上はまず水平側方視をさせてから次に下転をさせるとき，内転眼では滑車神経が作用する．これを利用すれば滑車神経麻痺の診察は理解しやすい．滑車神経麻痺があれば内転眼の下方への誘導指示において上下の複像が開大し，上方への誘導では縮小（消失）する．ただし複雑なのは滑車神経麻痺において上斜筋の起こす内捻作用が失われ，眼球は外旋位となる．この回旋性の眼位異常自体が複視を生じるため，滑車神経の複像は単なる上下のみならず，水平線が斜め線になるような複視も混在する 図13．もし健側への側方視ができない状況

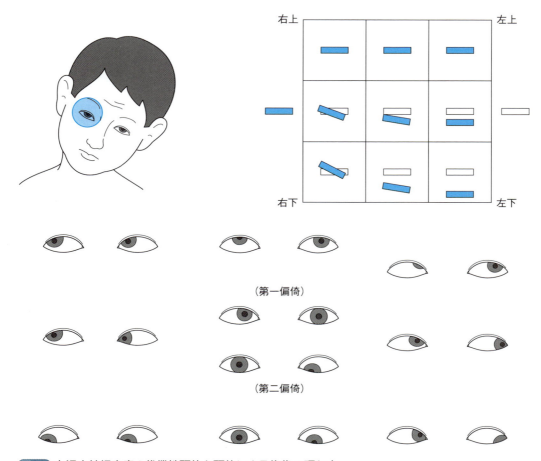

図13 右滑車神経麻痺の代償性頭位と頭位による複像の現れ方
（平山惠造．神経症候学Ⅰ．2版．東京：文光堂；2006. p.481-536, 537-607）[4]

（側方注視麻痺や動眼神経麻痺の併存時）にはあえて罹患側への側方視を試みる．これは動眼神経麻痺のある眼に滑車神経麻痺が合併しているかどうかについてテストすることに他ならない．幸い外転神経障害がなければ，罹患眼は外転可能である．さらに下方に誘導すると本来は下直筋作用によって下転すべき眼は動眼神経麻痺によって動かないが，よく眼球を観察すれば滑車神経の内捻作用が生じるはずである 図12b．これがなければ滑車神経にも障害があると判断できる．

基本的には滑車神経麻痺の患者は，罹患眼の内下方が見にくいこと，眼球が外旋位（内捻作用の消失）であるために生じる複視を代償するために，頭を健側に傾けて外旋眼を水平に戻し，さらに罹患眼を上目遣いで見るような姿になることで代償している．このとき，頭部の傾きを罹患側に戻し直立位で複視が出現し，さらに罹患側に傾けると複視はさらに増悪する．このときに罹患眼には上転が誘発され，Bielschowsky 頭部傾斜試験陽性となる 図14．この現象は罹患側に頭部を傾けた際に，もとから外旋位の患眼をすこしでも内捻させようとするため，内捻作用を有する上直筋 図1 が収縮し，上転を伴って観察されることになる．両側滑車神経麻痺においては，こうした代償性頭位による複視の補正は不能となる．したがって患者は全視野方向で複視を訴える．たとえ両側性であっても滑車神経のみの麻痺であれば，眼球運動の観察で診断は可能であるが，上述のように動眼神経麻痺を合併している際には診断は難しくなる．

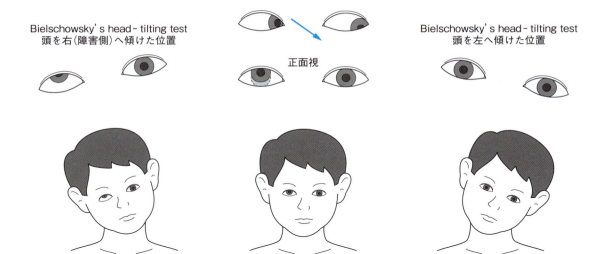

図14 Bielschowsky の頭部傾斜試験
右滑車神経麻痺では患者は左に頭部を傾けて代償しているが，右に傾けると右眼が上転する：陽性反応．

3 外転神経

　外転神経核は橋下部に存在し 図4C ，動眼，滑車神経麻痺を伴わず単独で障害されることも珍しくない．その理由のもう1つは眼球（外直筋）に至るまでの走行距離が長いことがある．すなわち脳幹から出て頭蓋内を走行する部分で障害が起こる確率が高い．例えば頭蓋内圧亢進ではまず外転神経が障害されやすい．また海綿静脈洞内では外転神経のみが洞内に固定されておらず，可動性が高いことで障害を受けやすいとされている．外転神経は外直筋支配以外の機能なく，眼球運動障害としてはシンプルである．ヒトは外転神経単独の随意運動はできないため，診察上は側方注視で行うことになる．側方注視の中枢は外転神経核近傍，もしくはその内部の神経ネットワークである傍正中橋網様体（PPRF）である．PPRF は随意的側方注視に際しては対側前頭葉（前頭眼野）からの命令を受けて作動する 図15a ．左右交叉は下丘レベルと考えられている．追視による側方注視では後頭葉からのシグナルが重要であり，頭部の左右回旋による場合には前庭神経核からの信号が重要である 図16 ．PPRF と外転神経核は分離しがたく，実際に外転神経の核下性障害のなかで，いわゆる末梢性，末梢神経自身の障害で起こる外転障害では，対側眼に内転は誘発されることになる．両側性外転神経麻痺は末梢神経病変で生じることが多いが，眼球は軽度の内転位（輻輳位）となり，後述する開散麻痺を鑑別するのは難しい．外転神経核自身の障害時に側方視で対側眼に内転が誘発されるか否かは，外転神経核と動眼神経核をつなぐ内側縦束（MLF）の機能障害の有無による．PPRF の障害があれば，障害側への側方注視麻痺が出現し，反対側への共同偏倚が起こる．PPRF に至る大脳からの連絡線維の障害でも同じである．

　一方 MLF 単独障害 図15b においては，側方時に外転は可能であるが，内転眼の運動が不能となる（核間性眼球運動障害または MLF 症候群； 図17 ）．MLF は外転神経核から出てただちに交叉し，対側を上行するためその障害側は内転障害眼と同じであることが大部分である．MLF 単独障害では保持された外転眼に注視方向性の眼振が観察され，これが内転不能眼の動眼神経麻痺ではなく，そこにいたる MLF の障害であることの根拠となる．MLF は外転神経核と

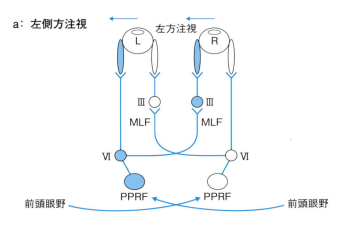

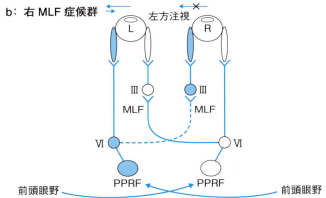

図15 左側方視のメカニズム（a）と右MLF症候群（b）
（鈴木則宏，編．神経診察クローズアップ　正しい病巣診断のコツ．2版．東京：メジカルビュー社；2015．p.16-31）[3]

　動眼神経核を結ぶが，さらに下方で前庭神経核との連絡を有する．延髄前庭神経核の障害では水平性眼振が見られる理由であり，MLF症候群で眼振が生じる理由でもある．外転眼に観察される眼振は元来両眼性であるが，MLF障害を有する内側不能眼では観察されないということになる．複視が生じるための代償性の戻り運動でないことは，MLF障害のある片眼を遮蔽して，複視をなくしても眼振は残存することから明らかである．

　MLFは正中近傍で左右が近接して上行しているため，しばしば両側性障害を起こす．症候学的には左右に対称性のMLF症候が現れるということになる 図17 ．一見内転不能に見える患者の眼はあくまで側方視で内転できないのみであり，輻輳は可能あることに注意を払うべきである．しかし，MLF障害が動眼神経核の近傍の上方で障害され，一部動眼神経核にも及ぶと，MLF症候の特徴である外転眼の眼振を残しながら，輻輳も不能になることがある．複雑なことに動眼神経核そのものに病変がなくても，輻輳中枢に障害があるために両側MLF症候群で輻輳不能となることがある．これらはMLFの障害が中脳レベルにあることを示し，高位診断という点で重要となる．病巣診断以外，両側性MLF症候群が観察される疾患として多発性硬化症は重要である．脳血管障害ではあまり認めないことは，血管支配から考えて正中病変が生じることが

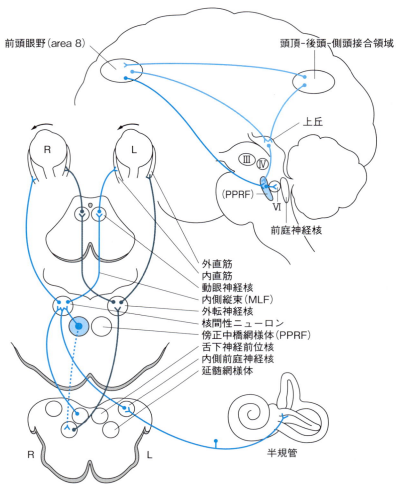

図16 側方注視のメカニズム
（後藤文男,他.臨床のための神経機能解剖学.東京:中外医学社;1992.p.8-17,154-5)[2]

少ないからであろう.

　両側性 MLF 症候群に交代性外斜視を伴うことがあり，WEBINO（wall-eyed bilateral internuclear ophthalmoplegia）症候群とよばれる．すなわち両側 MLF 症候群では内転制限のみならず両側の外転位，すなわち開散位をとることがある．前述した輻輳障害の反映と考えられている．このとき，片眼（例：右眼）で正面の一点を凝視させると，外転位の右眼を内側に向けるため左側方視機能が作動し，左 PPRF が過剰興奮するために左眼の外方偏倚が増悪する（外斜視）．これが左右眼の両方で起こる状態が交代性外斜視で WEBINO 症候群の中核症状である．

　MLF の下方での障害は，例えば左 MLF 障害が左の内転障害を起こし，右眼には外転時の眼振を惹起するが，ここで左 MLF の下部とともに左 PPRF が同時に障害されると，左側方視不能となる．結果として左眼は左右の水平方向いずれにも運動不能となり右目に内転障害はあるが，外転のみ可能（外向き眼振を伴う）となる．総じて one-and-a-half 症候群とよばれる 図17.

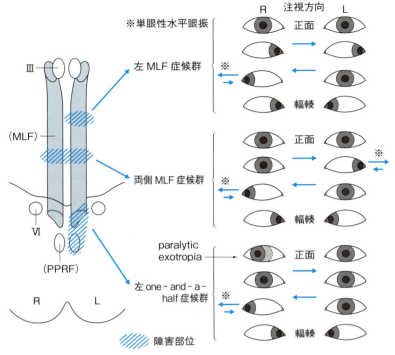

図17 側方視注視に伴う様々な眼球運動障害
（後藤文男, 他. 臨床のための神経機能解剖学. 東京: 中外医学社; 1992. p.8-17, 154-5)[2]

このとき，左側方注視障害による右への側方注視シグナルの相対的増大により右への共同偏視が誘発される．しかし左眼にはMLF症候群としての内転障害があるために，右眼の外斜視のみが起こり，これをparalytic pontine exotropiaとよぶ 図17．"paralytic"とは側方注視麻痺の意味であるが，one-and-a-half症候群における左PRPR障害が軽微であってもこうした右共同偏視が起こる．MLF障害で左眼は内転せず，右眼のみの外斜視となるが，PPRF障害が軽微なため実際には左側方注視麻痺は観察されず（その意味ではone-and-a-half症候群とはいえない），non-paralytic pontine exotropiaとよんで区別する．

4 垂直性眼球運動障害

外転神経麻痺と側方注視麻痺は一体に扱われるが，これに付随して垂直性注視麻痺についても述べることにする．PPRFに対応する核上性の垂直性眼球運動の上位中枢は内側縦束吻側間質（介在）核（riMLF）である 図18．中脳被蓋に左右存在し，左右は互いに連動する．側方視と同様に前頭葉のほか，頭頂－後頭－側頭接合域からの線維連絡を受け，riMLFに至った後，上方視シグナルは後交連を走行して左右連絡ののち眼球上転筋の核である動眼神経亜核に伝達される．このため後交連は上方注視麻痺のみをきたす病巣として注目する必要がある．下方視の線維は下直筋，下斜筋を支配する動眼神経核とともに，上斜筋を支配する滑車神経とも連絡する．riMLFの核上性支配が障害されると上下の注視麻痺となり，随意的垂直性眼球運動は消失する．患者には検者の眼を見つめさせ（意識障害がある際には不要），他動的に患者の頸部を前屈，背

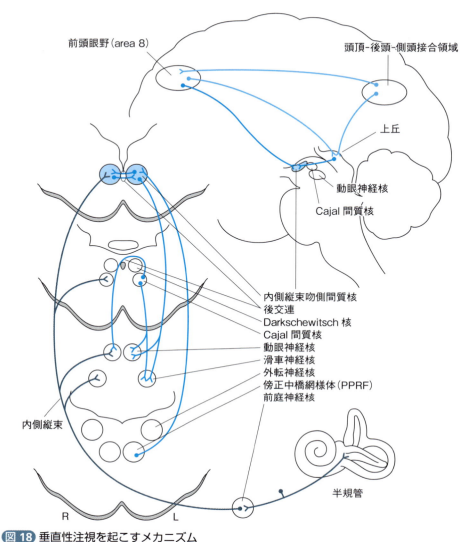

図18 垂直性注視を起こすメカニズム
(後藤文男, 他. 臨床のための神経機能解剖学. 東京: 中外医学社; 1992. p.8-17, 154-5)[2]

屈させると起こる垂直性眼球運動（人形の目現象）は，後頭葉の視覚刺激とともに，半器官から前庭神経核を介する刺激が中心となる．そのシグナルに riMLF が必要であるかどうかは不明であるが，これを介さず Cajal 間質核 図18 を経由して直接動眼，滑車神経核に至ることを示唆する報告が散見される．類似の現象に，強い閉眼で誘発される眼球上転（Bell 現象）がある．この経路は十分解明されていないが，顔面神経核（眼輪筋支配）から動眼神経核にいたる入力路が想定される．これらの刺激でも上下転が生じないことは，動眼・滑車神経核もしくは末梢性の麻痺を示唆する．同様に左右の頸部回旋で誘発される側方眼球運動でも側方視の核上性中枢である PPRF の関与は少なく，前庭神経核からのシグナルは外転神経核と MLF を介した対側動眼神経核による内直筋を活性化し，左右への側方眼球運動を起こす．随意的側方視が障害されているのに頭部回旋による側方眼球運動が保持されていれば，理論的には PPRF 障害を考えることにな

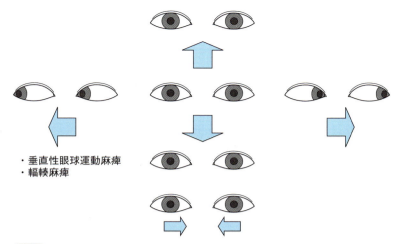

図 19 Parinaud 症候群の眼球運動障害
左右の側方視は正常で，上下の垂直性眼球運動とともに輻輳障害がある．

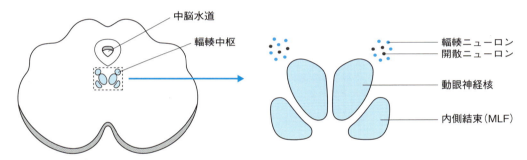

図 20 中脳被蓋の輻輳中枢と輻輳，開散ニューロン群
（後藤文男，他．臨床のための神経機能解剖学．東京：中外医学社；1992．p.8-17, 154-5)[2]

る．

　進行性核上性麻痺（PSP）では初期に随意的な垂直性眼球運動障害が起こり，特に初期には下方視での障害が強いが，次第に上方注視障害も合併する．このときの病巣として，上述のとおり前頭葉から riMLF への連絡路または riMLF 自身の障害が想定される．頭部 MRI 画像で中脳被蓋の萎縮を反映するハチドリ徴候（hummingbird sign）は後者近傍の病変を示唆するものである．上述のとおり前庭神経核からの刺激による眼球運動は，riMLF 障害があっても Cajal 間質核および外眼筋支配脳神経諸核が障害されていない限り保持されることになり人形の目現象が観察される．しかし PSP では病状の進行とともに病変 riMLF から外眼筋諸神経核にもおよびすべての刺激による眼球運動は不能となる．

　Parinaud 症候群は垂直性眼球運動障害の代名詞のように用いられるが，その原著には輻輳麻痺を伴うことが記載されており，これに従うのが正しい **図 19**．垂直性運動障害のみの報告は Parinaud の報告より約 20 年遡り Henoch が述べているが，単独で症候群としてよばれることはない．輻輳麻痺の病巣は近傍にあることは間違いないが，ヒトにおいていまだに同定されていない．Perlia 核といわれたこともあるが現在では否定的である．

5 輻輳麻痺と輻輳攣縮，開散麻痺

　　輻輳中枢の障害は輻輳麻痺を起こし，近見視での障害を起こす．通常眼前 1m 程度から近く
で複視を自覚するが，それ以上近づくと片眼視となり複視は消失する．上述した WEBINO 症
候群では，正面視では両眼が開散位をなり輻輳麻痺に似るが，片眼の固視によって対側眼に外斜
視が現れ，これが左右交代性に起こる点から区別される．一方，輻輳中枢への刺激によって輻輳
が持続性，不随意的に起こる輻輳攣縮（convergence spasm）では，近くでは複視が生じない
が，遠方では次第に複像が開大する複視を生じる．視床出血では鼻先をみつめるような眼位とな
ることは有名だが，輻輳中への刺激による輻輳攣縮に類似した病態と考えられる．中脳水道近傍
の病変では周期的に輻輳を起こす輻輳眼振が生じることがある．輻輳眼振では同時に眼球が眼窩
内に引き込まれるような後退眼振（後方に急速相）を合併する．輻輳攣縮の多くはヒステリーな
どの非器質性疾患であると推測されている．症候学的には開散麻痺と判別困難であるが．輻輳，
開散の中枢はいずれも中脳にあり，それぞれに対応するニューロンは混在しているため刺激と障
害の病因と病態は複雑である 図20 ．一方，開散麻痺は両側外転神経麻痺との鑑別を要する．開
散麻痺はときに偽性外転神経麻痺（pseudo-abducens palsy）とよばれるが，側方視による外
転筋障害は観察されず，患者には複視の増悪もないことから鑑別される．

■文献
1) 岩田　誠. 神経症候学を学ぶ人のために. 東京: 医学書院; 1994. p.34-9, 43-56.
2) 後藤文男, 天野隆弘. 臨床のための神経機能解剖学. 東京: 中外医学社; 1992. p.8-17, 154-5.
3) 鈴木則宏, 編. 神経診察クローズアップ　正しい病巣診断のコツ. 2版. 東京: メジカルビュー社; 2015.
　　p.16-31.
4) 平山惠造. 神経症候学 I. 2版. 東京: 文光堂; 2006. p.481-536, 537-607.

〈髙橋愼一〉

神経症候 6 まぶたが下がる

> **SUMMARY**
> - 眼瞼下垂の原因となる代表的な疾患は重症筋無力症であり，易疲労感と日内変動，複視を伴うことが特徴的である．
> - 眼瞼下垂の鑑別診断は，動眼神経障害による神経原性の麻痺と上眼瞼挙筋の筋原性麻痺の2つに大別される．
> - 眼瞼下垂に類似した神経症候として，Horner症候群，開眼失行，眼瞼けいれんなどがある．

Ⅰ．眼瞼下垂のアプローチ

A. 症状のとらえかたと病歴の取りかたのポイント

「まぶたが下がる」という主訴である眼瞼下垂（blepharoptosis, ptosis）には上眼瞼挙筋の麻痺によるものと，瞼板につく平滑筋であるMüller筋の麻痺によるものがある 図1 [1]．
病歴聴取においては，患者自身が眼瞼下垂を自覚しているのか，あるいは家族から指摘されて初めて気づいたのかを確認する．患者によってはもともと眼瞼下垂がある可能性もあり，自動車免許やパスポートの写真があると，以前の状態とくらべることが可能である．眼瞼下垂の発症

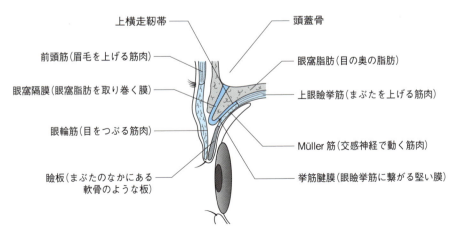

図1 眼周囲の解剖

表1 眼瞼下垂の病巣診断と鑑別疾患
動眼神経核（中脳髄内病変もしくは外部からの圧迫） 　脳血管障害，腫瘍，肉芽腫（結核腫，サルコイドーシス），脱髄，炎症
動眼神経（神経根から神経末梢まで） 　髄膜炎，肥厚性硬膜炎，糖尿病性ニューロパチー，Fisher 症候群，Tolosa-Hunt 　症候群，Wernicke 脳症，海綿静脈洞血栓症，内頸動脈海綿静脈洞瘻
動眼神経筋接合部 　重症筋無力症，Lambert-Eaton 筋無力症候群，ボツリヌス中毒
上眼瞼挙筋 　筋強直性ジストロフィー，眼咽頭型筋ジストロフィー，ミトコンドリア脳筋症， 　甲状腺眼症

様式では多くの場合には亜急性あるいは慢性の経過をとる場合が多い．眼瞼下垂の発症が突然起こった場合には，脳血管障害や髄膜炎など神経救急疾患が考えられる．Fisher 症候群では，発症の 1〜2 週間前に先行感染の有無が重要である．Wernicke 脳症やボツリヌス中毒では，食生活に関する問診が不可欠である．

B. 神経学的診断の方法

神経診察では，正面視で患者の眼瞼を観察する．健常人では上眼瞼の下縁は左右同じ高さにあり，瞳孔上縁にかかることはない．もしかかっていれば異常であり，眼瞼下垂と判断する．

C. 症候の種類と解釈，補助的検査および鑑別診断

眼瞼下垂の原因となる代表的な疾患は重症筋無力症（myasthenia gravis：MG）であるが，中脳から筋肉に至るあらゆる部位で，眼瞼下垂の原因となる可能性がある 表1．

上眼瞼挙筋の麻痺は動眼神経障害による神経原性の麻痺（中脳の動眼神経核と動眼神経）によるものと，上眼瞼挙筋の筋原性麻痺（神経筋接合部と筋肉）によるものがある[1]．眼瞼下垂に加えて，動眼神経領支配下の外眼筋のみに麻痺がみられる場合や，内眼筋麻痺による瞳孔異常が確認されれば，神経原性麻痺による眼瞼下垂であると判断できる．麻痺が全外眼筋に及んでいる場合など，両者の鑑別が容易でない場合がある．

中脳の動眼神経核は，外眼筋を支配する主核と内眼筋を支配する Edinger-Westphal 核からなるが，前者は後者より下方に位置している 図2．中脳の小病変では主核のみが損傷され，Edinger-Westphal 核は保たれている場合には，瞳孔異常を伴わない眼瞼下垂がみられる場合がある．

内頸動脈 - 後交通動脈動脈瘤や Fisher 症候群などでは，内眼筋支配の副交感神経も同時に侵されるので，眼瞼下垂に加えて瞳孔散大と対光反射の消失がみられる場合がある．一方，糖尿病性ニューロパチーでは，動眼神経支配の外眼筋麻痺は完全であっても，内眼筋は侵されず，瞳孔には異常のないことが多い．糖尿病性ニューロパチーは動眼神経の中心部にある細い動脈の閉塞による虚血性末梢性神経障害が原因である．内眼筋支配の副交感神経線維は動眼神経の周辺部にあり，外側を囲む軟膜の動脈からの側副血行により虚血がまぬがれるために，このような病態が起こると推測されている．

筋緊張性ジストロフィーや眼咽頭遠位型ミオパチー，ミトコンドリアミオパチーなどの筋疾患

112　神経症候6　まぶたが下がる

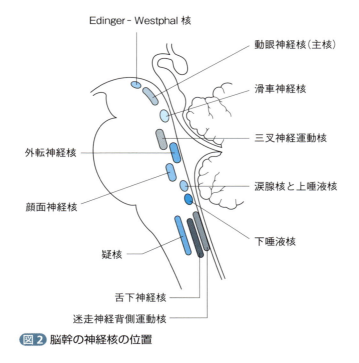

図2 脳幹の神経核の位置

でも眼瞼下垂が認められる．これらの場合の眼瞼下垂は両側性である場合が多く，眼瞼下垂の程度も軽度である場合が多い．

Ⅱ．重症筋無力症の眼瞼下垂

A. 症状のとらえかたと病歴の取りかたのポイントおよび症候の種類と解釈

　MGは神経筋接合部のアセチルコリン受容体（acetylcholine receptor: AChR）あるいは筋特異的チロシンキナーゼ（muscle-specific tyrosine kinase: MuSK）に対する自己抗体が原因となる神経筋接合部における臓器特異的な自己免疫疾患である．全経過を通じて眼症状のみに限局する眼筋型（眼瞼下垂と複視）が20％であり，残りは全身型である[2]．眼筋型MGでは抗AChR抗体陽性率の頻度は50％程度と全身型MGに比べて低い．欧米では眼筋型の頻度は15〜20％程度と考えられているが，本邦の全国調査では32〜35％と高率である．特に最近増加傾向にある，late-onset MGでは眼筋型MGの頻度が高い傾向にある．

　MG患者の約半数が眼筋型MGとして発症し，うち50〜60％の患者が発症2年以内に眼筋型から全身型MGに進展するといわれている[3]．高齢者の場合には全身型への進展は31％とやや低頻度であり，全経過を通して眼筋型にとどまる頻度が高い．眼筋型MGの症状のピークは70％で1年以内であり，20％の患者は6カ月以内に寛解すると報告がある．眼筋型から全身型へ進展した症例のうち85％で全身型への進展は2年以内（多くが1年以内）に起こっている[4]．

　眼瞼下垂はMGの中で最も頻度が高い症状である．MGの全経過中に眼瞼下垂を自覚する頻

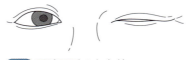
図3 眼瞼下垂の左右差

度は90％以上と考えられている．その程度も周囲の人からは気づかれない程度のごく軽度の眼瞼下垂から，目全体を覆ってしまうような完全な下垂まで程度は様々である．また，血液中の自己抗体が原因となる疾患であるMGは基本的には左右対称性に症状が出現する．しかし，眼瞼下垂や複視の場合には左右差が目立つ場合が多い 図3．MGで眼症状の多い理由としては神経筋接合部の解剖学的構造や補体系など免疫学的機序が推定されているが，眼瞼下垂の左右差の理由はわかっていない．

　MGの診断では，眼瞼下垂の日内あるいは日差変動の観察がきわめて重要である．日内変動がある場合には，午前中の診察時間内に眼瞼下垂が診察できるとは限らない．著者はスマートフォンで，眼瞼下垂の写真を撮影してもらい診察のときに持参してもらうことにしている．また長時間眼を使う作業の後で顕著となる，眼瞼の易疲労性の問診が重要である．また眼瞼下垂に加えて，複視を自覚することが多い．本邦の眼筋型MGの中では，眼瞼下垂と複視を認めるのが66％，眼瞼下垂だけが30％，複視だけが4％である[5]．複視は神経診察で眼球運動障害が観察されず，自覚症状だけの場合も多い．また外眼筋が多様な組み合わせで障害されることが多い．神経診察による局在診断では特定の病巣で説明できない複視がある場合には，神経筋接合部の疾患であるMGを考える必要がある．

　一般的に眼筋型MGは全身型MGに比べて軽症と位置づけられることが多いが，眼瞼下垂や複視は，日常生活における機能面あるいは外見上で支障を及ぼすことが多い[5]．特に，変動する眼瞼下垂や複視は眼精疲労を引き起こし，重度な肩こりや緊張型頭痛の原因となる．患者によってはMGの症状よりも頭痛の方がつらく，QOLが低下することにつながる[6]．またMG患者では羞明感を自覚することが多い．特に夏季に陽ざしが強くなるときに，羞明感が強くなる．MGを発症した後の夏からサングラスを使用するようになったという話はしばしば経験する．

B．神経学的診察の方法および補助的検査

　MGの両側性の眼瞼下垂において，上方固視時に一側の上眼瞼を強制的に挙上すると他側の眼瞼がゆっくり下垂する 図4．この現象は，本来存在した眼瞼下垂がより明確になったという意味でenhanced ptosisとよばれている．その発現機序としては，強制的な上眼瞼挙上により同側の眼瞼挙筋が弛緩し，このために両側性に等価の神経支配を受けていた対側の眼瞼挙筋が弛緩する可能性と，一側の強制的な上眼瞼挙上により代償性に収縮していた前頭筋が弛緩して対側の眼瞼下垂が増強した可能性が推測されている．

　MG診療ガイドライン2014の中で発表された，診断基準案2013には，眼瞼下垂に関する3つの診察所見が診断基準に取り入れられている 表2[3]．

　第1に眼瞼の易疲労性試験である．眼瞼の易疲労試験は，患者に上方視を持続してもらい，眼瞼下垂が誘発されるのを観察する．単純な方法であるが，MGを診断する上で重要な診察方法である．眼瞼の易疲労試験については，感度80％，特異度63％との報告がある．重症筋無力

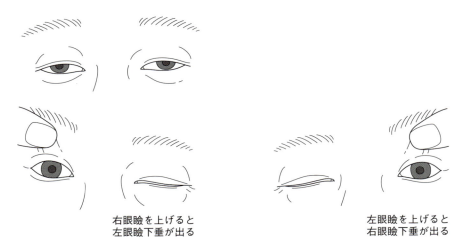

右眼瞼を上げると　　　　　　　　左眼瞼を上げると
左眼瞼下垂が出る　　　　　　　　右眼瞼下垂が出る

図4 enhanced ptosis

表2 重症筋無力症診断基準案 2013

A. 症状
(1) 眼瞼下垂
(2) 眼球運動障害
(3) 顔面筋力低下
(4) 構音障害
(5) 嚥下障害
(6) 咀嚼障害
(7) 頸部筋力低下
(8) 四肢筋力低下
(9) 呼吸障害
＜補足＞上記症状は易疲労性や日内変動を呈する

B. 病原性自己抗体
(1) アセチルコリン受容体（AChR）抗体陽性
(2) 筋特異的受容体型チロシンキナーゼ（MuSK）抗体陽性

C. 神経筋接合部障害
(1) 眼瞼の易疲労性試験陽性
(2) アイスパック試験陽性
(3) 塩酸エドロホニウム（テンシロン）試験陽性
(4) 反復刺激試験陽性
(5) 単線維筋電図でジッターの増大

D. 判定
以下のいずれかの場合，重症筋無力症と診断する．
(1) Aの1つ以上があり，かつBのいずれかが認められる．
(2) Aの1つ以上があり，かつCのいずれかが認められ，他の疾患が鑑別できる．

症の定量的な症状のスコア（QMG score）では，上方視時の眼瞼下垂出現の時間をもとに評価を行う．61秒以上は正常（0点），11秒から60秒が軽度（1点），1秒から10秒が中等度（2点），常時が重度（3点）に区分されている．

　第2はアイスパック試験である．冷凍したアイスパック（冷蔵では効果が不十分であるため冷凍で用いる）をガーゼなどで包み，3～5分間上眼瞼に押し当てることにより，眼瞼下垂が改善すれば陽性である 図5 ．アイスパック試験については感度80～92％，特異度25～100％とされている．温度を冷やすことにより神経筋接合部によるアセチルコリン伝達の効率がよくなる

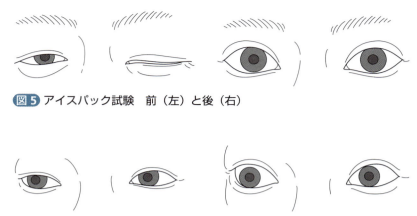

図5 アイスパック試験　前（左）と後（右）

図6 甲状腺眼症と重症筋無力症が合併した場合のテンシロンテスト
左：テスト前，右：テスト後には眼球突出が目立つようになる．

ために改善する．MGの患者で，眼筋の疲労が出たときに，目を冷却するだけでも眼瞼下垂は改善する．

　第3は塩酸エドロホニウム試験（テンシロンテスト）である．点滴ルートを確保したうえで，アンチレクス10 mgを原液で，または生理食塩水に希釈して静脈内投与する．徐脈性不整脈出現などの危険性があるので，一度に全量を投与せずに2.5 mgずつ分けて投与し，その都度MG症状が改善しているかを確認する．明らかな改善がみられた時点で試験を終了する．終了後は，患者の循環動態が落ち着いていることを確認してから点滴ルートを抜去する．偽陽性を除外する必要がある場合には，プラセボ（生理食塩水）投与を行う．少量ずつの投与であっても，患者は吐き気やめまいなどの症状が出現するのが難点である．ピリドスチグミンなどの抗コリンエステラーゼ阻害薬の内服投与により眼瞼下垂が改善するかどうかの確認で，本試験を代用することも可能との意見もある．

　MGの診断は自己抗体が陽性の場合には容易であるが，陰性の場合（seronegative）の場合にはしばしば，困難である．神経筋接合部障害を証明する最も感度が高い検査が，単線維筋電図（single fiber electromyogram：SFEMG）であり，通常，前頭筋や眼輪筋で検査することが多い．ただし施行するのは容易ではなく，また検査にも時間がかかり，日常的に行われる検査として行っている施設は限られているのが現状である．また著者の経験ではseronegativeの症例では，典型的な眼瞼下垂ではなく，一見すると眼瞼けいれんのようにみえる症例が存在し，診断をより難しくしている．またMGが疑われずに眼瞼挙上術が行われ，眼瞼下垂が再度出現してから，MGと診断された症例も存在する[7]．

　MGに甲状腺眼症が合併した場合には，眼瞼下垂に加えて眼球突出（exophathalmos）も認められる．Basedow病はMGに合併する頻度の高い自己免疫疾患である．眼球突出だけでなく，外眼筋の肥厚に伴う眼球運動障害がある場合には，眼症状の症候は複雑になる．塩酸エドロホニウム試験を施行して，眼瞼下垂が改善し，眼球突出がより顕在化する場合がある 図6．この場合，眼瞼下垂は改善するものの，複視の改善に乏しく，甲状腺眼症の影響がより強いことが示唆される．MGでは甲状腺眼症の可能性を考え，TSHレセプター抗体などの甲状腺関連の自己抗体や眼窩MRIで外眼筋の肥厚 図7 の確認が必要である．

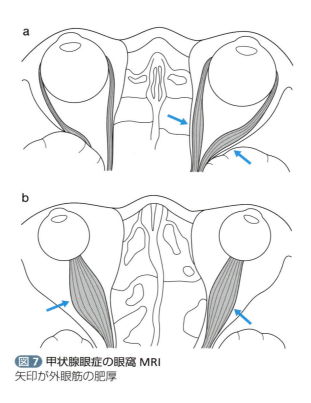

図7 甲状腺眼症の眼窩 MRI
矢印が外眼筋の肥厚

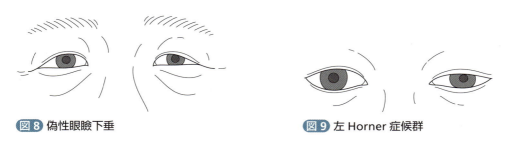

図8 偽性眼瞼下垂　　　　　　　**図9** 左 Horner 症候群

III. 眼瞼下垂に類似した神経症候

　高齢者では，上眼瞼全体が弛緩して垂れ下がってしまうことがある．これは偽性眼瞼下垂（pseudo-ptosis）とよばれ，主として上眼瞼外側部が下垂するのが特徴である 図8[1]．同様の現象は，顔面神経麻痺などによる眼輪筋の筋力低下でも観察されることがある．

　上眼瞼に加えて下眼瞼が挙上し，全体として眼裂が狭小化している場合には Horner 症候群を考える 図9．Müller 筋の麻痺による眼瞼下垂は Horner 症候群の一部をなすが，普通はその程度は軽く，完全な眼瞼下垂になることはほとんどない．Müller 筋は瞼板を眼窩の奥に引き込む作用を有するため，上眼瞼での Müller 筋の麻痺は眼瞼を下垂させるが，下眼瞼では逆に眼瞼が挙上することになる．

　眼瞼下垂がある場合には，前頭筋や眉の様子にも注意を払う．開眼失行（apraxia of lid opening）は閉眼後の随意的な開眼において上眼筋挙筋の収縮開始が遅くなり，なかなか開眼で

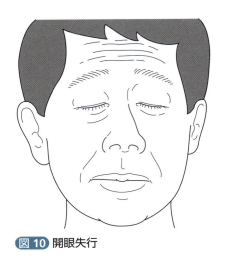

図10 開眼失行

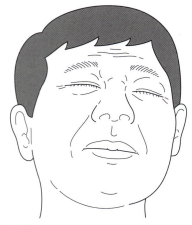

図11 眼瞼攣縮

きない状態である 図10．開眼の努力を行っていることは，患者の前頭部が強く収縮し，眉毛が挙上していることから明らかである．時間をかければ開眼は可能となる．

　眼瞼けいれん（blepharospasm）は，眼輪筋の不随意なけいれんによって開眼できない状態である 図11．検者が受動的に眼瞼をもちあげようとしても容易には開眼させることができず，逆に眼輪筋の強い収縮を触知することができる．前頭筋と眼輪筋の収縮は相反的であるため，開眼失行と違って額の横皺は見られない．両眼の開眼障害を生じるような高度の眼瞼けいれんは，同時に顔面筋の不随意運動を伴っていることが多く，Meige症候群とよばれている．

■文献
1) 岩田　誠．神経症候学を学ぶ人のために．東京：医学書院；1994. p.27-32.
2) Benatar M, Kaminski H. Medical and surgical treatment for ocular myasthenia. Cochrane Database Syst Rev. 2006 (2): CD005081.
3) 重症筋無力症診療ガイドライン作成委員会，編．重症筋無力症診療ガイドライン2014．東京：南江堂；2014.
4) Bever CT Jr, Aquino AV, Penn AS, et al. Prognosis of ocular myasthenia. Ann Neurol. 1983; 14: 516-9.
5) Suzuki S, Murai H, Imai T, et al. Quality of life in purely ocular myasthenia in Japan. BMC Neurol. 2014; 14: 142.
6) Nishimoto Y, Suzuki S, Utsugisawa K, et al. Headache associated with myasthenia gravis: the impact of mild ocular symptoms. Autoimmune Dis. 2011; 2011: 840364.
7) Shimizu Y, Suzuki S, Utsugisawa K. Is surgical intervention safe and effective in the treatment of myasthenic blephaloptosis? A multicenter survey in Japan. Eur Neurol. 2014; 71: 259-61.

〈鈴木重明〉

神経症候 7

頭が痛い，顔が痛い

SUMMARY
- 雷鳴頭痛に遭遇したら緊急疾患を考慮して，可及的速やかに一般身体所見と神経学的所見をとり，頭部 CT を施行する．
- 急性〜亜急性に出現する頭痛には，細菌性髄膜炎や巨細胞性動脈炎などの内科的救急疾患の可能性を考える．
- 片頭痛や群発頭痛などの一次性頭痛を診断する際にも，器質的疾患の除外を丁寧に行う．
- 三叉神経痛では初期の帯状疱疹との鑑別が重要である．

I．頭が痛い

A．症状のとらえかたと病歴の取りかたのポイント

　頭痛は主観的な訴えであり，画像などを用いて可視化することは現状では不可能である．そのため，最初のステップとして問診による症状の把握が重要となる．頭痛症状は大きく，1）急性に生じているもの，2）亜急性〜慢性に単相性に経過しているもの，3）慢性的に発作性頭痛を繰り返すもの，の3つに分けて考えるとよい．

1 急性に生じている頭痛

　このタイプの頭痛は特に注意が必要であり，表1 に示す red flags に遭遇することが多い．この場合は緊急対応をとる必要がある．突発した頭痛は要注意であるが，発症から頭痛のピークまで 1 分未満で到達した頭痛は雷鳴頭痛（thunderclap headache）とよばれ，頭痛診療では特別に扱われる．雷鳴頭痛患者では，くも膜下出血（subarachnoid hemorrhage：SAH）をはじ

表1 頭痛の red flags
初めて経験した頭痛（特に中年以降）
突発した頭痛：雷鳴頭痛（1 分未満に頭痛のピークに達する）
頻度と頭痛強度が増悪する頭痛
発熱を伴う頭痛
悪心・嘔吐を呈する頭痛
神経学的徴候を伴う頭痛

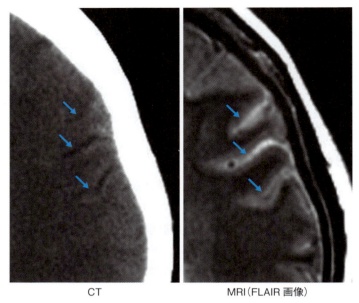

図1 CTとMRI（FLAIR画像）でのSAH検出感度の差
CTで不明瞭な矢印の示した脳溝の出血がFLAIR画像では明瞭である．

めとして重篤な器質的疾患が発見されることがある．雷鳴頭痛患者は発症時間を正確に申告することがある．典型的なSAHの頭痛は激痛であり，「これまで経験したことがないほどの頭痛」と表現されることがあるが，中等度の頭痛にとどまり，救急搬送されずにウォークインで来院する患者もいる．問診では意識レベルの確認に加えて視力障害や複視の有無を確認する．神経診察では，髄膜刺激症候の確認が重要である．項部硬直では，頸部屈曲により下顎が前胸部につかない場合は陽性であるが，微妙な頸部の抵抗上昇のみを呈する場合もある．そのような場合の判定には，臨床経験が大きく影響する．また，眼底鏡で網膜出血あるいは硝子体下出血の有無を確認する．頭部CTによる診断では，発症時間からどれぐらいたっているのかで診断感度が異なる．発症時間からの時間が長いと陽性率は低下する．発症当日では陽性率は90％を超えるが，24時間以降は低下する．特に円蓋部における血腫は見逃されやすい．また，Sylvius裂の左右差や脳槽の形状不整に留意し，大脳鎌による高信号との鑑別も慎重に行うべきである．髄液検査では赤血球の証明（血性髄液）やキサントクロミア（xanthochromia）が重要であるが，後者は溶血によって遊離したヘモグロビンがオキシヘモグロビンやビリルビンに代謝されることで起こるため，発症から数時間以上は経過していることを示す所見といえる．MRI撮影が可能であれば，FLAIR画像やT2*画像ではCTでは確認できないような出血を検出可能である 図1 ．

　SAHを含む雷鳴頭痛の鑑別診断を 表2 に示す．静脈洞血栓症，動脈解離，下垂体卒中では頭部CTでは診断できないことが多い．頭部MRI，MRA，MR静脈造影（MRV）などを適宜施行する必要がある．脳内出血では，尾状核出血がSAHと同様の頭痛を呈することが知られている．静脈洞血栓症では副鼻腔炎や中耳炎などの頭部感染症から続発することがあるため，そのような疾患の除外が必要である．わが国では椎骨動脈解離が比較的多いが，同側の項部や後頭部痛として自覚されることが多い．延髄外側部梗塞によるWallenberg症候群を合併した場合は，Horner徴候や嚥下障害や小脳失調などを呈する．下垂体卒中の本態は下垂体の出血性梗塞であ

表2 雷鳴頭痛をきたす疾患の鑑別診断

疾患名	頭部 CT	参考になる所見
くも膜下出血	○	髄液検査，頭部 MRI の FLAIR 画像
静脈洞血栓症	△	頭部 MRI，MRV，造影 CT（empty delta sign など）
動脈解離	×	頭部 MRA，Wallenberg 症候群，Horner 徴候
脳出血	○	神経学的徴候，高血圧の既往
下垂体卒中	△	頭部 MRI，視野障害，下垂体ホルモン
第三脳室コロイド嚢胞	○	体位による誘発
再発性脳血管攣縮症候群	×	発症から時間がたった後の頭部 MRA，円蓋部 SAH 合併
低髄圧症	×	頭部 MRI 造影での硬膜増強効果，脳組織の下垂所見
急性副鼻腔炎（barotrauma）	△	鼻症状
一次性咳嗽性頭痛	×	咳嗽による誘発
一次性運動時頭痛	×	運動による誘発
性行為に伴う一次性頭痛	×	性行為による誘発
一次性雷鳴頭痛	×	除外診断

○有効，△やや有効，×無効

る．頭部 MRI を用いないと正確な診断は困難である．視野障害や眼球運動障害を呈することが多い．最近注目されている雷鳴頭痛の原因疾患として，可逆性脳血管攣縮症候群（reversible cerebral vasoconstriction syndrome：RCVS）がある．性行為，入浴，排便，選択性セロトニン再取り込み阻害薬（SSRI）などの薬物投与，分娩などを契機に雷鳴頭痛を呈する．発症から 1 カ月以内には頭痛発作は繰り返し起こる．また，本症は円蓋部 SAH や PRES（posterior reversible encephalopathy syndrome）を合併することがある．血管攣縮は雷鳴頭痛発作が終息するころになって MRA で明らかになることが多い．その理由としては，血管攣縮の生じる部位が遠位から近位へと移行するため，血管攣縮が MRA で観察可能な動脈のレベルに至るには時間がかかるためである．以上の器質的疾患の除外後は一次性頭痛を考慮するが，一次性咳嗽性頭痛，一次性運動時頭痛，性行為に伴う一次性頭痛に関しては，状況から疑うことは容易である．そのすべてが当てはまらない場合に一次性雷鳴頭痛と診断する．

　雷鳴頭痛ほどではないが急性に生じている頭痛では，脳出血，脳梗塞，髄膜炎を念頭におく．問診は高血圧をはじめとした脳血管障害のリスクファクターや免疫機能を低下させているような病態がないかを聴取する．後者には，ステロイドや免疫抑制薬の使用，リンパ球機能異常を引き起こす血液疾患，HIV 感染，糖尿病などが含まれる．小脳出血や小脳梗塞などの後頭蓋窩の脳血管障害は頭痛をきたしやすい．髄膜炎では SAH と同様に項部硬直などの髄膜刺激徴候に留意するが，発熱や発汗を同時に認めることがある．また，細菌性髄膜炎では紫斑の有無についてもチェックが必要である．神経疾患以外にも急性頭痛を引き起こす疾患はある．原発閉塞隅角緑内障の発作や急性副鼻腔炎があげられるが，前者では患側眼の充血や散瞳が認められる．頭痛と充血に加えて眼球運動障害を合併した場合は，海綿静脈洞部動静脈瘻の可能性を念頭におく．SSNOOP は二次性頭痛の鑑別の際に注目すべき項目をまとめたものである．全身症状（systemic symptoms），全身性疾患（systemic disease），神経症状あるいは異常検査所見（neurological symptoms [focal] or abnormal exam findings），発症（onset），年齢（older），過去の頭痛病歴（previous headache history）の 6 項目を中心に評価することが重要である．

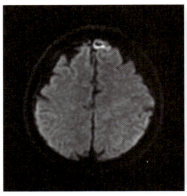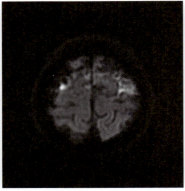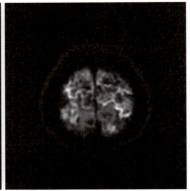

図2 MRIの拡散強調画像（DWI）による硬膜下膿瘍の検出
円蓋部硬膜下膿瘍は高信号として検出される．

表3 新規発症持続性連日性頭痛のICHD-3βによる診断基準

A. BおよびCを満たす持続性頭痛がある
B. 明確な発症で明瞭に想起され，24時間以内に持続性かつ非寛解性の痛みとなる
C. 3カ月を超えて持続する
D. ほかに最適なICHD-3の診断がない

（日本頭痛学会・国際頭痛分類委員会，訳．国際頭痛分類 第3版 beta版．医学書院；2014. p.44-5）

2 亜急性〜慢性に経過している単相性の頭痛

　このタイプの頭痛も器質的疾患の除外が必要である．亜急性の髄膜炎をきたす疾患としては，結核やクリプトコッカスによる髄膜炎，癌性髄膜炎や中枢神経限局性血管炎（central nervous system vasculitis）を考える．これらの疾患ではしばしば意識レベルの変化や精神徴候を呈する．また，結核やクリプトコッカスによる髄膜炎では，血管炎を合併して脳実質内病変を形成し，けいれんや片麻痺などの神経症候を呈することがある．高齢者で注意すべき疾患としては，巨細胞性動脈炎（giant cell arteritis：GCA）や硬膜下血腫があげられる．GCAでは，側頭動脈の腫脹，頭部圧痛，顎跛行が問診および診察上重要である．失明や脳梗塞をきたす危険があるため見逃してはいけない疾患である．硬膜下血腫では頭部打撲の有無を聴取するが，患者自身が記憶していないこともある．脳腫瘍では，局在に応じた神経徴候やてんかん発作を伴っていないかを確認する．硬膜下膿瘍も徐々に蓄積することで亜急性進行性の頭痛をきたすが，その検出にはMRIの拡散強調画像（DWI）が優れる 図2 ．なお，発症24時間以内に持続的な頭痛となり3カ月を超えて持続した頭痛を呈し，器質的疾患が確認されない場合には，国際頭痛分類第3版beta版（ICHD-3β）では新規発症持続性連日性頭痛（new daily persistent headache：NDPH）と診断される．診断基準を 表3 に示す．

3 慢性的に繰り返す頭痛

a. 器質的疾患

　このカテゴリーの頭痛においても器質的疾患の除外は重要である．脳腫瘍や動静脈奇形が原因であることがある．再発性のウイルス性髄膜炎の原因ウイルスとしてはHSV-2の頻度が高く，まれにHSV-1やEBウイルスによっても引き起こされる．このタイプの髄膜炎では，髄液検査

表4 HaNDL の ICHD-3β による診断基準

A. BとCを満たす片頭痛様頭痛の反復である
B. 以下の両方
  1. 少なくとも以下の1つが4時間以上続く一過性神経学的欠損が随伴，または少し先行する
    a) 片側性感覚異常
    b) 発語障害
    c) 片麻痺
  2. 病因学的検査では異常なく，髄液リンパ球増多症（15個/μL を超える）を認める
C. 原因となる証拠として，以下のいずれかまたは両方が示されている
  1. 頭痛と一過性神経学的欠損は髄液リンパ球増多症の発症時期に一致して発現または悪化した，または頭痛がその発見の契機となった
  2. 頭痛と一過性神経学的欠損は髄液リンパ球増多症の改善に並行して有意に改善した
D. ほかに最適な ICHD-3 の診断がない

（日本頭痛学会・国際頭痛分類委員会，訳．国際頭痛分類 第3版 beta 版．医学書院；2014. p.90-1）

表5 「前兆のない片頭痛」の ICHD-3β による診断基準

A. B〜D を満たす発作が5回以上ある（注1）
B. 頭痛発作の持続時間は4〜72時間（未治療もしくは治療が無効の場合）（注2, 3）
C. 頭痛は以下の4つの特徴の少なくとも2項目を満たす
  1. 片側性
  2. 拍動性
  3. 中等度〜重度の頭痛
  4. 日常的な動作（歩行や階段昇降など）により頭痛が増悪する，あるいは頭痛のために日常的な動作を避ける
D. 頭痛発作中に少なくとも以下の1項目を満たす
  1. 悪心または嘔吐（あるいはその両方）
  2. 光過敏および音過敏
E. ほかに最適な ICHD-3 の診断がない

注1. 1回あるいは数回の片頭痛発作を症候性の片頭痛様頭痛発作と鑑別することはときに困難であると考えられる．また，単回あるいは数回の頭痛発作では特徴を把握することが難しい場合もある．したがって，発作を5回以上経験していることを診断の要件とした．発作回数が5回未満の例は，それ以外の1.1「前兆のない片頭痛」の診断基準を満たしていても，1.5.1「前兆のない片頭痛の疑い」にコード化すべきである．
注2. 片頭痛発作中に入眠してしまい，目覚めたときには頭痛を認めない患者では，発作の持続時間を目覚めた時刻までとみなす．
注3. 小児あるいは青年（18歳未満）では，片頭痛発作の持続時間は，2〜72時間としてよいかもしれない（小児においては未治療時の発作持続時間が2時間未満でありうることのエビデンスはいまだ立証されていない）．

（日本頭痛学会・国際頭痛分類委員会，訳．国際頭痛分類 第3版 beta 版．医学書院；2014. p.3-4）

において大型で凹凸のある核と細胞質の偽足様変形を呈する Mollaret 細胞が認められることが多く，Mollaret 髄膜炎ともよばれる．Mollaret 細胞検出のためには，最初からその存在を念頭においた細胞診を行う必要がある．自己免疫疾患による再発性髄膜炎は，Behçet 病，サルコイドーシス，Sjögren 症候群，SLE などが原因としてあげられる．診察上，これらの疾患に随伴する全身症状を検索する必要がある．また，HIV 感染症や免疫抑制薬投与中の患者では細菌性髄膜炎や真菌性髄膜炎が再発することが多い．まれではあるが，頭蓋咽頭腫の破裂により腫瘍組織の髄液腔散布が繰り返されることにより再発性の髄膜炎が生じることもある．さらに，脳脊髄液リンパ球増加症候群による一過性の頭痛と神経学的欠損（syndrome of transient headache and neurological deficits with cerebrospinal fluid lymphocytosis: HaNDL）という疾患がある．片頭痛様の発作が繰り返されるとともに，片麻痺や感覚障害を呈し，髄液検査でリンパ球増加を認める疾患であるが，3カ月以内に軽快する．診断基準を 表4 に示す．

表6 「前兆のある片頭痛」のICHD-3βによる診断基準

A. BおよびCを満たす発作が2回以上ある
B. 以下の完全可逆性前兆症状が1つ以上ある
　1. 視覚症状
　2. 感覚症状
　3. 言語症状
　4. 運動症状
　5. 脳幹症状
　6. 網膜症状
C. 以下の4つの特徴の少なくとも2項目を満たす
　1. 少なくとも1つの前兆症状は5分以上かけて徐々に進展するか，または2つ以上の前兆が引き続き生じる（あるいはその両方）
　2. それぞれの前兆症状は5〜60分持続する（注1）
　3. 少なくとも1つの前兆症状は片側性である（注2）
　4. 前兆に伴って，あるいは前兆発現後60分以内に頭痛が発現する
D. ほかに最適なICHD-3の診断がない，また，一過性脳虚血発作が除外されている

注1. 例えば，1回の前兆の間に3つの症状が発現する場合には，前兆の許容最長持続時間は3×60分間である．
　　運動症状は最長72時間持続する場合もある．
注2. 失語は常に片側性症状とみなされるが，構音障害は片側性の場合もそうでない場合もありうる．

（日本頭痛学会・国際頭痛分類委員会，訳. 国際頭痛分類 第3版 beta版. 医学書院；2014. p.4-5）

b. 一次性頭痛

1) 明らかな反復性を呈し4〜72時間続く頭痛

　片頭痛の可能性を念頭におく．問診が診断の鍵であるが，ICHD-3βの診断基準 **表5** の項目を満たしているかが重要である．まず，頭痛発作は過去5回以上なければいけない．Cの項目では，1. 片側性，2. 拍動性，3. 中等度〜重度の頭痛，4. 日常的な動作（歩行や階段昇降など）による頭痛増悪，の2項目以上を満たさなければいけない．典型的な発作はすべてを満たすが，中等度で日常的な動作での増悪があれば，片側性や拍動性がなくても片頭痛の可能性があることは認識しておくべきである．また，Dの項目は1つあればクリアできるので，悪心のみでも満たすが，過敏症状は光過敏と音過敏が両方なければいけない．また，Eの意味しているところは器質的疾患が除外されているということなので，頭部CTやMRIでそのような病変がないことを確認することも必要である．片頭痛の症状は，Pulsating（拍動性），duration of 4〜72 hOur（4〜72時間の持続時間），Unilateral（片側性），Nausea（悪心），Disabling（生活支障度が高い）をあわせてPOUNDingとまとめられる．片頭痛患者の25〜30％では頭痛に先行して前兆という一過性の神経症状を認め，「前兆のある片頭痛」とよばれる．原則的に前兆は5〜60分持続する．「前兆のある片頭痛」のICHD-3βの診断基準を **表6** に示す．前兆の種類はBの1〜6にあげたように多彩である．しかし，圧倒的に視覚症状が多い．視野の一部が暗くて見えなくなるという陰性症状と「ギラギラ光る」，「モザイク状になる」といった陽性症状がある．典型的にはジグザク型の辺縁を有する視野症状が次第に拡大する形をとり，ジグザグ部分には明らかな色彩を伴うこともある．片側の感覚障害や失語を呈することもある．これらの「前兆のある片頭痛」は「典型的前兆を伴う片頭痛」とよばれる **表7** ．これらの症状に加えて，構音障害，回転性めまい，運動失調などを呈する場合は「脳幹性前兆を伴う片頭痛」と診断される．その診断基準を **表8** に示す．Bの項目から，本疾患は「典型的前兆を伴う片頭痛」の部分集合を形成していることがわかる．Cの項目のうちで2項目以上を満たさなければいけないので，めまいのみを随伴するものは「前庭性片頭痛」に分類される．なお，典型的前兆に加えて運動麻痺を呈するものは「片麻痺性片頭痛」とよばれる．診断基準を **表9** に示すが，運動麻痺の持続

124　神経症候7 頭が痛い，顔が痛い

表7 「典型的前兆を伴う片頭痛」の ICHD-3β による診断基準

A. B および C を満たす発作が 2 回以上ある
B. 前兆は完全可逆性の視覚症状，感覚症状，言語症状からなる．運動麻痺（脱力），脳幹症状，網膜症状は含まれない
C. 以下の 4 つの特徴の少なくとも 2 項目を満たす
　1. 少なくとも 1 つの前兆症状は 5 分以上かけて徐々に進展するか，または 2 以上の前兆症状が引き続き生じる（あるいはその両方）
　2. それぞれの前兆症状は 5〜60 分持続する（注 1）
　3. 少なくとも 1 つの前兆症状は片側性である（注 2）
　4. 前兆に伴って，あるいは前兆発現後 60 分以内に頭痛が発現する
D. ほかに最適な ICHD-3 の診断がない，また，一過性脳虚血発作が除外されている

注 1. 例えば，1 回の前兆の間に 3 つの症状が発現する場合には，前兆の許容最長持続時間は 3×60 分間である．
注 2. 失語は常に片側性症状とみなされるが，構音障害は片側性の場合もそうでない場合もありうる．

この診断基準を踏まえた上で，次を満たせば「典型的前兆に頭痛を伴うもの」と診断する．
A. 「典型的前兆を伴う片頭痛」の診断基準を満たす
B. 頭痛（片頭痛の特徴を有する場合とそうでない場合がある）が前兆に伴って，または前兆発現後 60 分以内に発現する

（日本頭痛学会・国際頭痛分類委員会，訳．国際頭痛分類 第 3 版 beta 版．医学書院；2014. p.6-7）

表8 「脳幹性前兆を伴う片頭痛」の ICHD-3β による診断基準

A. B〜D を満たす頭痛発作が 2 回以上ある
B. 完全可逆性の視覚性，感覚性，言語性前兆があるが，運動麻痺（脱力）（注 1）あるいは網膜症状は伴わない
C. 以下の脳幹症状のうち少なくとも 2 項目を満たす
　1. 構音障害
　2. 回転性めまい
　3. 耳鳴
　4. 難聴
　5. 複視
　6. 運動失調
　7. 意識レベルの低下
D. 以下の 4 つの特徴の少なくとも 2 項目を満たす
　1. 少なくとも 1 つの前兆症状は 5 分以上かけて徐々に進展するか，または 2 つ以上の前兆症状が引き続き生じる（あるいはその両方）
　2. それぞれの前兆症状は 5〜60 分持続する（注 2）
　3. 少なくとも 1 つの前兆症状は片側性である（注 3）
　4. 前兆に伴って，あるいは前兆発現後 60 分以内に頭痛が発現する
E. ほかに最適な ICHD-3 の診断がない，また，一過性脳虚血発作が除外されている

注 1. 運動症状を有する場合は 1.2.3「片麻痺性片頭痛」にコード化する．
注 2. 例えば，1 回の前兆の間に 3 つの症状が発現する場合には，前兆の許容最長持続時間は 3×60 分間である．
注 3. 失語は常に片側性症状とみなされるが，構音障害は片側性の場合もそうでない場合もありうる．

（日本頭痛学会・国際頭痛分類委員会，訳．国際頭痛分類 第 3 版 beta 版．医学書院；2014. p.7-8）

表9 「片麻痺性片頭痛」（注 1）の ICHD-3β による診断基準

A. B および C を満たす発作が 2 回以上ある
B. 前兆として以下の 2 項目の両方を認める
　1. 完全可逆性運動麻痺（脱力）
　2. 完全可逆性視覚症状，感覚症状，言語症状のいずれか 1 つ以上
C. 以下の 4 つの特徴の少なくとも 2 項目を満たす
　1. 少なくとも 1 つの前兆症状は 5 分以上かけて徐々に進展するか，または 2 つ以上の前兆症状が引き続き生じる（あるいはその両方）
　2. 運動症状以外の前兆はそれぞれ 5〜60 分持続する．運動症状については 72 時間未満（注 2）
　3. 少なくとも 1 つの前兆症状は片側性である（注 3）
　4. 前兆に伴って，あるいは前兆発現後 60 分以内に頭痛が発現する
D. ほかに最適な ICHD-3 の診断がない，また，一過性脳虚血発作や脳梗塞が除外されている

注 1. 片麻痺（plegic）という用語は多くの国の言語で完全な麻痺を意味するが，ほとんどの発作は脱力（不全麻痺）を特徴とする．
注 2. 一部の患者では脱力は何週間も続くことがある．
注 3. 失語は常に片側性症状とみなされるが，構音障害は片側性の場合もそうでない場合もありうる．

（日本頭痛学会・国際頭痛分類委員会，訳．国際頭痛分類 第 3 版 beta 版．医学書院；2014. p.8-9）

表10 片頭痛の誘因

- 月経
- 排卵
- 精神的ストレス
- ストレスからの解放
- 睡眠不足
- 睡眠過多
- 空腹
- 天候不順（低気圧）
- 強い光
- 臭い
- 騒音
- 食物（チーズ，柑橘類，チョコレートなど）
- アルコール
- ニトログリセリン

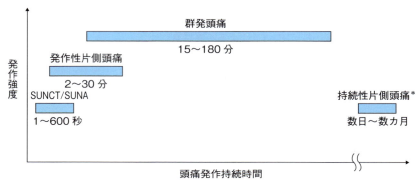

図3 TACsの発作持続時間と発作強度の関係比較図
＊寛解型の場合は1日以上の寛解期があり

時間は72時間未満と規定されている（ただし一部症例では何週間も遷延することがある）．「片麻痺性片頭痛」は家族性（遺伝性）であることが多いので家族歴を聴取する．

　以上，ICHD-3βの診断基準に沿って解説してきたが，片頭痛では発作の前日や数時間前に予兆が自覚されていることがある．倦怠感，眠気，気分変調などが多い．また，誘因の聴取も重要である 表10．

2）明らかな反復性を呈し持続時間4時間未満の頭痛

　片頭痛が未治療の場合に4時間以上の持続時間を有する発作を繰り返すのに比較して，短時間の発作を繰り返す疾患として群発頭痛，発作性片側頭痛，短時間持続性片側神経痛様頭痛発作（short-lasting unilateral neuralgiform headache attacks）があげられる．これらの疾患は，三叉神経自律神経性頭痛（trigeminal autonomic cephalalgias: TACs）というカテゴリーに属するが，その理由は頭痛発作とともに自律神経症候を呈することにある．また，これらの疾患に共通していることは，頭痛は必ず片側性に起こることである（発作ごとにサイドが変わることはある）．発作自体は短いが，激痛が特徴である．TACsの発作持続時間と発作強度の関係を 図3 に示す．診察時には，Horner徴候や顔面の腫脹や発赤などの自律神経のチェックを行うが，多くの場合は発作間欠期での受診である．そのため，発作時の写真やビデオを入手できると診断に役に立つ．血圧上昇や発汗を伴う頭痛発作の場合には褐色細胞腫の可能性を考える．

表 11 群発頭痛の ICHD-3β による診断基準

A. B〜D を満たす発作が 5 回以上ある
B. 未治療の場合，重度〜きわめて重度の一側の痛みが眼窩部，眼窩上部または側頭部のいずれか 1 つ以上の部位に 15〜180 分間持続する（注 1）
C. 以下の 1 項目以上を認める
　1. 頭痛と同側に少なくとも以下の症状あるいは徴候の 1 項目を伴う
　　a）結膜充血または流涙（あるいはその両方）
　　b）鼻閉または鼻漏（あるいはその両方）
　　c）眼瞼浮腫
　　d）前額部および顔面の発汗
　　e）前額部および顔面の紅潮
　　f）耳閉感
　　g）縮瞳または眼瞼下垂（あるいはその両方）
　2. 落ち着きのない，あるいは興奮した様子
D. 発作時期の半分以上においては，発作の頻度は 1 回/2 日〜8 回/日である
E. ほかに最適な ICHD-3 の診断がない

注 1. 3.1「群発頭痛」の経過中（ただし経過の 1/2 未満）に，発作の重症度が軽減または持続時間（短縮または延長）の変化（あるいはその両方）がみられることがある.

（日本頭痛学会・国際頭痛分類委員会，訳. 国際頭痛分類 第 3 版 beta 版. 医学書院; 2014. p.29）

● **群発頭痛**：ICHD-3β の診断基準を 表11 に示す. 典型的な例では，疼痛の程度がきわめて強く「熱した火かき棒で目をつつかれたよう」などと表現される激痛を呈する. 眼窩後部に好発する. 持続時間は 15〜180 分である. 悪心や光過敏・音過敏がみられる症例も存在するが，過敏症状は頭痛側に出現する. 自律神経症状は項目 C.1 に列挙されている. このうち，「前額部および顔面の紅潮」と「耳閉感」が ICHD-3β で新たに加わったが，前者は皮膚の色の関係から日本人で認めにくく，後者の頻度は低い. Horner 徴候の中で，軽度の瞼裂狭小は頭痛が治まった後でもしばしば残存している. 群発頭痛の症状を，Short-lasting（短時間），Excruciating（苦痛度が高い），Autonomic symptoms（自律神経症状），Lateralized（片側性）をあわせて SEAL とまとめることを提言したい. 発作中の不穏症状は，日本人では少ないと報告されている. また，14〜18% の症例では発作毎に疼痛サイドが変化する. アルコール摂取，睡眠，きつい臭いなどが発作の引き金になる. 20〜40 歳代の男性で発症することが多く，男女比は 2.5〜3.5：1 といわれているが，近年女性例が増加傾向にあるという指摘がある. 頭痛発作が続く時期は群発期とよばれる. 患者によって特定の時間帯あるいは季節に起こる傾向を示すといった発作の周期性が認められる. 群発期が 7 日〜1 年間続き，発作が 1 カ月以上の寛解期で中断されるものは反復性群発頭痛であり，頭痛発作が 1 年を超えて発現し，寛解期がないか，あったとしても 1 カ月未満で終わるものは慢性群発頭痛とよばれている. 三叉神経痛と合併した症例は cluster-tic 症候群とよばれる. 群発頭痛類似の症状を呈する二次性頭痛は多く，特に下垂体病変の頻度が高いことが知られている. したがって，本症の診断にあたっては MRI 撮像が必須といえる.

● **発作性片側頭痛**：発作性片側頭痛は群発頭痛と類似の臨床症状を示すものの，発作持続時間は 2〜30 分間とより短く，発作頻度は半数以上の症例で 1 日 5 回以上認めるといったように高く，特に夜間に頻発するわけではない. 臨床症状は診断基準に記されている通りである 表12. やや女性に多い疾患といわれている. 発作の引き金は，頭部の屈曲や回転，あるいは C4〜5 の横突起や大後頭神経への圧迫などの物理的な刺激であることが多い. アルコールも頻度は低いが誘因となる. 頭痛が 7 日〜1 年間発現し，発作が 1 カ月以上の寛解期で中断されるものは反復性発作性片側頭痛であり，頭痛発作が 1 年以上発現し，寛解期がないか，あったとしても 1 カ月未

神経症候 7　頭が痛い，顔が痛い

表12 発作性片側頭痛の ICHD-3β による診断基準

A. B〜E を満たす発作が 20 回以上ある
B. 重度の一側性の痛みが，眼窩部，眼窩上部または側頭部のいずれか 1 つ以上の部位に 2〜30 分間持続する
C. 痛みと同側に少なくとも以下の症状あるいは徴候の 1 項目を伴う
　1. 結膜充血または流涙（あるいはその両方）
　2. 鼻閉または鼻漏（あるいはその両方）
　3. 眼瞼浮腫
　4. 前額部および顔面の発汗
　5. 前額部および顔面の紅潮
　6. 耳閉感
　7. 縮瞳または眼瞼下垂（あるいはその両方）
D. 発作の頻度は病悩期間の半分以上においては，5 回 / 日以上である
E. 発作は治療量のインドメタシンで完全寛解する（注 1）
F. ほかに最適な ICHD-3 の診断がない

注 1．成人では経口インドメタシンは最低用量 150 mg/ 日を初期投与として使用し必要があれば 225 mg/ 日を上限に
　　　増量する．経静脈投与の用量は 100〜200 mg である．維持用量はこれより低用量がしばしば用いられる

（日本頭痛学会・国際頭痛分類委員会，訳．国際頭痛分類 第 3 版 beta 版．医学書院；2014. p.30）

表13 短時間持続性片側神経痛様頭痛発作の ICHD-3β による診断基準

A. B〜D を満たす発作が 20 回以上ある
B. 中等度〜重度の一側性の頭痛が，眼窩部，眼窩上部，側頭部またはその他の三叉神経支配領域に，単発性あるい
　　は多発性の刺痛，鋸歯状パターン（saw-tooth pattern）として 1〜600 秒間持続する（図 4 参照）
C. 頭痛と同側に少なくとも以下の頭部自律神経症状あるいは徴候の 1 項目を伴う
　1. 結膜充血または流涙（あるいはその両方）
　2. 鼻閉または鼻漏（あるいはその両方）
　3. 眼瞼浮腫
　4. 前額部および顔面の発汗
　5. 前額部および顔面の紅潮
　6. 耳閉感
　7. 縮瞳または眼瞼下垂（あるいはその両方）
D. 発作時期の半分以上においては，発作の頻度が 1 日に 1 回以上である
E. ほかに最適な ICHD-3 の診断がない

（日本頭痛学会・国際頭痛分類委員会，訳．国際頭痛分類 第 3 版 beta 版．医学書院；2014. p.31）

満で終わるものは慢性発作性片側頭痛とよばれている．インドメタシンで完全寛解するという項目があるため，治療的診断が必要な疾患である．

●**短時間持続性片側神経痛様頭痛発作**：診断基準を **表13** に示す．1〜600 秒とかなり幅が広いが，基本的には非常に短時間の頭痛あるいは顔面痛が自律神経症状とともに認められる頭痛発作である．疼痛は眼神経領域に多いが，いずれの三叉神経の枝の支配領域にも起こる．自律神経症状として結膜充血および流涙が認められれば結膜充血および流涙を伴う短時間持続性片側神経痛様頭痛発作（short-lasting unilateral neuralgiform headache attacks with conjunctival injections and tearing: SUNCT）であり，そうでない場合は頭部自律神経症状を伴う短時間持続性片側神経痛様頭痛発作（short-lasting unilateral neuralgiform headache attacks with cranial autonomic symptoms: SUNA）である．痛みの性質は刺痛（stabbing pain）であり，顔面への触覚刺激で誘発される点を含め三叉神経痛に類似するが，不応期が存在しないのが相違点である．単発性刺痛を呈するもの，多発性刺痛を呈するもの，さらには多発性の刺痛を呈し刺痛と刺痛の間に痛みが完全に消失しない長い発作がある **図4**．最後のパターンは鋸歯状パターンとよばれている．一部には三叉神経痛が合併している症例があり，この場合は両者の診断名を列挙する．

神経症候 7　頭が痛い，顔が痛い

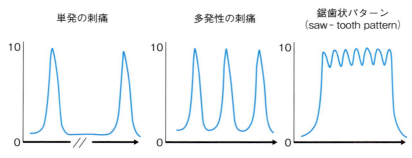

図4 短時間一側性神経痛様頭痛発作の発現パターン
（Cohen AS, et al. Brain. 2006; 129: 2746-60）

表14 稀発反復性緊張型頭痛のICHD-3βによる診断基準

A. 平均して1カ月に1日未満（年間12日未満）の頻度で発現する頭痛が10回以上あり，かつB〜Dを満たす
B. 30分〜7日間持続する
C. 以下の4つの特徴のうち少なくとも2項目を満たす
　1. 両側性
　2. 性状は圧迫感または締めつけ感（非拍動性）
　3. 強さは軽度〜中等度
　4. 歩行や階段の昇降のような日常的な動作により増悪しない
D. 以下の両方を満たす
　1. 悪心や嘔吐はない
　2. 光過敏や音過敏はあってもどちらか一方のみ
E. ほかに最適なICHD-3の診断がない

（日本頭痛学会・国際頭痛分類委員会，訳．国際頭痛分類 第3版 beta版．医学書院；2014. p.22）

表15 持続性片側頭痛のICHD-3βによる診断基準

A. B〜Dを満たす一側性の頭痛がある
B. 3カ月を超えて存在し，中等度〜重度の強さの増悪を伴う
C. 以下の1項目以上を認める
　1. 頭痛と同側に少なくとも以下の症状あるいは徴候の1項目を伴う
　　a) 結膜充血または流涙（あるいはその両方）
　　b) 鼻閉または鼻漏（あるいはその両方）
　　c) 眼瞼浮腫
　　d) 前額部および顔面の発汗
　　e) 前額部および顔面の紅潮
　　f) 耳閉感
　　g) 縮瞳または眼瞼下垂（あるいはその両方）
　2. 落ち着きのない，あるいは興奮した様子，あるいは動作による痛みの増悪を認める
D. 治療量のインドメタシンで完全寛解する（注1）
E. ほかに最適なICHD-3の診断がない

注1．成人では経口インドメタシンは最低用量150 mg/日を初期投与として使用し，必要があれば225 mg/日を上限に増量する．経静脈投与の用量は100〜200 mgである．維持用量はこれより低用量で十分な場合が多い．

（日本頭痛学会・国際頭痛分類委員会，訳．国際頭痛分類 第3版 beta版．医学書院；2014. p.33）

3）その他の反復性の頭痛

　代表的な疾患は緊張型頭痛である．最も頻度の高い頭痛であるが，多くの症例は受診しない．本疾患の持続時間は30分から7日間と幅が広い．頭痛の性状は片頭痛とは大きく異なるが，片頭痛に合併している症例も存在する．ICHD-3βの稀発反復性緊張型頭痛の診断基準を表14に示す．3カ月を超えて月に1〜14日頭痛が生じる場合は，頻発反復性緊張型頭痛と診断する．

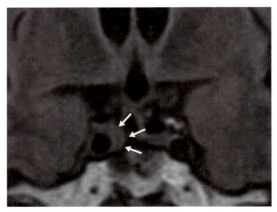

図5 海綿静脈洞の腫瘍により持続性片側頭痛様の症状をきたした症例（57歳女性）

触診による頭蓋周囲の圧痛点の確認は重要である．多くの場合，索状のしこりを形成している（taut band）．この部位の圧迫によって頭痛が再現される場合はトリガーポイント（trigger point）とよばれる．慢性片頭痛は前兆のない片頭痛から発生することが多く，その基本的病像は月に15日以上は頭痛を認め，そのうちに8日は片頭痛の特徴を示すことである．問診では市販の複合鎮痛薬などの急性期頭痛治療薬の使用過多がしばしば判明する．多くの慢性片頭痛患者では，単に片頭痛発作回数が多いだけでなく緊張型頭痛も有している．慢性片頭痛患者を発見した場合には頭痛専門医の受診を勧めた方がよい．また，上述のTACsの中に持続性片側頭痛がある．本疾患の診断基準を 表15 に示す．3カ月を超えて存在する慢性頭痛疾患であるが，寛解期をはさむため反復性を呈する．下垂体近傍の病変で同様の病像を呈することがあるため画像検査が重要である 図5 ．

B. 神経学的診察の方法

頭痛診察において髄膜刺激徴候を調べることは重要である．

a. 項部硬直

検者はまず被検者の頸部をゆっくり回旋させて筋トーヌスが正常なことを確認する．そのうえで，頭部を前屈させて頸部の抵抗を調べる．通常は下顎が前胸部に接触できる 図6 ．

b. Kernig 徴候

被検者が仰臥位になり股関節を屈曲した状態で，検者が膝関節を伸展させようとすると被検者の膝関節屈曲が誘発される現象．あるいは，仰臥位の被検者が股関節と膝関節を90°に屈曲させた状態で，検者が膝関節を伸展させようとした際に，痛みや抵抗が生じて十分伸展できない現象が観察されると陽性と判断する 図7 ．髄膜や神経根の炎症によって生じると考えられている．

c. Brudzinski 徴候

仰臥位になった被検者の後頭部に検者が一方の手を当てて頸部を屈曲させる．そのときに，も

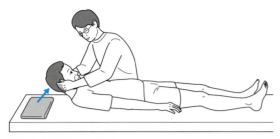

図6 項部硬直の診察

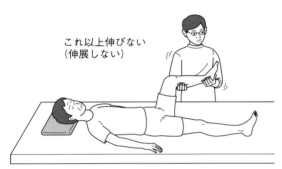

図7 Kernig 徴候の診察

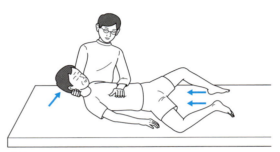

図8 Brudzinski 徴候の診察

う一方の手で被検者の胸部をおさえる．その際に，被検者の両側の股関節と膝関節の屈曲が誘発されたら陽性と判断する 図8．ときに，拇指の伸展と残りの足指の開扇現象が随伴する．

C. 症候の種類と解釈―症候を説明する病態

1 頭痛発生の解剖学的・生理学的基礎

　通常の頭痛は，頭頸部に存在する構造物へ侵害性刺激が加わることによって発生した痛覚情報が，三叉神経あるいは第1・2頸髄神経を一次ニューロンとして中枢神経系へ伝達され，大脳皮質で痛みとして認識された結果生じる．一次感覚ニューロンである三叉神経節ニューロンと後根神経節ニューロンは偽双極性ニューロンであり，末梢および中枢側に軸索を伸ばす．侵害性刺激を受容する一次性感覚ニューロンは侵害受容器（nociceptor）とよばれることもある．侵害性刺激には，伸展などの機械的刺激・化学物質への曝露や pH 変化（プロトン濃度）などの化学的刺激・温度刺激などが含まれる．侵害性刺激に感受性がある頭蓋外（頭蓋骨より外側）の構造物には，皮膚・筋肉（筋膜）・動脈・骨膜があげられる．一方，頭蓋内（頭蓋骨より内側）に存在する構造物としては，硬膜・硬膜血管・脳動脈・軟膜動脈・静脈洞があげられる．脳実質自体には侵害受容器は存在しない．侵害性刺激が引き起こす疼痛の程度は，時間的加算や空間的加算の影響も受ける．したがって，比較的弱い刺激であっても，頻回に長時間加えられると強い疼痛として認識される可能性がある．また，プロスタグランジン，インターロイキン，神経栄養因子（nerve growth factor: NGF）などの炎症メディエーターの作用によって末梢での侵害受容器の感受性が亢進する現象が知られている．これは，感作（sensitization）という現象であり，

末梢神経レベルで生じたものは末梢性感作とよばれる．一方，感作は二次ニューロンレベル（三叉神経脊髄路尾側亜核）や三次ニューロンレベル（視床）でも成立することが明らかにされており，これらは中枢性感作とよばれている．感作が生じると，侵害性刺激によって疼痛が自覚される閾値の低下（痛覚過敏）や本来は疼痛を生じさせない触覚刺激などの非侵害性刺激が疼痛を生じさせる現象（アロディニア）が観察される．三叉神経脊髄路尾側亜核や脊髄後角において一次感覚ニューロンから二次感覚ニューロンへの神経伝達が行われるが，この神経伝達は吻側延髄腹外側部や中脳水道周囲灰白質（periaqueductal gray：PAG）などに由来する下行性疼痛制御系によって調節されている．

2 片頭痛の病態生理

a. 血管拡張のみでは片頭痛発生は説明できない

　片頭痛のメカニズムは現在でも完全には解明されていない．古くは，頭部の血管が異常に拡張して頭痛が生じると考えられていた．これは，片頭痛が拍動性頭痛を主徴とすること，頭痛が側頭動脈の拍動に一致して増強しているという観察に基づいて提唱された．しかしその後，片頭痛発作中の患者で核医学検査を用いて脳血流を観察したところ，確かに脳血流の増加は認められたが，その時相は患者が頭痛を感じている時期とは明らかなずれを示したため，血管説はやがて支持されなくなった．また，高解像度MRAを用いた複数の研究によっても，片頭痛発作時の血管拡張に関して一致した見解は得られていない．さらには，血管収縮作用をほとんど有さない選択的 $5-HT_{1F}$ 作動薬ラスミディタン（lasmiditan）の投与によっても片頭痛発作が頓挫することが報告されているため，血管拡張そのものが片頭痛の原因であるという考えは支持されていない．ただし，血管拡張自体は片頭痛の増悪因子にはなると思われる．

b. 片頭痛発生における三叉神経系の役割

　現時点で最も有力な片頭痛発生機序は，脳硬膜など侵害性刺激に対して感受性を有する頭蓋内組織に分布する三叉神経終末が，何らかの刺激を受けるとカルシトニン遺伝子関連ペプチド（calcitonin gene-related peptide：CGRP）やサブスタンスP（substance P：SP）などの神経ペプチドを放出し，局所的な神経原性炎症（neurogenic inflammation）が惹起されて持続性の頭痛発作が引き起こされるという三叉神経血管説（trigeminovascular theory）である 図9．本モデルの炎症は，血管透過性亢進による血漿成分の血管外漏出と硬膜に分布する肥満細胞脱顆粒によるヒスタミンをはじめとしたメディエーター放出によって引き起こされると考えられている．このようなメディエーター放出は軸索反射（axon reflex）によって隣接した神経終末でも生じるため，炎症範囲も拡大すると考えられた．"何らかの刺激"が引き起こす三叉神経の順行性伝導に加えて，神経原性炎症とその結果生じる感作の両者の作用によって片頭痛特有の持続的な痛みが生じると考えられる．また，このモデルでは感作が成立した結果，通常は痛みとして感じられない血管拍動が拍動性頭痛を引き起こすと考えられている．したがって，血管拡張自体は片頭痛発生に必須でないことも説明可能である．なお，三叉神経終末から放出されたCGRP放出は硬膜血管の拡張を引き起こされている可能性もあるため，血管拡張が頭痛の増悪因子として働いている可能性はある．また，本モデルの"何らかの刺激"の1つは次項で詳しく説明する皮質拡延性抑制（cortical spreading depression：CSD）ではないかと考えられている．

　片頭痛発作頓挫に有効なトリプタンはセロトニン $5-HT_{1B/1D}$ 受容体アゴニストであるが，三

132　神経症候7　頭が痛い，顔が痛い

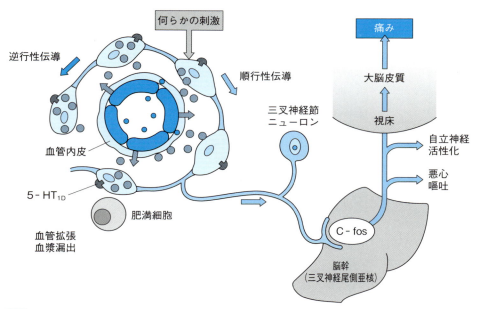

図9 三叉神経血管説
（Moskowitz MA. Trends Pharmacol Sci. 1992; 13: 307-11[4]）より改変）

叉神経終末の 5-HT$_{1D}$ 受容体刺激によって神経ペプチドの放出が抑制を受けることが実証されている．また，トリプタンによる頭蓋内血管の 5-HT$_{1B}$ 受容体刺激は血管を収縮させるため，CGRP による血管拡張はこの作用によって拮抗される．

また，神経原性炎症によって引き起こされた三叉神経一次ニューロン（三叉神経節ニューロン）での末梢性感作は，二次ニューロン（三叉神経脊髄路核尾側亜核）以上における中枢性感作を引き起こすことも知られている．視床ニューロンの興奮性は，視神経からの入力や，様々な神経伝達物質によるモジュレーションが加わることが明らかとなっている．片頭痛発作に伴って認められるアロディニアが，三叉神経支配領域にとどまらず頭蓋外にも認められることがある．これは，視床レベルでの中枢性感作の成立によって生じると考えられているが，functional MRI（fMRI）を用いた研究によって，片頭痛発作時に視床の活性化が生じていることが実証されている．

c. 片頭痛の基本病態は中枢神経系にある

片頭痛の前兆は CSD によって引き起こされると考えられている．CSD は，大脳皮質などで一過性の脱分極が生じた後に，数分以上にわたってニューロンとグリアの電気活動が抑制される現象である．しかもその抑制部位は 2～5 mm/分の速さで周囲へ伝播していく．最初に認められる脱分極は spreading depolarization とよばれる．CSD は spreading depolarization の結果として生じる現象といえる．CSD 発生時に一過性の脳血管拡張とそれに引き続く収縮が起こり，乏血（oligemia）が生じることが確認されている．そのような血流変化は fMRI の BOLD 信号（blood oxygenation level-dependent signal）の変化として片頭痛患者で実際に捉えられている．

片頭痛の病態の主座が神経側にあるという考え方は神経説とよばれている．片頭痛患者では，

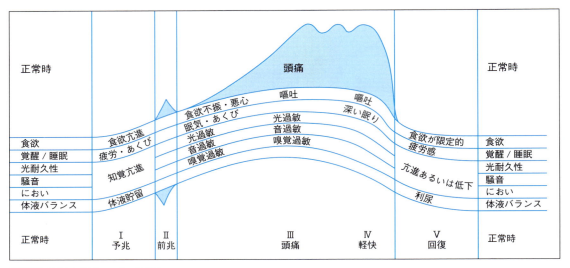

図10 片頭痛発作の時間経過
（Blau JN. Lancet. 1992; 339: 1202-7[5] より改変）

表16 家族性片頭痛の遺伝子異常

名称	責任遺伝子	遺伝子産物	蛋白質機能	遺伝形式	OMIM
FHM1	CACNA1A	$Ca_{v2.1}$ α1 サブユニット	亢進	AD	141500
FHM2	ATP1A2	Na^+/K^+ pump α2 サブユニット	低下	AD	602481
FHM3	SCN1A	$Na_{v1.1}$	亢進	AD	609634
	KCNK18	TRESK K2P チャネル（K^+チャネル）	低下	AD	613656
	SLC4A4	Na^+-HCO_3^-共輸送体（NBCe1）	低下	AD	
	PRRT2	PRRT2（シナプス蛋白）	低下	AD	

AD：常染色体優性

発作前後にも気分や感覚系の異常がしばしば認められる 図10．片頭痛の予兆には，食欲の亢進・倦怠感・あくび・感覚系の機能亢進・体液貯留などが含まれ，視床下部や視床の機能異常を示唆する．さらに，片頭痛発作間欠期において，痛覚や視覚刺激で誘発される事象関連電位で通常では認められる慣れ（habituation）が欠如することが明らかになっており，感覚情報のプロセシング異常が示唆される．このような点を踏まえると，片頭痛は根本的には中枢神経疾患であると考えられる．具体的にどのような異常が背景にあるのかは完全に解明されてはいないが，最近の遺伝学研究の結果は片頭痛の病態におけるイオンチャネルの異常や興奮性アミノ酸であるグルタミン酸の機能亢進の重要性を支持している．主な家族性片頭痛の責任遺伝子は現在のところ 表16 に示すように複数同定されている．そのうち3つはイオンチャネルの遺伝子変異に起因する．例えば，家族性片麻痺性片頭痛（familial hemiplegic migraine: FHM2）ではアストロサイトに発現しているNa^+, K^+-ATPaseの遺伝子変異による同蛋白質の機能低下が原因であり，結果として細胞外カリウムとグルタミン酸の濃度が上昇する．他の病型を含め，FHMで認められる遺伝子変異はコードしている蛋白質の機能を変化させ，最終的な結果としてシナプス機能の異常亢進をもたらす．一般の片頭痛患者を対象にしたゲノムワイド関連解析で明らかとなっ

た片頭痛疾患感受性遺伝子の一部にシナプス機能に関連する遺伝子が存在する．片頭痛の予防に中枢性カルシウム拮抗薬や抗てんかん薬が有効である事実は，シナプス機能の是正が片頭痛病態改善に寄与することを裏付けている．

　片頭痛患者では，三叉神経一次ニューロンと二次ニューロンの間のシナプス伝達異常が存在するというデータがある．次の発作が近づくにつれて侵害性刺激に対する三叉神経脊髄路核の興奮性が次第に高まることがfMRIによって実証されている．中脳水道周囲灰白質は吻側延髄腹内側部を介して下行性線維を三叉神経脊髄路核や脊髄後角に送り，二次ニューロンレベルで痛覚入力の調節を行っている．片頭痛患者では，この痛覚調節機能の低下によって痛覚伝達が亢進している可能性が指摘されている．

　中枢神経疾患である片頭痛が，どのようなメカニズムで予兆や前兆などの症状とほぼ同期して三叉神経終末近傍の神経原性現象を引き起こすのかはいまだに解決されていない謎である．CSDが三叉神経終末に侵害性刺激を与える可能性が指摘されているが，これによって前兆と頭痛発生の連続性は説明可能となる．また，前兆のない片頭痛でもCSDは起きているものの，発生部位がeloquentな部位でないために無症候のsilent auraとなり，臨床的には頭痛のみを起こしているのではないかという説もある．

③ 群発頭痛の病態生理

　群発頭痛では，発作が頻回に認められる群発期が周期的に観察されたり，発作が日内周期性を示したりすることから，概日リズム形成に重要な役割を果たす視床下部視交叉上核（suprachi-asmatic nucleus）の異常が想定されている．発作中に施行されたPETで視床下部の異常活性化が観察されており，高解像度MRIによるvoxel-based morphometryの解析により視床下部後下部の灰白質密度上昇が確認されている．MRスペクトロメトリーによっても，ニューロン障害を示すN-acetylaspartate（NAA）／クレアチン比の低下が検出されていることから，群発頭痛では視床下部における機能的および器質的異常が存在すると考えられる．また，群発発作時に認められる副交感神経亢進症状は，三叉神経脊髄路尾側亜核に入力した感覚シグナルが，上唾液核経由で翼口蓋神経節に連絡し，そこに起始する副交感神経節後線維の作用で結膜や皮膚の血管拡張が生じると考えられている．群発頭痛患者では，本経路を介した副交感神経活性化が健常者に比較して亢進していると考えられている．翼口蓋神経ブロックあるいは電気刺激が群発頭痛発作抑制に有効である．Horner症候群の発生は，海綿静脈洞部や破裂孔付近における局所血管拡張や炎症性変化に伴う交感神経線維圧迫が原因と想定されている．また，同部位には三叉神経線維や交感神経線維に加えて副交感神経が加わって神経叢を形成していることも確認されているため，副交感神経刺激症状発現の責任病巣を本部位に求める考え方もある．すなわち，炎症メディエーターなどにより，同部位で副交感神経が刺激されるのではないかという考え方である．発作時の頸静脈中で三叉神経の神経伝達物質であるCGRP濃度の上昇を認めることから，三叉神経系の異常活性化が引き起こされていると考えられている．群発頭痛の病態生理のまとめを図11に示す．

④ 緊張型頭痛の病態生理

a. 頭部周囲筋の解剖と神経支配

　頭頸部の筋膜には第1〜3頸髄由来の感覚神経が分布する．それらの感覚神経一次ニューロンは上位頸髄後角と三叉神経脊髄路核尾側亜核の両者へ入力している．頸部筋の侵害受容器に与え

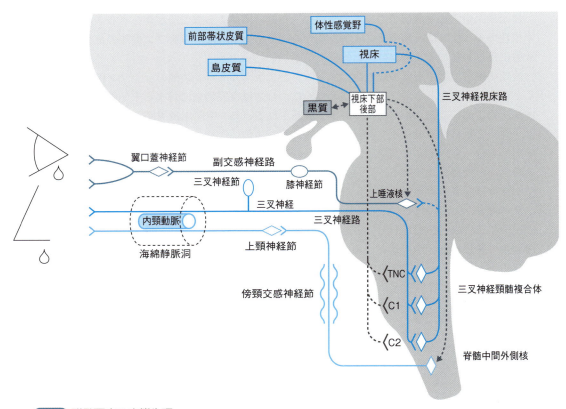

図11 群発頭痛の病態生理
(Leone M, et al. Lancet Neurol. 2009; 8: 755-64[8] より改変)

られた刺激が関連痛として頭痛を引き起こすメカニズムは，このような上位頸髄脊髄神経系と三叉神経系の合流によって説明可能と考えられている．

b. トリガーポイントと疼痛閾値の低下

　前述のようにトリガーポイントが頭蓋周囲筋（特に腱刺入部）に緊張型頭痛患者で確認できることがある．頻発反復性緊張型頭痛の患者にブラジキニン・セロトニン・ヒスタミン・プロスタグランジン E_2 の僧帽筋内注射を行うと健常人に比較して疼痛と圧痛が誘発されやすいことが確認されている．トリガーポイントの出現は末梢性感作を反映すると考えられており，その部位における圧痛強度と緊張型頭痛の頻度・強度との間には正の相関が存在することが知られている．

c. 中枢性感作の成立

　慢性化すると緊張型頭痛患者では，電気刺激によって生じる疼痛の閾値が上腕二頭筋や前脛骨筋でも低下している．これは中枢性感作を反映した現象と考えられている．慢性緊張型頭痛患者では，三叉神経領域に疼痛を誘発した際に咬筋に認められる随意筋収縮の抑制が起きにくくなっている．この抑制は，ES (exteroceptive silent period) 1 と ES2 からなる二相性の現象であるが，脳幹での多シナプス性の反応を介した ES2 が減弱あるいは消失しており，下行性疼痛制御系の機能低下を反映した所見と解釈されている．中枢性感作の誘導機構については，一酸化窒

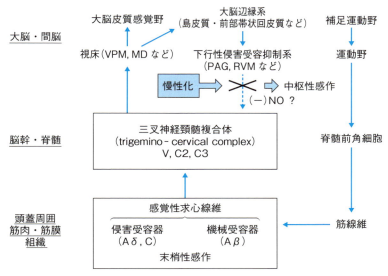

図12 緊張型頭痛の病態
（柴田 護．Medical Practice. 2017; 34: 196-203[7]）より改変）
VPM：腹内側核，MD：背内側核，PAG：中脳水道中心灰白質，RVM：吻側延髄腹内側部

素（nitric oxide：NO）の役割が重要と考えられている．また，慢性緊張型頭痛患者にしばしば認められるうつや不安といった精神症状は，大脳辺縁系を介して疼痛閾値に影響を与えている可能性がある．緊張型頭痛の病態生理を 図12 にまとめた．

D. 補助的検査および鑑別診断の進めかた

　雷鳴頭痛や急性頭痛では救急疾患の可能性も考慮して，バイタルサインや意識レベルの評価を必ず行う．必要があれば，気道確保や静脈ライン確保のうえで循環動態の改善措置をただちに行う．急激な血圧上昇に発汗があれば褐色細胞腫の可能性を考える．発熱があれば，髄膜炎などの感染症を念頭におく．頭痛患者での悪心や嘔吐は髄膜刺激症状としてとらえる．視診上注意すべき所見には，外傷，顔面の発赤（副交感神経機能亢進），眼球結膜充血，側頭動脈怒張，紫斑などがある．また，鼻漏などの鼻症状があれば副鼻腔疾患を考慮して，前屈位での疼痛増強がないか，あるいは前頭部を叩打して前頭洞圧痛がないかについてチェックする．その後，神経学的診察を行うが，瞳孔異常には十分注意を払い，瞳孔散大や Horner 徴候を見逃さないようにする．外転神経麻痺は脳圧亢進を示唆する所見である．項部硬直や Kernig 徴候は確実にチェックする．採血で特に重要な所見は，血算，赤沈，CRP，プロカルシトニンなどの炎症に関連した項目である．しかし，例えばビリルビンや肝機能障害などの異常はレプトスピラによる髄膜炎の診断の端緒になることもあり，一般的な生化学検査は必ず行うべきである．また，自己免疫疾患が疑われる場合は疾患マーカーを，褐色細胞腫が疑われる場合は検尿を含めたカテコラミン検索を含めるなど臨機応変に検査項目を設定する必要がある．何といっても頭痛疾患鑑別においては画像検査が重要である．髄液検査は髄膜炎を疑った場合は可及的速やかに施行するが，SAH の場合は画像検査で診断がつけば行う必要はない．雷鳴頭痛の診断アルゴリズムを 図13 に示す．

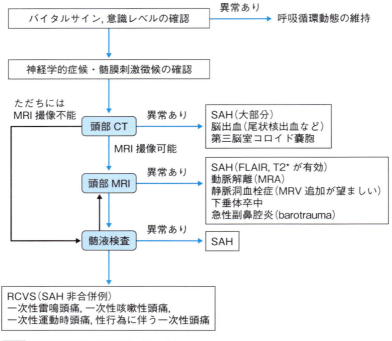

図13 雷鳴頭痛の診断アルゴリズム

　急性頭痛に関する診断アルゴリズムを図14に示す．片頭痛や群発頭痛などの慢性の一次性頭痛の診断に関しては，画像検査による器質的疾患の除外が必須であり，そのうえでICHD-3βの診断基準に当てはめて診断する図15．

II．顔が痛い

A．症状のとらえかたおよび診断の進めかた

　三叉神経痛を第1に考えるが，三叉神経ニューロパチー，海綿静脈洞疾患，眼疾患，前述の短時間持続性片側神経痛様頭痛発作などを鑑別に含めて進めていく．これらの疾患の多くは片側性である．

B．症候の種類と解釈

1 三叉神経痛

a．症状

　一過性の電撃様あるいは穿刺様と形容される激しい疼痛が繰り返し起こるのが特徴である．疼痛は一側性で，持続時間は数秒から2分である．また，三叉神経の支配領域では第2および3枝領域が多い．図16に示すように，第2枝＋第3枝が32％を占めて最多であり，第2枝あるいは第3枝単独はそれぞれ17および15％である一方，第1枝単独の三叉神経痛は4％と少な

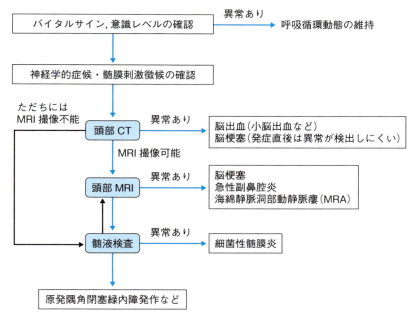

図14 急性頭痛（雷鳴頭痛を除く）の診断アルゴリズム

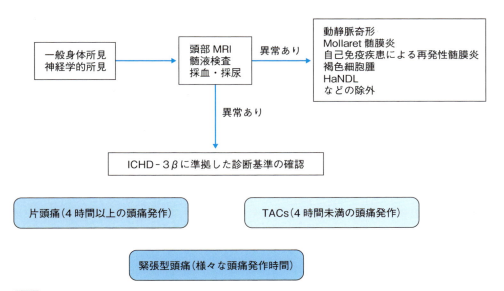

図15 一次性頭痛の診断アルゴリズム

い．逆に，三叉神経領域の帯状疱疹は第1枝に多いので，同部位の神経痛を認めた場合には，発疹が出現する前の帯状疱疹の可能性も考慮すべきである．多くの症例では，顔面の特定の部位に触れたことが神経痛を誘発する．そのような部位はトリガーゾーン（trigger zone）とよばれ，口唇・鼻翼・鼻唇溝・頬・歯肉などが代表的である．また，痛みの誘発は軽い接触で引き起こされる．咀嚼やひげそりでも引き起こされ，そのような刺激を避けるため，経口摂取が不十分になったり，整容が十分保てなくなったりする患者もいる．疼痛発作後一過性に，痛みが誘発さ

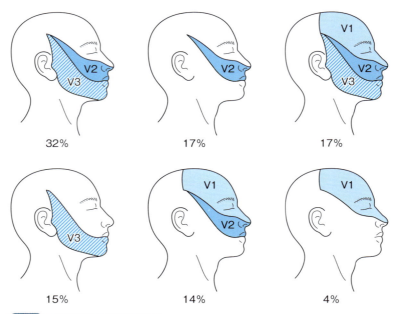

図16 三叉神経痛の疼痛分布
（柴田 護. 医学のあゆみ. 2009; 229: 463-7[9]）より改変）

表17 典型的三叉神経痛の ICHD-3β による診断基準

A. BとCを満たす片側顔面痛発作が3回以上ある
B. 三叉神経枝の支配領域（2枝領域以上に及ぶことあり）に生じ，三叉神経領域を越えて広がらない痛み
C. 痛みは以下の4つの特徴のうち少なくとも3つの特徴をもつ
  1. 数分の1秒～2分間持続する発作性の痛みを繰り返す
  2. 激痛
  3. 電気ショックのような，ズキンとするような，突き刺すような，あるいは，鋭いと表現される痛みの性質
  4. 患側の顔面への非侵害刺激により突発する（注1）
D. 臨床的に明白な神経障害は存在しない（注2）
E. ほかに最適な ICHD-3 の診断がない

注1. 発作は自発的に起こることもあるが，この診断基準による方法で突発する発作が少なくとも3回はなければならない．
注2. 三叉神経罹患部位の感覚低下や痛覚鈍麻は常に軸索傷害を意味する．いずれかの症状があれば三叉神経ニューロパチーと診断し，症候性三叉神経ニューロパチーを除外するための広範な診断的ワークアップが必要である．疼痛部位に痛覚過敏を示す患者もいるが，この症状は疼痛部位に対して患者の注意が増していることを反映している可能性があるので必ずしも三叉神経ニューロパチーと診断されない．

（日本頭痛学会・国際頭痛分類委員会，訳．国際頭痛分類 第3版 beta 版．医学書院；2014. p.155-6）

れなくなる不応期が存在する．前述のように，この不応期の有無が，本症と短時間持続性片側神経痛様頭痛発作との重要な鑑別点である．ごくまれであるが，神経痛をきたす部位に他覚的な感覚障害を認めることもある．その他，群発頭痛と合併した cluster-tic syndrome や発作性片側性頭痛と合併した chronic paroxysmal hemicrania-tic syndrome の存在も知られている．さらに，半側顔面けいれん（hemifacial spasm）との合併も報告されている．

b. 診断

典型的な症例では，診断は容易である．国際頭痛学会による ICHD-3β に収載されている診

表18	三叉神経痛の鑑別診断

帯状疱疹
糖尿病性ニューロパチー
巨細胞性動脈炎
短時間持続性片側神経痛様頭痛発作
群発頭痛
一次性穿刺様頭痛
海綿静脈洞部動静脈瘻
Tolosa-Hunt 症候群
下垂体腫瘍

断基準を 表17 に示す．原因疾患の明らかな三叉神経痛は症候性三叉神経痛（symptomatic trigeminal neuralgia），それ以外は典型的三叉神経痛（classic trigeminal neuralgia）とよばれる．

　症候性三叉神経痛の原因には，多発性硬化症（multiple sclerosis: MS）や腫瘍がある．MS の 1～5％の患者が三叉神経痛を呈し，逆に三叉神経痛を呈した患者の 2～6％で MS が診断されている．通常の三叉神経痛患者より年齢が若く，しばしば両側性である．三叉神経の root entry zone（REZ）でのプラークが原因と考えられている．一方，腫瘍に関しては，組織型は類上皮腫・髄膜腫・神経鞘腫が多数を占める．一方，ミエリン低形成を示す遺伝性疾患である Charcot-Marie-Tooth 病でも三叉神経痛を呈することが知られている．

　三叉神経痛に類似した神経痛には，舌咽神経痛があり咀嚼などを契機に咽頭に激しい痛みを生じる．一部の患者は，徐脈を呈して意識を消失することもある．短時間持続性片側神経痛様頭痛発作は痛みの性状は似ているが，不応期を示さないこと，自律神経症状を伴う点，好発部位が眼窩部であることが重要な鑑別点である．また，三叉神経痛類似の穿刺痛を顔面を含めた頭部に認める一次性頭痛があり，一次性穿刺様頭痛（primary stabbing headache）とよばれる．痛みは片側にとどまらず，インドメタシンがしばしば有効であることが鑑別点である．また，GCA は好発年齢が重なり，失明の危険があるため見逃さないようにしなければいけない．片側性の疼痛という共通点はあるが，疼痛は持続性であり側頭動脈の怒張や圧痛の存在から鑑別は容易である．三叉神経痛の鑑別疾患を 表18 にまとめた．

c. 症候を説明する病態

　上述のように典型的三叉神経痛の原因の多くは，血管の三叉神経，特に REZ における圧迫（neuro-vascular compression）である．その根拠は以下の 4 点に集約される．
① MRI などによる画像診断で同部位において三叉神経を圧迫する血管の存在が確認される．
② 血管による圧迫部位の近傍の摘出標本で脱髄などの病理学的変化が確認される．
③ 神経血管減圧術によって大部分の患者で恒久的に神経痛が消失する．
④ 神経血管減圧術終了後，三叉神経の伝導速度が改善する．
　責任血管に関しては，動脈では上小脳動脈が圧迫していた症例が 3/4 を占め最多であった．これに，前下小脳動脈の約 10％が続くが，名前のついていないような小動脈による圧迫もある．また，静脈が三叉神経を圧迫している所見も 68.2％で確認されている．このような血管の圧迫は，三叉神経に局所的な脱髄や軸索の切断を生じさせる．すると，傷害をうけた三叉神経は過興奮性を獲得し，自発放電や遷延性の後放電（afterdischarge）を発現する．顔面を軽く触れるような刺激によって，このような異常放電が惹起され，これが三叉神経痛の発生に関与すると考え

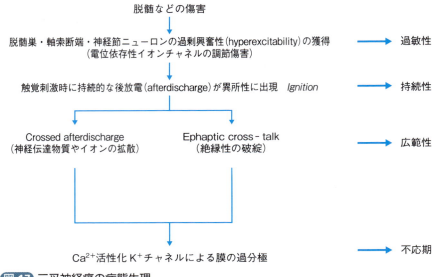

図17 三叉神経痛の病態生理

られている．さらに，脱髄を受けた神経線維が並列しているため，正常なシナプスを介さないで隣接したニューロンに電気的興奮を生じさせる ephaptic cross-talk とよばれる現象が生じやすくなっているため，疼痛は広い範囲に拡大する．また，神経伝達物質や K^+ イオンの拡散が局所的に起こり，脱髄部あるいは三叉神経節内で，ニューロンの興奮が周囲に拡延する crossed afterdischarge も，そのような現象に関わっている可能性もある．一方，三叉神経痛発作直後の不応期は，K^+ チャネルによる過分極によって生じると考えられている．以上の機序を 図17 に示す．

2 その他の顔面痛をきたす疾患

a. 視神経炎

球後性視神経炎，乳頭炎，神経周囲炎，神経網膜炎の4つに分類される．脱髄や炎症性変化によって引き起こされ，中心視野の障害を随伴する．20〜45歳の若年者に多い疾患で，頭痛や眼痛を呈し，眼球運動で悪化する．本症の患者では多発性硬化症の検索が必要である．Sjögren症候群，サルコイドーシス，ボレリア感染症なども原因となる．頭部造影MRIで視神経の増強効果を認める．ステロイドで治療する．

b. 虚血性眼球運動神経障害による頭痛

頭痛は前額部や眼痛として起こる．同側の動眼神経，滑車神経，あるいは外転神経の麻痺を合併する．神経の栄養血管（vasa vasorum）レベルでの虚血が原因と考えられている．疼痛は同側の眼窩周囲痛や眼痛として生じる．複視を合併する．動眼神経麻痺を呈した場合，自律神経線維は保たれるため散瞳は起こらないが，例外もある．この場合は内頸動脈-後交通動脈レベルの動脈瘤との鑑別が重要である．本症の原因疾患としては糖尿病が多いが，巨細胞性動脈炎の部分症状として認められることもある．糖尿病性の場合は，半数以上で3週間以内に自然軽快する．

c. Tolosa-Hunt 症候群

海綿静脈洞，上眼窩裂，眼窩における肉芽腫によって引き起こされる三叉神経（多くの場合第1枝のみ）と眼球運動神経の障害による症候群である．組織診断による肉芽腫の証明は困難であるが，頭部 MRI によって病変を検出することが可能である．顔面痛は眼球運動障害に最大2週間先行することがある．30％程度の症例で交感神経障害を呈する．悪性リンパ腫，血管炎，脳底髄膜炎，内頸動脈解離，サルコイドーシスなどとの鑑別が重要である．

d. 傍三叉神経眼球交感症候群（Raeder 症候群）

三叉神経第1枝の持続性の片側痛である．まれに第2枝領域へ疼痛が進展することがある．Horner 症候群が随伴する（発汗障害は認めない）．中頭蓋窩や内頸動脈での病変が原因となる．疼痛は眼球運動で増悪する．内頸動脈の解離，動脈瘤，狭窄のいずれも原因となりうる．また，慢性副鼻腔炎が原因となった症例の報告もある．

e. 再発性有痛性眼球運動性ニューロパチー（recurrent painful ophthalmoplegic neuropathy：RPON）

本疾患は国際頭痛分類第1版では眼球運動型片頭痛とよばれていた．しかし，その本態は三叉神経を侵すニューロパチーであると考えられているため分類変更が行われた．一過性の顔面痛とともに，眼球運動障害を呈する疾患である．眼球運動は遷延することがある．Gd-DTPA による造影 MRI で動眼神経の異常増強効果が認められる．病態の主座は，脳幹付近の近位部が考えられていたが，筆者らは眼窩レベルの末梢部位での異常を画像所見上実証している．

■文献

1) Edlow DJ, Caplan LR. Avoiding pitfalls in the diagnosis of subarachnoid hemorrhage. N Engl J Med. 2000; 342: 29-36.
2) Rosenberg J, Galen BT. Recurrent meningitis. Curr Pain Headache Rep. 2017; 21: 33.
3) Olesen J, Burstein R, Ashina M, et al. Origin of pain in migraine: evidence for peripheral sensitization. Lancet Neurol. 2009; 8: 679-90.
4) Moskowitz MA. Neurogenic versus vascular mechanisms of sumatriptan and ergot alkaloids in migraine. Trends Pharmacol Sci. 1992; 13: 307-11.
5) Blau JN. Migraine: theories of pathogenesis. Lancet. 1992; 339: 1202-7.
6) Burstein R, Noseda R, Borsook D. Migraine: multiple processes, complex pathophysiology. J Neurosci. 2015; 35: 6619-29.
7) 柴田 護. 頭痛の病態生理. Medical Practice. 2017; 34: 196-203.
8) Leone M, Bussone G. Pathophysiology of tigeminal autonomic cephalalgias. Lancet Neurol. 2009; 8: 755-64.
9) 柴田 護. 難治性顔面痛では何を考えるか　三叉神経. 医学のあゆみ. 2009; 229: 463-7.
10) Evers S. Facial pain: Overlapping syndromes. Cephalalgia. 2017;37:705-13.
11) Takizawa T, Shibata M, Fujiwara H, et al. Adult-onset recurrent painful ophthalmoplegic neuropathy displaying atypical oculomotor nerve gadolinium-enhancement pattern in the orbit and cavernous sinus. Cephalalgia. 2016; 36: 199-200.
12) 国際頭痛学会. 日本頭痛学会・国際頭痛分類委員会，訳. 国際頭痛分類第3版 beta 版. 東京: 医学書院; 2014.

〈柴田 護〉

神経症候 **8**

眼が閉じない，口から水が こぼれる（顔がおかしい）

SUMMARY

● **病歴聴取のポイント**：顔面神経麻痺をきたす主な疾患の経過を思い浮かべながら，症状の始まり方と経過を尋ねる．随伴する可能性のある症状をあげ，有無を確認する．

● **神経診察のポイント**：顔面神経麻痺が中枢性か末梢性か見極める．眼球運動障害，眼振，聴力低下，味覚障害，片麻痺の合併がないか確認する．耳介や外耳道の皮膚もみる．

● **鑑別診断のポイント**：顔面筋を支配する一次ニューロンと，顔面神経の走行に注目して MRI をみる．血液検査や脳脊髄液検査で原因疾患をみつけ出す．

「目が閉じない」「口から水がこぼれる」という訴えは，顔面神経麻痺で生ずる．顔面神経麻痺は日常の診療でしばしば遭遇する疾患・症候である．病歴を聴取し，神経学的診察を進める際には，顔面神経が障害された部位と原因を考えながら，必要な情報を網羅するよう留意する．

A. 症状のとらえかたと病歴の取りかたのポイント

いつから，どのような症状が出現し，どのように経過したか，他にどのような症状があるかを尋ねる．

症状の始まり方と経過は，原因疾患の種類を考えるのに役立つ．例えば，Bell 麻痺は症状に気づいてから，半日〜数日かけて進行することが多い．一方，突発完成は血管障害が多い．顔面神経麻痺には先天性のものもあり，いつどのように気づいたかを具体的に尋ねるとよい．

顔面の麻痺以外に症状があるかは，顔面神経がどこで障害されたか判断するのに役立つ．顔面を動かすという指令は，大脳〜脳幹〜顔面神経〜顔面筋へと伝わり，途中，顔面神経は顔面筋を支配する枝の他に様々な枝を出している 図1, 2, 3[1]．したがって，顔面神経の障害部位の判断に役立つ症状・症候 表1 については，患者からの申告がなければ，こちらから尋ねるようにする．

病歴聴取では，既往歴も確認する．脳血管障害の原因となる生活習慣病（高血圧・糖尿病・脂質異常症など），膠原病などの免疫疾患，感染症，外傷は必ず尋ねる．また，再発性・多発脳神経麻痺も鑑別に有用な情報であり，過去に顔面神経麻痺や他の脳神経麻痺があるかも尋ねる．

目が閉じない，顔がゆがんでいる，顔がおかしいという表現が，顔面筋麻痺以外の症状を指している場合もある．顔面の不随意運動（眼瞼けいれん，半側顔面けいれんなど）や感覚の障害の

144 神経症候 8　眼が閉じない，口から水がこぼれる（顔がおかしい）

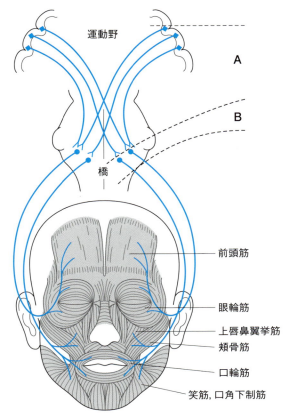

図1 顔面筋の支配（A, B は表1参照）
（後藤文男, 他. 臨床のための神経機能解剖学.
東京: 中外医学社; 1992¹⁾ より改変）

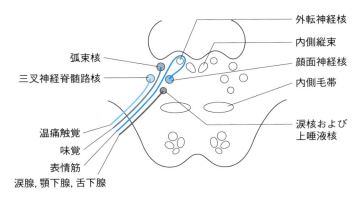

図2 橋下部顔面神経核レベルの断面

ことを意図していないことは，最初に確認しておく．

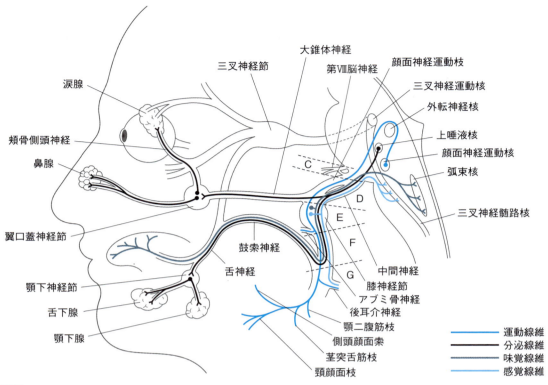

図3 末梢での顔面神経の走行（C～Gは表1参照）
（後藤文男, 他. 臨床のための神経機能解剖学. 東京：中外医学社；1992[1] より改変）

表1 顔面神経の障害部位の判断に役立つ症状・症候

病巣	障害部位	顔面麻痺の特徴	顔面麻痺に加えて起こる場合がある自覚症状	顔面麻痺に加えて起こる場合がある神経症候	
大脳皮質～橋中部	上位運動ニューロン	眼輪筋・口輪筋麻痺，前頭筋は麻痺なし（中枢性顔面神経麻痺）	手足に力が入りにくい	同側の片麻痺	図1A
橋下部	顔面神経核～下位運動ニューロン	前頭筋を含む顔面の麻痺（末梢性顔面神経麻痺）	手足に力が入りにくい，物が二重に見える	a. 同側の外転神経麻痺＋対側の片麻痺（Millard-Gubler症候群） b. 上記＋同側への側方注視麻痺（Foville-Millard-Gubler症候群）	図1B
小脳橋角部	下位運動ニューロン		難聴，耳鳴り，めまい	聴力低下，眼振	図3C
内耳管，迷路部	（下記＋大錐体神経）		涙が出にくい，目が痛い（乾燥性角膜炎）	涙液分泌障害	図3D
鼓室部	（下記＋アブミ骨神経）		小さな音が大きく響いて聞こえる	聴覚過敏	図3E
乳突部	（下記＋鼓索神経）		味がわかりにくい，口が渇く	舌前2/3の味覚障害，唾液分泌障害	図3F
茎乳突孔より外	顔面神経運動枝のみ		なし	なし	図3G

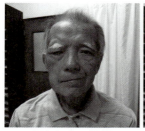 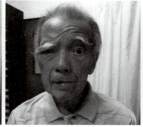 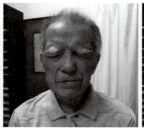 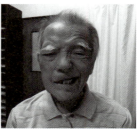

| 何もしない状態 | 「額にしわを寄せて」 | 「目をギュッと閉じて」 | 「口をイーッと横に開いて」 |

図4 顔面神経麻痺の診察（右末梢性顔面神経麻痺症例）

B. 神経学的診察の方法

顔面神経の麻痺をみる場合には，中枢性か末梢性か，顔面神経運動枝以外の症候があるか，を考えながら診察を進める．

1 顔面筋の診察 図4

まず，何もしない状態で顔全体を観察して，表情の対称性・非対称性を確認する．前額部のしわ・眼裂の形と幅・鼻唇溝の左右差・口角の位置に注目する．顔面神経麻痺があると，前額部のしわがなくなり，鼻唇溝が浅く，口角が下がる．鼻唇溝や口角の位置の軽微な左右差は，軽度の顔面神経麻痺を見出すヒントになるが，本当に病的意義があるかは，顔面の運動を観察した後で判断する．ごく軽度の左右差の場合，元々病的意義のない左右差が存在した場合もあるので，本人・家族に顔貌が普段と違って見えるか尋ねたり，過去の写真と比較したりしないと病的意義を判定できない場合もある．

次に，実際に顔面筋を動かして，筋収縮を確認する．顔面筋の随意運動は，額（前頭筋），目の周囲（眼輪筋），口の周囲（口輪筋）と前頸部（広頸筋）の3つに分けて観察する．

前頭筋の収縮は，額にしわを寄せられるか，眉を持ち上げられるかで判断する．「額にしわを寄せてください」「眉を持ち上げてみてください」と命じてうまくできない場合には，検者の指先などの視標を注視させたまま，視標を上にあげて上方注視の状態にすると，自然に額のしわ寄せができる．前頭筋は両側支配であるため，大脳皮質〜橋中部までの上位運動ニューロン障害（＝中枢性顔面神経麻痺）では，額のしわ寄せが可能である．橋下部の顔面神経核より末梢で顔面神経が障害されると，同側の額にしわが寄らない．ごく軽度の末梢性顔面神経麻痺では，前頭筋の麻痺が目立たないため，中枢性顔面神経麻痺のようにみえる場合がある．

眼輪筋の収縮は，「目を閉じてください」といい，閉眼の状態で観察する．口頭命令のみで上手にできない場合は，検者が実際に閉眼してみせるジェスチャーを示すとよい．眼輪筋に比較的強い麻痺があると眼が完全に閉じず白目が残る．これを兎眼（legophthalmos）という．この際，目を閉じようとする動作で反射により眼球が上転する「Bell現象」が観察されることがある．眼輪筋の軽度の麻痺は，強く閉眼させることで見つけることができる．強く閉眼すると，通常は睫毛が瞼裂に隠れて見えなくなるが，眼輪筋の麻痺があると，睫毛が隠れず見えたままになる（睫毛徴候 ciliary sign）．さらに軽い麻痺では，睫毛が隠れるタイミングが遅くなるだけのこともある．眼輪筋収縮のわずかな左右差をみるには，眼を力強く閉じてもらい，検者の眼を開け

ようとする力に抵抗することができるかをみることもある．所見の病的意義を判断するには，左右差と再現性を考慮する．

顔面神経麻痺があると，眼輪筋収縮不足により麻痺側の瞼裂は健側より広く見えるのが基本であるが，顔面神経麻痺発症から時間が経過すると，筋萎縮により眼瞼の皮膚が垂れ下がり瞼裂が狭く見えることもある．特に高齢者ではこの傾向が強いので注意を要する．

口輪筋の収縮は，「口を横にイーっと開いてください」「歯茎を見せるように口を横に開いてください」などといい，鼻唇溝の深さや口角が横に引かれる様子を観察する．眼輪筋収縮の観察と同様，必要に応じて検者が実際に見本を見せる．口輪筋の麻痺があると，鼻唇溝は浅く，口角は横や後ろに引かれない．顔面だけでなく，首の前面にある広頸筋の左右差に注目すると，軽微な麻痺を見つけられることがある．他に，口をへの字にする，頬を膨らます，口笛を吹くなどの動作でも，口輪筋の左右差を確認できる．

意識障害などにより口頭命令に従えない場合は，痛み刺激により顔をしかめる様子を確認し，左右差を観察することで顔面神経麻痺の有無を知ることができる．

❷ 顔面筋以外の症候の診察

顔面神経麻痺をきたす疾患により，顔面筋以外の症状を伴うことがある．表1 に示した，眼球運動障害，片麻痺，第Ⅷ脳神経障害，涙液分泌障害，聴覚過敏，舌前 2/3 の味覚障害，唾液分泌障害についても診察を行う．眼球運動障害，片麻痺については，神経症候 5「ものが 2 つに見える」（91 頁），神経症候 10「力が入りにくい」（168 頁）の項を参照されたい．

第Ⅷ脳神経症候のうち，蝸牛機能の確認には，聴力検査・Rinne 試験・Weber 試験を行うのがよい．簡易的な聴覚の検査には音叉を用いる．患者に音叉の音が聞こえなくなったらすぐに知らせるよう指示し，聞こえなくなった時点で検者の耳に当てて聞こえる音の大きさで，大まかに聴力低下の有無を判断する．Rinne 試験は，まず音叉を振動させた状態で柄の先端を患者の乳様突起に押し当て音が聞こえることを確認しておき，次にこの音がだんだん弱くなり聞こえなくなったらすぐに知らせるよう指示し，聞こえなくなったと合図があった時点で音叉の振動部を速やかに患者の外耳孔の近くに持っていき音が聞こえるか確認する．正常では気道による聴力は骨伝導より長く続くため音が聞こえるが，中耳障害や外耳道閉塞があると気道が短くなり，音が聞こえない．Weber 試験は，振動させた音叉の柄の先端を患者の前額部中央に当て，振動が左右どちらの耳に響くか尋ねる．正常では左右同じように響くが，中耳および外耳道に障害があると障害側に，迷路およびそれより求心性の神経系に障害があると健側に大きく響く．たとえば，聴力が一側で低下しており，Rinne 試験は正常で，Weber 試験で反対側に大きく響く場合は，聴力低下側の内耳障害が疑われる．

第Ⅷ脳神経症状のうち，簡易的に前庭機能をみるには，眼振の観察がよい．眼振のみかたについては，神経症候 9「めまいがする・ふらつく」（153 頁）を参照されたい．

涙液分泌障害を客観的に評価する方法としては，Schirmer 試験（先端を 5 mm 折り曲げた専用の濾紙を下まぶたに挟まるように 5 分間かけ，涙でぬれた長さを測定，長さが 5 mm 以下の場合，Schirmer 試験陽性で涙の分泌障害ありと判断）があるが，実際にベッドサイドの診察として実施するのは難しい．同様に，唾液分泌障害を客観的に評価するガム試験（無味のガムを 10 分間噛み，その間に分泌された唾液を小容器に集め，10 mL 以下なら唾液分泌が低下ありと診断）もベッドサイドでの実施は難しい．涙液分泌低下，唾液分泌低下は Sjögren 症候群の乾燥症状を判定する際にも検査されるもので，必要に応じて，眼科・耳鼻科に依頼する．

148　神経症候 8　眼が閉じない，口から水がこぼれる（顔がおかしい）

聴覚過敏を診察で客観的に確認するのは難しい．耳小骨筋反射（アブミ骨筋反射）検査は，聴覚過敏自覚の有無にかかわらず，アブミ骨神経障害の客観的評価に役立つ．

味覚をベッドサイドで検査するには，甘味（砂糖・蔗糖など），塩味（食塩），酸味（クエン酸・酒石酸など），苦味（キニーネなど）の4つをつけた綿棒と，甘い，塩辛い，酸っぱい，苦いと書いた紙片を用意する．患者に舌を出させたままで，味のついた綿棒をランダムに次々に舌の左右に押し当て，感じた味を指で指させる．左右を比較し，一方だけ反応が鈍ければ味覚低下と判断する．電気味覚検査は，左右の味覚を客観的に比較するのに役立つ．味覚低下は顔面神経障害の他に，亜鉛欠乏でも起こる．

神経症候の他に，顔面・耳介・外耳道などの皮膚に発疹・腫脹・筋萎縮がないかもみておく．

C. 症候の種類と解釈

顔面神経の機能異常を理解するには顔面神経の走行を知っている必要がある 図1, 2, 3．顔面神経を構成する線維は運動神経である顔面神経本幹と，副交感神経，感覚神経よりなる中間神経で構成されている．

顔面神経本幹は，顔面の表情筋と内耳のアブミ骨筋，顎二腹筋の後腹を支配する．

顔面神経核は橋中央部よりやや下方背側の橋被蓋で外転神経核の外下方に存在する．核から出た神経線維はいったん背側に上向し，外転神経核を取り巻くように回って，橋と延髄の移行部やや外側から脳幹を出る．中間神経とともに内耳管（internal auditory canal）を通り，さらに迷路部（labyrinthine segment）・鼓室部（tympanic segment）・垂直部（vertical segment）を経て，茎乳突孔（foramen stylomastoid foramen）から頭蓋外へ出て表情筋に分布する．また，膝神経節（geniculate ganglion）の少し末梢でアブミ骨筋への分枝を派生する．アブミ骨筋は鼓膜張筋とともに音を小さく調節することに関与している．

中間神経は涙腺，顎下腺，舌下腺を支配する副交感神経線維と，舌前2/3の味覚を伝える感覚神経，外耳道後壁と耳介の一部の表在感覚を伝える感覚神経で構成されている．

顔面神経と中間神経は内耳を通るが，その後，さまざまな機能を有する神経が枝分かれする．その走行は複雑であるが，障害部位によって特徴的な症状を呈すため，症状のパターンから障害部位を推定することが可能である．

涙腺，顎下腺，舌下腺を支配する副交感枝の神経核は涙核（lacrimal nucleus）と上唾液核（superior salivary nucleus）に存在する．涙腺への分枝は膝神経節で（膝神経節には入らず）顔面神経本幹と分かれ，大錐体神経を進み，翼口蓋神経節（pterygopalatine ganglion）で節後線維とシナプスを結合する．節後線維が涙腺を支配する．これには鼻腔の粘膜の分泌腺への節後線維も含まれている．

顎下腺，舌下腺への分枝は，内耳管を経て顔面神経管（fallopian canal）に入る．顔面神経管の中で鼓索神経（chorda tympani）とともに顔面神経本幹と分かれ前方へと進み，舌神経（lingual nerve）を経て顎下腺への線維は顎下神経節で，舌下腺への線維は舌下神経節で節後線維とシナプスを形成してそれぞれの分泌腺を支配する．副交感線維の刺激は消化酵素に富んだ唾液の分泌を促進する．

舌の前2/3の味覚を伝える神経は舌神経と鼓索神経を経て上行し顔面神経管の中で顔面神経本幹と合流する．神経細胞体は膝神経節にあり，その軸索は顔面神経本幹とともに橋に入り，孤束核へ及ぶ．

神経症候8 眼が閉じない，口から水がこぼれる（顔がおかしい）

外耳道後壁と耳介の一部の表在感覚を伝える後耳介神経（posterior auricular nerve）は，顔面神経本幹とともに顔面神経管を上行する．神経細胞体は膝神経節にあり，その軸索は顔面神経本幹とともに橋に入り，三叉神経脊髄路核に終止する．

顔面神経核を支配する上位運動ニューロンは大脳皮質の中心前回および中心後回に存在する．ここから起始する錐体路は，内包へと下行し，顔面神経核に至る神経線維は内包膝部付近を通過する．その後，橋まで下行して交叉性あるいは非交叉性に対側の顔面神経核を支配する．

顔面上部の筋肉を支配する顔面神経核の支配は両側性であるのに対して，顔面下部の筋肉を支配する上位運動ニューロンの多くは対側に由来する．一側の核上性病変（中枢性顔面神経麻痺）では，上位運動ニューロンの障害により，額のしわ寄せは正常で，鼻唇溝は病巣の対側が浅くなる．

中枢性顔面神経麻痺の一部では，自発的に笑う，怒るなどの感情表現において，麻痺側の顔面筋の運動が観察され鼻唇溝が正常となることが観察されることがある．反対に，感情変化によって引き起こされる表情筋収縮のみが強く障害される，emotional facial palsy が観察されることもある．これは表情に関係する連絡が，皮質核路以外に視床，淡蒼球，視床下部などを経て顔面神経核に至るためと説明される．Parkinson 病の仮面様顔貌はこれで説明可能である．

D. 補助的検査および鑑別診断の進め方

顔面神経麻痺も他の神経疾患同様，病巣はどこかと，原因疾患は何か，を考え鑑別を進める．

1 病巣部位の診断 表1

顔面筋の麻痺が中枢性（核上性）か末梢性（核・核下性）かをまず確認する．中枢性顔面神経麻痺では，顔面神経以外の症候（眼球運動障害，複視，片麻痺など）により病巣部位を判断する．中枢性顔面神経麻痺のみで他の神経症候がない場合は，顔面筋の運動に関する領域が比較的広がりを持つ大脳皮質での障害を疑う．末梢性顔面神経麻痺では，顔面筋を支配する運動神経以外の分枝に注目し，障害部位を類推する．その際，表1 の末梢側にあたる下の行から上に遡るような順で考えるとよい．顔面筋麻痺のみなら，茎乳突孔より外，味覚障害や唾液分泌低下を伴っていれば乳突部付近，さらに聴覚過敏もあるなら鼓室部での障害，という具合に病巣診断を進める．

2 原因疾患の鑑別 表2

顔面神経麻痺をきたしうる疾患は数多くあり，頻度の高いものなど一部を抜粋した．腫瘍や耳鼻科領域の感染症による顔面神経麻痺では，顔面神経障害部位に関する情報が原因疾患の特定に役立つ場合がある．それ以外の原因による末梢性顔面神経麻痺では，顔面神経障害部位の情報が原因疾患の特定に役立つことは少なく，MRI・血液検査・脳脊髄液検査などがスクリーニングとして必要になる．

3 顔面神経麻痺をきたす主な疾患

a. Bell 麻痺

原因不明のいわゆる特発性顔面神経麻痺の総称であり，末梢性顔面神経麻痺で最も頻度の高い疾患である．初めて報告した Sir Charles Bell にちなんで名づけられた．

表2 顔面神経麻痺をきたす主な疾患の鑑別診断

	病態	疾患名	鑑別に有用な検査	備考
中枢性麻痺	血管障害	脳梗塞	MRI・MRA	
	腫瘍	脳腫瘍	MRI（造影）	
	脱髄	多発性硬化症	MRI（造影）	
末梢性麻痺	腫瘍	聴神経腫瘍，顔面神経鞘腫，Glomus 腫瘍，髄膜腫，リンパ腫	MRI（造影），脳血管撮影	
		耳下腺腫瘍，咽頭がん	MRI（造影）	
		von Recklinghausen 病	MRI（造影），NF-1・NF-2 遺伝子検査	両側性もあり
	外傷	外傷性顔面神経麻痺	頭蓋単純 XP，CT（骨条件），瞬目反射	遅発性の場合は外傷から3〜7日して起こる
		医原性	瞬目反射	耳下腺・中耳・脳神経手術後
	感染症	Ramsay-Hunt 症候群	水痘帯状疱疹ウイルス抗体，PCR	Bell 麻痺の次に多い．速やかに抗ウイルス薬投与必要
		単純ヘルペスウイルス感染症	単純ヘルペスウイルス抗体，PCR	
		伝染性単核球症，Lyme 病，サイトメガロウイルス感染，風疹，HIV 感染	抗体価測定	両側性もあり
		中耳炎，乳様突起炎	側頭骨 CT，MRI	
	自己免疫疾患	SLE，Sjögren 症候群，結節性多発性動脈炎など	抗核抗体，各種自己抗体	
	肉芽腫性	サルコイドーシス	ACE，胸部 X 線	両側性もあり
		Wegener 肉芽腫症	P-ANCA	
	代謝性疾患	糖尿病性顔面神経麻痺	HbA1c	神経栄養血管の障害
	その他	Melkersson-Rosenthal 症候群	皮膚生検	口唇・顔面・瞼裂の反復性腫脹＋間歇性顔面神経麻痺＋皺襞舌
	特発性	Bell 麻痺	瞬目反射	末梢性顔面神経麻痺の原因疾患として最多

Bell 麻痺の病因としてこれまで寒冷による神経の虚血説，自己免疫による顔面神経の脱髄説，ウイルス感染説などが提唱されてきた．顔面神経膝神経節に単純ヘルペスウイルス1型（herpes simplex virus type 1：HSV-1）が潜伏感染していること，顔面神経麻痺症例に対する顔面神経減荷術時に採取した神経内液や後耳介筋から PCR 法によって HSV-1 の DNA の検出を試みた結果，Bell 麻痺症例では79％の症例から検出されたことなどから，Bell 麻痺の発症には HSV-1 の再活性化が深く関与していると考えられ，HSV-1 が Bell 麻痺の病因としてクローズアップされている[2]．つまり，顔面神経の膝神経節に潜伏していた HSV-1 が寒冷や抜歯など何らかの刺激やストレスによって再活性化し，そしてウイルス性の神経炎により脱髄をきたし顔面神経麻痺が生じる．さらに神経炎によって生じた浮腫により神経自体が神経管内で圧迫され絞扼と虚血の悪循環が生じると考えられている．

Bell 麻痺では，顔面神経のすべての枝が障害される可能性があり，末梢性顔面神経麻痺の他に，涙液・唾液の分泌低下，聴覚過敏，味覚障害などが起こる．症状は発症から数日かけて徐々に進行しピークとなり，いったんプラトーに達した後，徐々に軽快し始める．ピーク時の麻痺の重症度は症例ごとに差があり，明らかな兎眼となるような重度のものから，顔面を動かしてはじ

めてわかる軽度のものまでありうる．ピーク時の症状が重度なものほど麻痺が残りやすいが，
Bell 麻痺の多くは，発症 3 日以内に副腎皮質ステロイド投与により改善が期待され，標準的治
療も示されている[3]．

　しかし，「特発性」の診断は他に顔面神経麻痺をきたす疾患を除外できてはじめてつけられる
診断であり，短時間でどこまで調べるかは，実臨床の場で意見の分かれるところである．①急性
に発症した，②片側性の顔面神経麻痺で，③症状に気づいてから半日や 1 日の間にも症状が進
行し，④顔面神経障害以外の神経症候はなく，⑤耳介・外耳道・鼓膜にも異常所見はなく，⑥発
熱や炎症所見など全身性の感染症所見を欠き，⑦糖尿病もなく，⑧頭部画像検査で異常を認めな
い場合には，Bell 麻痺である可能性が高い．

b. Ramsay Hunt 症候群

　帯状疱疹，内耳障害を伴った顔面神経麻痺であり，James Ramsay Hunt により報告された
ことからこの名でよばれている．潜伏した水痘帯状疱疹ウイルス（varicella-zoster virus:
VZV）が，宿主の細胞性免疫能の低下などを契機に再活性化して発症する．

　完全型は顔面神経麻痺，耳介帯状疱疹，内耳障害の症状すべてが揃ったもので，顔面神経麻痺
に帯状疱疹もしくは内耳障害が伴うものを不完全型 Hunt 症候群と称する．

　VZV 再活性化による顔面神経麻痺でありながら，帯状疱疹，内耳障害を呈さない無疱疹性帯
状疱疹（zoster sine herpete: ZSH）も存在する．Bell 麻痺と臨床所見は類似しており，Bell
麻痺と診断される症例の 15〜20％が ZSH であるとの報告[4]もある．

　Bell 麻痺と Ramsay Hunt 症候群の鑑別には血清抗体検査や患者の唾液中の PCR 法によるウ
イルス DNA の検出が必要となる．Bell 麻痺では約 70％が自然治癒するのに対して Ramsay
Hunt 症候群は麻痺の程度は高度で予後不良が多いため，適切に診断して速やかに治療を行うべ
きである．

■文献

1) 後藤文男，天野隆弘．臨床のための神経機能解剖学．東京: 中外医学社; 1992.
2) Murakami S, Mizobuchi M, Nakashiro Y, et al. Bell palsy and herpes simplex virus: identification of viral DNA in endoneurial fluid and muscle. Ann Intern Med. 1996; 124: 27-30.
3) 日本神経治療学会治療指針作成委員会．標準的神経治療: Bell 麻痺．
4) 古田　康，大谷文雄，福田　諭，他．病因の検索と診断．Facial N Res Jpn. 2006; 26: 17-9.

〈岩下達雄　海野佳子〉

神経症候 **9**

めまいがする・ふらつく

SUMMARY

● 患者が訴える「めまい」は様々な自覚症状を含み，必ずしも前庭系障害の訴えとは限らない．

● 「めまい」の診断において最も重要なのは病歴聴取である．

● 前庭神経系の診察においては眼振，歩行をみることが重要である．

● 中枢性めまい，特に脳血管障害の鑑別が重要である．

A. 症状のとらえかたと病歴の取りかたのポイント

めまいの診察にあたってはめまいの性状，発現様式，誘発因子，随伴症状，既往歴などの病歴聴取が重要である．以下にそのポイントを述べる．

a.「めまい」の現れ方

「めまい」患者の診察にあたっては，下記のいずれであるか明らかにすることが大切．

1）単一の急性の回転性めまい

前庭神経炎が最も多い．その他，外傷性，感染性，血管性（内耳性または中枢性）などが考えられる．

2）再発性・反復発作性の回転性めまいで自発性のもの

前庭性片頭痛が多いと思われ，Ménière 病，前庭性発作症，椎骨脳底動脈系の TIA などが続く．

3）再発性・反復発作性の回転性めまいで頭位性のもの

良性発作性頭位めまい症がほとんど．ときに前庭性片頭痛，まれに後頭蓋窩病変のことがある．

4）慢性的な不安定感・浮動感

神経疾患では，両側前庭障害が考えられるが，もっと多くは小脳疾患，Parkinson 症候群，脊髄病変，末梢神経障害，脳小血管病（多発性ラクナ梗塞や Binswanger 病）による．

5）非特異的なもの

内科的疾患，薬物副作用，軽度の前庭系障害，心因性などがありうる．

神経症候 9 めまいがする・ふらつく **153**

b. 期間

　回転性めまいは良性発作性頭位めまい症では 1 回ごとは秒単位，前庭性片頭痛や Ménière 病では時間単位，前庭神経炎では日単位．嘔気やだるさ，目が回りそうな感じなどの続発症状とは切り離して，実際に回転している錯覚が続く期間を明らかにすることが大切である．

c. 誘発因子

　体や頭の動きや特定の位置で増強することが多い．良性発作性頭位めまい症は特定の頭位で悪化し，前庭系が絡む病態ではどれも体や頭の動きで悪化する．起立性低血圧による浮動性めまいは起立位で出現する．肩こりや頸椎症，椎骨脳底動脈循環不全による「めまい」は首の姿勢に関連することがある．

　前庭神経炎では発症の 1〜2 週前に感冒様症状が先行することがある．外リンパ瘻は外傷や息み動作に続発する．

d. 随伴症状

- 嘔気，嘔吐：前庭系・小脳系病変との関連が考えられるが，非特異的である．
- 一側へ倒れやすい傾向：良性発作性頭位めまい症の起立時，前庭神経炎の発症当日，Ménière 病の発作時，Wallenberg 症候群などでみられ，前庭機能低下のある病変側に倒れやすい．ただし，良性発作性頭位めまい症や Ménière 病の初期においては病変側で前庭機能が亢進している．
- 暗所での歩行の不安定性：両側前庭障害など．
- 急性の一側性の難聴：Ménière 病，突発性難聴，ウイルス性迷路炎，外傷性外リンパ瘻が考えやすいが，前下小脳動脈（AICA）領域梗塞に注意する．
- 意識障害：不整脈，血管迷走神経反射，起立性低血圧など血行動態が原因のことが多い．低血糖でも「めまい」を起こすことがある．
- 頭痛：脳出血（特に小脳出血），脳動脈解離（特に椎骨脳底動脈解離），前庭性片頭痛，脳幹性前兆を伴う片頭痛，緊張型頭痛に伴うめまい．

e. 既往歴の問診

- 先行感染の有無（前庭神経炎）
- 耳鼻科疾患：Ménière 病，突発性難聴，中耳炎など
- 神経疾患：脳血管障害，片頭痛，緊張型頭痛，頭部外傷など
- 循環器疾患：不整脈，虚血性心疾患，大動脈弁狭窄症など
- 内服薬

B. 神経学的診察の方法

　めまいや平衡機能に関連する神経系で中心的役割を果たしているのは前庭神経系であるが，末梢神経（筋肉），脊髄，小脳，視覚系，さらには大脳も関与している．前庭神経系のみを他の関連する系と切り離して診察することは困難であり，前庭機能の診察は容易ではない．前庭神経系の診察においては眼振，歩行をみることが重要であり，これに加えていくつかの特異的な診察で間接的に検査される．

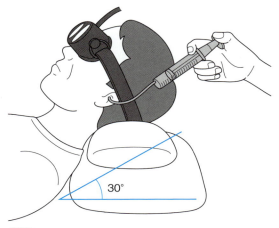

図1 カロリックテスト
(水澤英洋, 他編. 神経診察: 実際とその意義.
東京: 中外医学社; 2011[1] より改変)

1 眼振

a. 眼振の診察

自発性眼振, 注視性眼振, 頭位性眼振, 頭位変換性眼振をみる.

①自発性眼振: 患者が焦点を定めずに漠然と前方視をしている状態で眼振をみる. Frenzel眼鏡を用いるとよい.

②注視（誘発）性眼振: 患者の50 cm離れた位置で左右上下30°の角度で両眼で注視してもらう. 左右45°以上外側に指標を動かすと正常人でも極位眼振がみられることに注意する. 注視方向への眼振は中枢性病変（小脳・脳幹）を示唆する.

③頭位性眼振, 頭位変換性眼振: Frenzel眼鏡または赤外線CCDカメラを装着する. 頸椎異常に注意が必要である. 検査中に頸部痛, めまい以外の神経症状が発生した場合は検査を中止する. 頭位性眼振は, 頭をある位置にしたときだけに出現する眼振で, 中枢性の障害（小脳・脳幹）の際に出現する. 頭位変換性眼振は頭を動かしたときに出現する眼振で, 迷路の半規管部機能の障害のことが多い.

④温度眼振試験（カロリックテスト）図1: 外耳道に水, お湯を入れて温度を変化させ, 三半規管の内リンパ流を人工的に起こして眼振を誘発する検査である. 外耳道や鼓膜に異常がないことを確認したうえで, 患者は仰臥位で頭を30°上げる（外側半規管が垂直になる）. Frenzel眼鏡を装着し, 片側外耳道に冷水（33℃）あるいは温水（44℃）を注入する. 正常では冷水刺激でそれから遠ざかるような眼振が出現し, 温水刺激でそれに近づくような眼振が出現する. 末梢性前庭系病変では眼振反応の消失（半規管麻痺 canal paresis）がみられるが, 中枢性前庭系病変の診断は難しい.

b. 眼振の異常

1) 末梢性めまいに特徴的な眼振

①懸垂頭位での回旋垂直混合性眼振（後半規管型良性発作性頭位めまい症）図2a.
②左下頭位および右下頭位での方向交代性水平性眼振〔水平（外側）半規管型良性発作性頭位

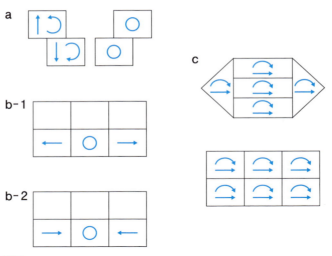

図2 末梢性めまいに特徴的な眼振
a：右後半規管型良性発作性頭位めまい症の眼振
b：水平（外側）半規管型良性発作性頭位めまい症の眼振
　b-1：半規管結石症，b-2：クプラ結石症
c：右側前庭神経炎の眼振

めまい症] 図2b．
③頭位によらない健側向き方向固定性水平性眼振または水平回旋混合性眼振（前庭神経炎などの末梢性前庭障害）図2c．ただし，Ménière病では発症初期の眼振は病変側向き（刺激性眼振）で，その後健側向き眼振（麻痺性眼振）に移行する．

2）中枢性めまいに特徴的な眼振 図3, 4

中枢性めまいでは多彩な眼振がみられるが，注視方向性眼振，純粋な垂直性眼振，純粋な回旋性眼振は中枢性めまいにしかみられない．

①注視方向性眼振：側方注視眼振 図4a, 4b は側方視で注視方向への眼振を呈するもので，脳幹・小脳の中枢性病変を示唆する．特に，一方向で振幅が大きく遅く，反対側で振幅が小さく速い眼振を Bruns 眼振 図4b とよび，小脳橋角部腫瘍で認められる．病変は振幅が大きく遅い側である．

②垂直性眼振：垂直性眼振である下眼瞼向き眼振 図4c は，小脳障害でしばしばみられるが，下部脳幹障害でもみられることがある．上眼瞼向き眼振は延髄病変で出現しやすいが，より吻側の脳幹障害や小脳障害でも出現することがある．

③純粋回旋性眼振：純粋回旋性眼振 図4d は延髄空洞症などの延髄病変での報告が多い．

④単眼性眼振：MLF症候群で認める眼振は外転眼のみにみられる．眼振の生じる注視方向と逆の側に病変がある．

⑤輻輳眼振・陥没眼振：輻輳眼振は輻輳の際に両眼が内転する眼振で，瞳孔異常，垂直性眼球運動障害を伴う．また，輻輳により誘発され眼球が前後にゆれる眼振を陥没眼振という．いずれも中脳障害で認める．

⑥シーソー眼振：約1Hzの周期で一側の眼が上転・内旋し，他側が下転・外旋する．zona incerta から Cajal 間質核への連絡路の障害による．

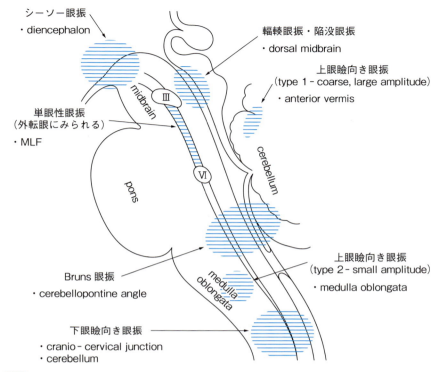

図3 各種眼振と障害部位
（後藤文男，他．臨床のための神経機能解剖学．東京：中外医学社；1992[2)] より改変）

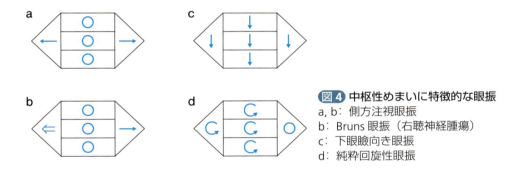

図4 中枢性めまいに特徴的な眼振
a, b：側方注視眼振
b：Bruns眼振（右聴神経腫瘍）
c：下眼瞼向き眼振
d：純粋回旋性眼振

2 歩行

前庭迷路性失調性歩行（末梢性前庭系障害）では，歩行は不安定になり，眼振の緩徐相（病変側）に偏倚していく．Romberg試験では病変側へ倒れ，閉眼足踏み試験では病変側に旋回する．

a．鑑別すべき歩行障害
1）小脳性運動失調性歩行
両足間の歩隔が広くwide basedで，不安定なよろめいた歩行である．歩幅は一定せず，踏

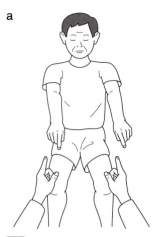 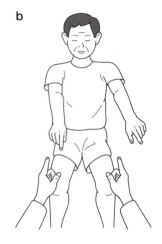

図5 腕（示指）偏倚試験
頭と腕の位置関係に注目する.
a：末梢性前庭系障害．左右の腕偏倚が同方向，同程度．ときに腕が偏倚せず，頭が逆方向に回旋することがある．内耳，前庭神経病変などを示唆．
b：中枢性前庭系障害．両腕の偏倚は同方向であるが，程度が異なる．通常，外転側の偏倚が大きい．頭の回旋（反対方向）にも注意する．前庭小脳を含め，脳幹，小脳病変などを示唆．

み出す方向もばらつく．軽症の場合は自然歩行では異常は目立たず，つぎ足歩行（tandem gait）や方向転換負荷で初めてよろける．一側の小脳障害では障害側へよる傾向があるが，脊髄小脳変性症などのようにびまん性の障害や，小脳正中部をおかす疾患では，倒れる方向は一定ではない．Romberg 徴候は陰性である．構音障害の存在が診断に有用である．

2) 深部感覚性運動失調性歩行

梅毒による脊髄癆，亜急性脊髄連合性変性症，多発性硬化症など後索障害や，深部感覚障害の強い感覚性ニューロパチーなどに伴う失調性歩行である．下肢を勢いよく高く投げ出すように前に出す．高く上がった下肢は踵で地面をたたくように降りる．協調性がなく，動揺し，平衡を失う．ときに暗がりでの歩行でより著明になる．診察では深部感覚障害があり，Romberg 徴候は陽性になる．

3) 前頭葉性歩行障害・歩行失行

正常圧水頭症，脳小血管病（多発性ラクナ梗塞や Binswanger 病）などでみられる前頭葉前方病変による歩行障害である．足の運びの異常，歩行開始困難，平衡異常が様々な程度で組み合わされて出現する．その特徴として，①ストライドが短い，②スタンスが広い，③スピードが緩徐，④足の強直，⑤体幹の姿勢が垂直，⑥腕の振りが大きい，⑦歩行開始の遅延，すくみ足，⑧足が床に張り付く傾向（磁性歩行），⑨姿勢反射の障害，⑩易転倒性などがあげられる．

3 腕（示指）偏倚試験 図5

患者は椅子に座った姿勢で，両上肢を前方水平に挙上し，示指を伸ばす．検者は自分の両示指を患者のそれに向かい合わせ固定し，元の位置の指標とする．その後患者を閉眼させ，示指がどのように偏倚するか観察する．前庭系障害があれば水平方向に偏倚していく．一般に，末梢性前

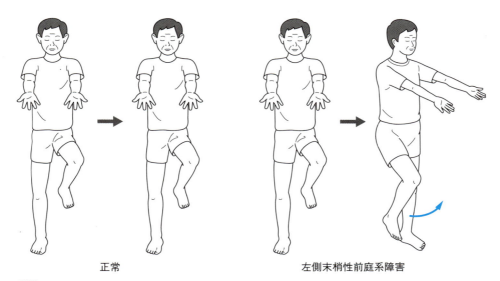

図6 閉眼足踏み試験
（水澤英洋，他編．神経診察：実際とその意義．東京：中外医学社；2011[1]）より改変）

庭系障害では左右の腕（示指）が平行に病変側へ向かって偏倚することが多い．これに対して，中枢性前庭系障害では一側優位となり非平行性に偏倚し腕が開く傾向がある．

4 Romberg 試験

　開眼で安定して立っていられる状態になった後に閉眼させる．開眼で安定して立っていられることが検査の前提条件である．閉眼後に急に動揺し転倒しそうになれば陽性．一般的に，脊髄後索病変，末梢神経障害による深部感覚障害，前庭系障害では陽性になり，小脳性失調では陰性になる．脊髄後索病変や末梢神経障害による深部感覚障害では，閉眼するとただちにあらゆる方向に体の動揺が増強し，重症の場合は検者が支えないと転倒する．前庭系障害では，閉眼すると次第に体幹から下肢が主に左右の方向，時に前後方向にもゆっくりと動揺してくる．高度な両側性障害の場合を除いて倒れることはまれである．一側性の末梢性前庭系障害では眼振の緩徐相（病変側）に体が揺らぐことが多く，中枢性前庭系障害では一般に後方に揺らぐことが多いといわれる．

5 閉眼足踏み試験 図6

　患者は直立し，閉眼して，その場所を変えないように100歩足踏みをしてもらい，偏倚方向と回転角度をみる．簡易法で，50歩で行われることもある．回転角度は44°以下なら正常，91°以上は異常とする．末梢性前庭系病変では病変側に向かって偏倚，回転する．中枢性前庭系病変では病変側との関係は一定しない．各種の平衡試験の総合成績から病変レベルを判断する．

6 閉眼歩行試験（Babinski-Weil 試験）図7

　前庭系障害と小脳性障害との鑑別に有用である．閉眼して5，6歩前進し，そのまま同じ距離を後退する．健常者では出発した元の位置に戻るが，片側性の前庭性平衡異常のある患者では，前進するときには病変側に偏倚し，後退するときにはその反対側に偏倚するので，前進と後退を

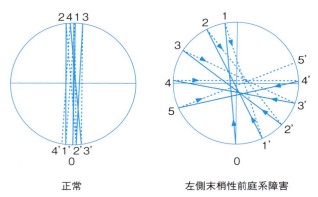

図7 閉眼歩行試験（Babinski-Weil 試験）
（水澤英洋，他編．神経診察：実際とその意義．東京：中外医学社；2011[1]）より改変）

繰り返すとその軌跡が星形になる（星形歩行）．一方，片側小脳病変患者では前進，後退ともに病変側に偏倚するため，どんどん病変側に寄って行く．

7 聴力検査

耳鳴や難聴など蝸牛症状の有無と，「めまい」との時間的関係を問診する．音叉を用いて聴力の左右差をみる．Weber 試験，Rinne 試験を行う．蝸牛症状の併存は末梢性めまいを疑わせるが，AICA 領域の脳梗塞では蝸牛症状を認めることがある．

C. 症候の種類と解釈

患者が「めまい」と訴える内容は多彩である．回転感を主体とするものを回転性めまい（vertigo），浮遊感を主体とするものを浮動性めまい（dizziness, giddiness）という．この他，立ちくらみや動揺視も含まれる．めまいそのものだけでは病変の部位や性質を決められない．患者の病態をとらえるうえでめまいを特徴別に，①回転性めまい，②浮動性めまい，③立ちくらみ（fainting, faintness），④動揺視（oscillopsia）に分ける．

身体の平衡は，前庭感覚，視覚，深部感覚の感覚情報が中枢神経系で統合され，これらをもとにした運動情報が外眼筋や四肢体幹筋に出力されることで維持されている．めまいはこれらの系の障害により生じ，半規管や耳石器などの前庭感覚の受容体，前庭神経の障害による末梢性前庭系めまい（末梢性めまい）と，前庭神経核，前庭小脳，大脳（前庭皮質）などの障害による中枢性前庭系めまい（中枢性めまい）に分けられる．一方で，これらの前庭神経系とは直接関係のない「めまい感」が大脳や身体の病態によってもたらされる．

1 「めまい」の種類と病態

a. 回転性めまい（狭義のめまい）

自分の周囲の物が回って見え，めまいが強い場合には自分の体自体が回転しているように感じる．めまいが比較的軽く，直立していられる場合には体が一方向へ傾き，歩行をすると一方向へ寄っていく．末梢性前庭系病変と関係が深い．中枢性前庭系病変でも生じるが，前者に比べて軽

表1 めまいをきたす疾患

1. 前庭系病変（「めまい」と「めまい感」）
   a. 末梢性めまい（主に「めまい」）
      良性発作性頭位めまい症，Ménière 病，前庭神経炎，突発性難聴，内耳炎，外傷性，薬剤性前庭神経障害
      （アミノ配糖体系抗菌薬）など
   b. 中枢性めまい（「めまい」または「めまい感」）
      小脳・脳幹の梗塞・出血，椎骨脳底動脈循環不全，鎖骨下動脈盗血症候群，小脳脳幹部腫瘍，多発性硬化症，
      脊髄小脳変性症，急性小脳炎，髄膜炎，Chiari 奇形など
   c. 立ちくらみ（「めまい感」）
      起立性低血圧，血管迷走神経反射，不整脈，貧血，脱水，多系統萎縮症，自律神経ニューロパチー（糖尿病，
      アミロイドーシス，特発性）など
   d. 動揺視（「めまい感」）
      多発性硬化症，小脳疾患，薬物中毒（フェニトインなど）など
   e. その他
      片頭痛，てんかん，頭部外傷，薬物性（抗てんかん薬，鎮静薬，シスプラチンなど）
2. 身体疾患（主に「めまい感」）
   貧血，眼科的障害（屈折異常，調節障害），睡眠障害，脱水など

度である．

b. 浮動性めまい（めまい感）

　体がふらついたり揺れているように感じる，雲の上を歩いているようでしっかりした感じがしないなどと訴える．周囲の物が回転したり動いて見えることはない．ときに患者の訴えを回転性めまいと区別しにくいことがある．中枢性前庭系（脳幹，小脳，頸髄，大脳）病変で生じることが多いが，末梢性前庭系病変でも軽度であれば訴えることがある．

c. 立ちくらみ

　失神の前段階で，座位や臥位から急に立ち上がると頭や体がふらっと感じ，不安定感を覚える（めまい感）．多くは数秒間で症状が消失する．しかし，症状が進み，気が遠くなるように感じ，眼前がぼやけて白濁したり暗黒になれば，起立性低血圧症に伴う立ちくらみであり，意識が消失すれば失神である．立ちくらみや失神は脳の一過性循環不全による．

d. 動揺視

　①眼球動揺によるもの：眼振など眼球の細かい動揺のため，視線が動揺して，視力低下や霧視として感じる．
　②頭部動揺によるもの：頭を動かすと静止しているものが動いて見える．前庭眼反射障害による．

　めまいをきたす主な疾患を**表1**に示した．

2 末梢性めまいと中枢性めまいの鑑別点

　末梢性前庭系病変と中枢性病変の鑑別点を**表2**に示す．あくまで参考であり，これだけで鑑別しきれない．

表2 末梢性めまいと中枢性めまい

	末梢性	中枢性
障害部位	前庭迷路，前庭神経	前庭神経核，小脳，前庭皮質
発症・経過	急性発症・単発または反復発作性	急性発症または慢性発症
誘因	頭位変換，髄液圧・中耳腔圧上昇	ときに頸部捻転
背景疾患	特にない	血管危険因子
めまいの性状	回転性＞浮動性	回転性＜浮動性
めまいの強さ	強い	軽いことが多い
めまいの持続	短い＞長い	短い＜長い
眼振	一方向性，水平（回旋混合性）	注視方向性，垂直性，回旋性
固視による眼振の抑制	あり（BPPV）	なし
蝸牛症状	ときに伴う	通常ない
中枢神経症状	ない	ある（頭痛，脳神経症状，運動失調）

（日本神経治療学会治療指針作成委員会，編．標準的神経治療：めまい．2011）[4]

D. 鑑別診断

■1 良性発作性頭位めまい症

　回転性めまいを起こす疾患で最多で，40歳以降の中高年に好発する．半規管内の耳石小片が頭位変化により重力に従って浮動することで異常リンパ流動が生じ，クプラが偏倚してめまいをきたす（半規管結石症）．耳石小片がクプラに付着することでクプラが偏倚する場合もある（クプラ結石症）．以上の病態は必ずしも確定的なものではない．

a. 症状の特徴

①特定の頭位をとると，回転性（症例によっては動揺性）のめまいが起こる．実際には，起床・就寝時，棚の上の物を取る上向き，または洗髪のような下向き頭位，寝返りなどで誘発されることが多い．

②めまい発現まで若干の潜時があり，次第に増強した後に減弱，消失する．めまいの持続時間はおおむね数秒〜数十秒である．クプラ結石症では潜時が短い．水平（外側）半規管型の場合，半規管結石症では持続は1分以内，クプラ結石症では眼振は長く続く（2分以上）ことがある．めまいは開・閉眼に関係なく発現することが多い．めまい発現時にはめまい症状に伴って増強-減衰する眼振が観察される．

③引き続き同じ頭位を繰り返すと，めまいは軽減または起きなくなることが多い．

④めまいには難聴や耳鳴などの聴覚症状を随伴しない．また，嘔気・嘔吐をきたすことがあるが，めまい以外の神経症状を随伴することはない．

b. 眼振の特徴

　眼振の動きをみることが診断にあたって非常に重要．

①右後半規管型の場合：右下懸垂頭位で上眼瞼向き／反時計回り回旋性の混合性眼振が出現し，座位に戻すと下眼瞼向き／時計回り回旋性の混合性眼振が出現する **図2a**．

②水平（外側）半規管型の場合：半規管結石症では方向交代性下向性眼振が，クプラ結石症では方向交代性上向性眼振が出現する **図2b**．

❷ 前庭神経炎

　回転性めまい発作のみで蝸牛症状を欠く．中枢神経症状は呈さない．発作を繰り返さない．末梢性めまいのなかでは良性発作性めまい症，Ménière 病の次に多い．30～50 歳代に好発する．めまいに先行して上気道感染症，感冒に罹患していることが多い．強い回転性めまいは 1～3 日で治まるが，頭重感・体動に伴う浮動性めまいは 1 週間程持続し，急激な頭位変換時のめまい感は数週間から 1～2 カ月続く．発作時には頭位によらない健側向き方向固定性水平性眼振，または水平回旋混合性眼振がみられる 図2c ．

❸ Ménière 病

　難聴，耳鳴，耳閉感などの聴覚症状を伴うめまい発作を反復する．末梢性めまいの中では良性発作性頭位めまい症の次に多い．女性に多く，30 歳代後半～40 歳代前半に好発する．病態は内リンパ水腫と考えられている．

〈めまいの特徴〉
　①一般に特別の誘因なく発生，嘔気・嘔吐を伴うことが多く，持続時間は 10 分程度～数時間程度．
　②回転性めまいが多いが，浮動性めまいの場合もある．
　③発作時には水平回旋混合性眼振が観察されることが多い．前庭神経炎と異なり Ménière 病では発症初期の眼振は病変側向き（刺激性眼振）であり，その後健側向き眼振（麻痺性眼振）に移行する．
　④めまい・蝸牛症状以外の神経症状を伴うことはない．
　⑤発作頻度は週数回から年数回程度まで多様．家庭・職場関係の変化，ストレスなどが発作回数に影響することが多い．

　聴覚症状は難聴，耳鳴，耳閉感が主徴で，主にめまい発作前または発作と同時に発現・増強し，めまいの軽減とともに軽快することが多い．難聴の評価は診断，経過観察に重要であり，耳鼻科に依頼して感音難聴の確認，聴力変動の評価のために頻回の聴力検査が必要である．耳鼻科で内リンパ水腫推定検査を行うことが推奨される．

　初回発作のみでは疑い例であり，めまいを伴う突発性難聴と鑑別できない場合が多い．上記の特徴を示す発作の反復を確認後に確実例と診断する．

❹ 脳血管障害

　多くは前庭機能に関与する中枢のある脳幹・小脳病変が急性めまいの原因になる．椎骨脳底動脈とその分枝により灌流されている．めまいを伴う同領域の脳梗塞のほとんどが急性発症の巣症状を伴うため診断は容易である．しかしながら，これらのなかには，蝸牛症状を伴ったり，神経症候がわかりにくいものも存在するので，以下に例をあげる．なお，橋出血，小脳出血は内側縦束や歯状核付近に多いため神経症状を伴うことが多く，鑑別は容易であることが多い．

a.　Wallenberg 症候群（延髄外側症候群）
　● めまいとともに構音障害，嚥下障害，健側の温痛覚障害，病変側の運動失調や Horner 症候群などをきたす．めまいや平衡障害は高頻度に認め，めまいは回転性のことも浮動性のこともある．

●眼振所見には一定した傾向はないとされるが，前庭神経炎を疑わせるような方向固定性水平性眼振（水平回旋混合性眼振）を呈することもある．

●突発するめまいを訴えるが麻痺をほとんど伴わないこと，椎骨動脈解離が原因である場合は血管障害の危険因子を持たない若年者にも発症すること，前述のように末梢性めまいを疑わせる眼振所見を呈することがあることなどから，脳梗塞を疑われないことがある．神経症候をしっかりとることで診断がつく．

b. AICA 領域の脳梗塞

●めまい，病変側の難聴，小脳性運動失調，末梢性顔面麻痺を起す（AICA 症候群）．

●AICA は小脳や橋とともに内耳にも血流を送っているため，閉塞すると病変側の蝸牛症状（耳鳴や難聴）や前庭症状（健側方向への方向固定性水平性眼振）など末梢性めまいを疑わせる症状が出現する．末梢性前庭系障害とは，他の神経症候で鑑別できることが多い．

c. PICA 領域の小脳梗塞

●PICA 領域の小脳梗塞では構音障害も手足の運動失調も起こらず，めまいと体幹失調のみが唯一の症状であることが多い．このため，臥位での診察のみではめまい以外の神経症状をまったくとれないことがある．

●加えて，PICA 領域の小脳虫部に限局した梗塞では方向固定性水平性眼振，方向交代性上向性眼振といった末梢性めまいに似た眼振が出現することがある．前者は前庭神経炎，後者はクプラ結石型による水平（外側）半規管型良性発作性頭位めまい症が鑑別にあがる．

●急性発症のめまいで臥位での神経所見に乏しく，末梢性前庭系障害のような激しい眼振もないのにうまく歩くことができない場合には，PICA 領域の小脳梗塞の可能性を考えるが，鑑別困難なことも多い．

5 脳腫瘍

　小脳や脳幹部の腫瘍は，圧迫や水頭症，腫瘍内出血によりめまいを起こすことがある．

　聴神経腫瘍は小脳橋角部腫瘍の7〜8割を占める．初発症状としては感音難聴・耳鳴などの聴覚障害が約8割強を占めるが，めまいを訴える例は10〜15％と少なく，経過中のめまいを感じるのは3割程度とされている．めまいは持続することは少なく，一過性に症状が出ることが多い．めまいの性状に決まったものはない．

　聴神経腫瘍などの小脳橋角部腫瘍ではBruns眼振を認めることがあり局在診断に有用である．腫瘍が大きくなって脳幹を圧迫するようになると，病変側注視で大振幅低頻打性，健側注視で小振幅高頻打性のBruns眼振が生じる 図 4b．

6 脊髄小脳変性症

　構音障害や四肢の小脳性運動失調が目立ち，緩徐にふらつき感や歩行障害が出現する．脊髄小脳変性症のなかでもSCA6（spinocerebellar ataxia type 6）では，小脳性運動失調症状に先立ってめまいや動揺視を自覚することがあり，頭位変換時のめまいや動揺視様の症状が初発症状となることがある．水平性注視眼振，垂直性眼振，rebound nystagmusなど多彩な眼振所見を呈し，懸垂頭位で誘発される下眼瞼向き眼振も特徴とされる．まれではあるが，episodic ataxia 2に類似した発作性失調症やめまいが出現する症例もある．

⑦ 起立性低血圧

起立性低血圧をきたす疾患としては，多系統萎縮症，Parkinson 病，Lewy 小体型認知症，純粋自律神経失調症（PAF），糖尿病，アミロイドーシス，褐色細胞腫，出血，脱水，大動脈弁狭窄症，薬剤性（α_1 受容体遮断薬，L-dopa など）などがある．疑ったら Schellong 起立試験またはヘッドアップ・ティルト（headup-tilt）を行う．

- Schellong 起立試験（確定診断の基準にはいろいろなものが提唱されている）：外来でできる簡便な起立性低血圧検出法．5 分間の臥位安静の後に急に立位をとらせ，前後の血圧・脈拍を 1〜2 分毎に経時的に記録する．収縮期血圧が 30 mmHg，または拡張期血圧が 15 mmHg 以上低下した場合，起立性低血圧確診とする．

⑧ 薬剤の副作用

めまいを起こしうる薬剤を下記に示す：

アミノ配糖体系抗菌薬（ストレプトマイシン，ゲンタマイシン），抗癌薬（シスプラチン），降圧薬，利尿薬（フロセミド，サイアザイド），血管拡張薬（ニトログリセリン，硝酸イソソルビド），NSAIDs（インドメタシン，ジクロフェナク），抗てんかん薬（フェニトイン，カルバマゼピン，クロナゼパム），抗不安薬：ベンゾジアゼピン系（ジアゼパム），チエノジアゼピン系（クロチアゼパム，エチゾラム），抗ヒスタミン薬（ジフェンヒドラミン），睡眠薬，抗うつ薬（三環系，四環系，SSRI），筋弛緩薬（バクロフェン，チザニジン，エペリゾン），アルコール．

⑨ 片頭痛

片頭痛発作にめまいを伴うことがある．国際頭痛分類第 3 版 beta 版（ICHD-3β）では，「脳幹性前兆を伴う片頭痛」，付録に「前庭性片頭痛」が掲載されている．この 2 つは異なる疾患だが，一部オーバーラップする症例が存在する．どちらも病態や責任病巣は明らかになっていない．

a. 脳幹性前兆を伴う片頭痛 表3

ICHD-2 では脳底型片頭痛の用語が使われたが，脳底動脈血流不全の確証がないため名称が変更になった．「前兆のある片頭痛」のサブタイプであり，その前兆症状が明らかに脳幹由来と考えられることが明記されている．前庭症状が主体である前庭性片頭痛とは，「前兆のある片頭痛」と診断されることが前提という点で異なる．7 つの脳幹症状のうち少なくとも 2 項目を満たし，少なくとも 1 つは片側性であること，持続時間も 5〜60 分であると定義され，同時に起こってもよいが，まずは前兆症状，その後頭痛，という時間的位置関係も明記されている．脳幹症状のうち回転性めまいは耳鳴とともに頻度が高い．前庭症状以外の脳幹症状を伴う場合は一過性脳虚血発作などが鑑別にあがる．また，てんかんも鑑別にあがる．

b. 前庭性片頭痛 表4

片頭痛関連めまい，片頭痛性めまいなど様々な呼称で使用されてきた疾患の総称といえる．片頭痛の病歴があることが条件で，片頭痛の症状は少なくとも 50％に伴うが，診断基準にあるとおり症状の主体は前庭症状である．めまいの出現は自発性，頭位変換性，視覚誘発性など多彩で，回転性，浮動性のいずれもある．片頭痛の診断基準を満たす発作の出現時期は必ずしも前庭

表3 「脳幹性前兆を伴う片頭痛」の診断基準

A. B〜D を満たす頭痛発作が 2 回以上ある
B. 完全可逆性の視覚性，感覚性，言語性前兆があるが，運動麻痺（脱力）あるいは網膜症状は伴わない
C. 以下の脳幹症状のうち少なくとも 2 項目を満たす
  1. 構音障害
  2. 回転性めまい
  3. 耳鳴
  4. 難聴
  5. 複視
  6. 運動失調
  7. 意識レベルの低下
D. 以下の 4 つの特徴の少なくとも 2 項目を満たす．
  1. 少なくとも 1 つの前兆症状は 5 分以上かけて徐々に進展するか，または 2 つ以上の前兆症状が引き続き生じる（あるいはその両方）．
  2. それぞれの前兆症状は 5〜60 分持続する．
  3. 少なくとも 1 つの前兆症状は片側性である．
  4. 前兆に伴って，あるいは前兆発現後 60 分以内に頭痛が出現する．
E. ほかに最適な ICHD-3 の診断がない．また，一過性脳虚血発作が除外されている．

（日本頭痛学会・国際頭痛分類委員会，訳. 国際頭痛分類 第 3 版 beta 版. 医学書院 ; 2014. p.7-8)[5]

表4 「前庭性片頭痛」の診断基準

A. C と D を満たす発作が 5 回以上ある．
B. 現在または過去に 1.1 「前兆のない片頭痛」，1.2 「前兆のある片頭痛」の確かな病歴がある．
C. 5 分〜72 時間の間で持続する中等度から重度の前庭症状がある．
D. 発作の少なくとも 50％は以下の 3 つの片頭痛の特徴のうち少なくとも 1 つを伴う．
  1. 頭痛は以下の 4 つの特徴のうち少なくとも 2 項目を満たす．
    a）片側性
    b）拍動性
    c）中等度または重度
    d）日常的な動作により頭痛が増悪する
  2. 光過敏および音過敏
  3. 視覚性前兆
E. ほかに最適な ICHD-3 の診断がない．または他の前庭疾患によらない．

注）『前庭性片頭痛』の前庭症状は Barany 平衡医学会による前庭疾患国際分類に準拠した下記のものを含む．
  a）自発性めまい
    （ⅰ）内部性めまい（自分自身の内部が動いているように感じる）
    （ⅱ）外部性めまい〔周囲（自分の外）が回ったり揺れたりしているように感じる〕
  b）頭位変換後に起こる頭位性めまい
  c）複雑または大きな動きの視覚刺激により誘発される視覚誘発性めまい
  d）頭位変換時に起こる頭位変換性めまい
  e）悪心を伴う頭位変換性によって誘発されるめまい感（空間認知障害の感覚に特徴づけられるめまい感であり，その他のめまい感は一般に前庭性片頭痛には含まない）

（日本頭痛学会・国際頭痛分類委員会，訳. 国際頭痛分類 第 3 版 beta 版. 医学書院 ; 2014. p.176-8)[5]

症状と同期せず，随伴症状も前庭症状の発作中，またはその前後のいずれでも起こりうる．めまいの持続時間は 5 分から 72 時間ときわめて多様であり，約 30％が数分程度，30％が数時間，30％は数日に及ぶとされている．残りの 10％は数秒以内とされ，頭位変換後や視覚刺激時に起こる傾向がある．

🔟 てんかん

上側頭回後部または頭頂・後頭移行部（頭頂連合野），すなわち大脳皮質前庭野の刺激性，異常放電により，回転性めまいを呈するてんかん（vertiginous epilepsy）を起こす（Barac

166　神経症候 9　めまいがする・ふらつく

1968)[9]. 回転性めまいを訴え，頭部，眼球，身体の回転（偏倚）を伴う短時間の発作である．蝸牛症状は伴わない．脳波では局在性または広範性の発作がみられ，抗てんかん薬が奏効する．病因として腫瘍，血管障害，脳炎，外傷，シスプラチン中毒，などがあげられている．

これと鑑別を要するものとして前庭原性てんかん（vestibulogenic epilepsy）がある．前庭器官を刺激することによって，あるいは自発的な刺激によって惹起される感覚誘発性てんかんの一種と理解されている．

また，通常のてんかん部分発作の患者が，前兆としてふらつき感，浮遊感，失神様めまい感を訴えることがある．

■文献
1）水澤英洋，宇川義一，編. 神経診察：実際とその意義. 東京：中外医学社；2011.
2）後藤文男，天野隆弘. 臨床のための神経機能解剖学. 東京：中外医学社；1992.
3）平山惠造. 神経症候学. 改訂第 2 版 Ⅰ・Ⅱ. 東京：文光堂；2006.
4）日本神経治療学会治療指針作成委員会，編. 標準的神経治療：めまい. 2011.
5）日本頭痛学会・国際頭痛分類委員会，訳. 国際頭痛分類 第 3 版 beta 版. 東京；医学書院；2014.
6）日本めまい平衡医学会診断基準化委員会，編. 良性発作性頭位めまい症診療ガイドライン（医師用）. 2009.
7）前庭機能異常に関する調査研究班. メニエール病診療ガイドライン. 2011.
8）日本めまい平衡医学会，編. めまいの診断基準化のための資料— 1987 年めまいの診断基準化委員会答申書. 前庭神経炎. 1988.
9）Barac B. Vertiginous epileptic attacks and so-called "vestibulogenic seizures". Epilepsia. 1968; 9: 137-44.

〈小堺有史〉

神経症候 **10** 力が入りにくい

SUMMARY

- 筋力低下，運動麻痺は大脳皮質運動野にはじまる上位運動ニューロンから，脊髄前角にある運動神経以下の下位運動ニューロンの障害が原因となる.

- 上位運動ニューロン障害の病巣診断では錐体路の神経解剖の理解が必要であり，下位運動ニューロン障害では筋電図検査が補助診断となる.

- 運動麻痺・筋力低下はその分布により部分麻痺，単麻痺，片麻痺，対麻痺，四肢麻痺に分類することができる.

- 四肢遠位部に筋萎縮がある場合には神経原性の疾患，四肢近位部や肩甲部や骨盤部など体幹部に筋萎縮がある場合には筋原性の疾患が考えられる.

A. 症状のとらえかたと病歴の取りかたのポイント

「力が入りにくい」という主訴である，筋力低下あるいは運動麻痺をきたす原因は多岐にわたっている．神経学的用語として，随意運動の完全消失は完全麻痺（paralysis），軽度の麻痺は不全麻痺（paresis）という．その他に麻痺を表す言葉には plegia，palsy などもある．

筋力低下，運動麻痺は大脳皮質運動野にはじまる上位運動ニューロンから，脊髄前角にある運動神経以下の下位運動ニューロン，骨格筋線維までに神経経路のなかでどこかに障害が起こっても生じる．筋力低下，運動麻痺の責任病巣となる局在診断が最も重要である **図1**．その際には筋力低下，運動麻痺の分布，急性発症か慢性に進行性か，症状が変動するのか，筋萎縮を伴っているかという点に注目して診断をすすめていく．筋力低下，運動麻痺の原因は上位運動ニューロン障害と下位運動ニューロン障害によるものに大別される **表1**．

B. 神経学的診断の方法

全身の骨格筋は 600 以上あるが，神経診断に最低限必要な筋は限られている．運動麻痺，筋力低下の診察は短時間で確実に実施できるようにする．一般的な診察で行われている代表的な診察は Barré 徴候と上肢では三角筋，上腕二頭筋，上腕三頭筋，手関節の背屈ならびに掌屈，母指対立筋の6つの筋肉と下肢では腸腰筋，大腿四頭筋，膝屈筋群，前脛骨筋，腓腹筋の5つの筋肉である．徒手筋力検査の際には，重力の負荷がかかる肢位をとり，他動的な関節可動域の最終点で最大の力を出してもらうのが原則で，検者はこれに対して抵抗して評価を行う．筋力低下

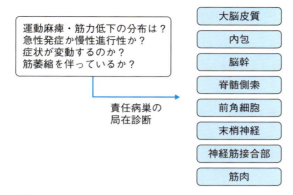

図1 運動麻痺・筋力低下の局在診断

表1 上位・下位運動ニューロン障害の比較

	上位運動ニューロン障害	下位運動ニューロン障害
筋トーヌス	亢進，けいれん	低下，弛緩性
筋萎縮	目立たない	著明
線維束性収縮	(−)	(+)
腱反射	亢進	減弱または(−)
病的反射	(+)	(−)

表2 徒手筋力検査の6段階評価の基準

5：強い抵抗に抗して全関節可動域の運動が可能
4：弱い抵抗に抗して全関節可動域の運動が可能
3：重力に抗して全関節可動域の運動が可能
2：重力を取り除けば全関節可動域の運動が可能
1：筋の収縮は起こるが関節の運動はみられない
0：筋の収縮がまったくみられない

の評価法は徒手筋力検査として0から5までの6段階で評価する 表2．運動麻痺，筋力低下の分布は対称性か左右差があるか，近位筋か遠位筋のどちらが優位かを判定する．

　筋萎縮の診察では，全身の筋肉を詳細に観察し，正常の膨らみが減少していることを確認する．筋萎縮が全身性か局所性か，四肢の近位筋優位か遠位筋優位か，体幹部はどうか，左右差はあるかなどを確認する．定量的な評価としては，四肢の周径を記録しておくことも重要である 図2．四肢の周径は，左右で同じ部位を測定する．右利きの場合には，右上肢が左より1cm程度太いことは正常でもみられる．

　筋肉の自発的収縮として線維束性収縮（fasciculation）があり，筋線維束がピクピクと自然に収縮するもので，出現は不規則で短時間で消失する．筋線維束群を単位とした自発性筋収縮であり，基本的には関節運動には影響はない．皮膚表面から肉眼的に観察することが可能であるが，針筋電図の安静時所見として記録することが理想である．舌，顔面・オトガイ，上腕，前腕，骨格筋，肩甲部，大腿，腓腹筋などにみられやすい．ハンマーや手指で軽く筋を叩くと誘発されることがある．患者が自覚していることがあり，また健常人でもみられる場合がある．鑑別が必要なものはミオキミア（myokimia）であり，筋肉の小部分が不随意に収縮を繰り返すもので，線維束性収縮よりやや大きな筋束の収縮である．

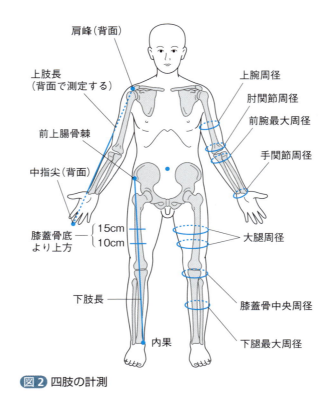

図2 四肢の計測

　筋肉の触診や打診として，炎症性筋疾患では，筋肉を把握した時に筋痛を訴えることがある．叩打性筋強直（percussion myotonia）は筋緊張性ジストロフィーなどで母指球筋を叩打すると筋の強直と母指の内転が起こる現象である．手を強く握った後すぐに手を開くことのできない把握性筋強直（grip myotonia）もみられることがある．筋膨隆現象（mounding phenomenon）は骨格筋の叩打で数秒間筋肉の一部が盛り上がって見える現象で，甲状腺機能低下症などで観察される．

C. 症候の種類と解釈—上位運動ニューロン障害と下位運動ニューロン障害

　上位運動ニューロン障害による筋力低下，運動麻痺の責任病巣を考えていくうえで錐体路の走行の理解は必須である 図3．錐体路の名称の由来は上位運動ニューロンの線維が，延髄の錐体を走行することに由来する．錐体路の走行は大脳皮質運動野から，内包後脚，中脳レベルでは大脳脚のほぼ中1/3を走行し，橋レベルでは多数の線維束となり腹側を走行する．延髄レベルでは錐体を走行し，大部分の線維が延髄下部と頸髄上部の錐体交叉で対側に向かい，対側の脊髄側索を外側皮質脊髄路となって下降する．残りの線維は同側のまま脊髄の前索内側部を前皮質脊髄路として下降し，ごく一部の線維は非交叉のまま側索を下降する．

　錐体路と上部運動ニューロンはほぼ同義語として使われていることが多く錐体路徴候とは上部運動ニューロンの障害に伴う神経徴候を指す．錐体路徴候とは腱反射亢進，Babinski反射など病的反射の出現，腹壁反射の消失，痙性の筋力低下を指す．錐体交叉より上部の病変では対側に，錐体交叉より下部の病変では同側の上下肢に錐体路徴候が認められる．錐体路の走行は頭部

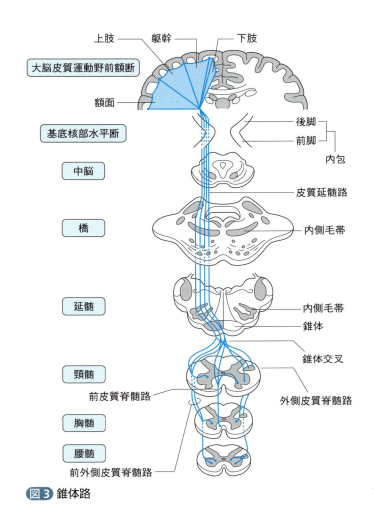

図3 錐体路

表3 下位運動ニューロン障害から筋肉までの鑑別

	脊髄前角	末梢神経	神経筋接合部	筋肉
筋力低下	あり	あり	あり	あり
症状変動	なし	なし	あり	なし
筋けいれん	ときにあり	まれ	なし	まれ
反射消失	あり	あり	なし	あり
反射亢進	あり（ALS）	なし	なし	なし
病的反射	あり（ALS）	なし	なし	なし
線維束性収縮	よくあり	まれ	なし	なし

　CTや頭部MRI，脊髄MRIでどの部分を走行しているのか意識しておくと立体的な理解ができるようになる．上位運動ニューロンの障害のあるALSでは錐体路の変性がMRIで確認できる場合もある．

　下位運動ニューロンによる筋力低下，運動麻痺の責任病巣は脊髄前角，末梢神経，神経筋接合部，筋肉の可能性がある 表3 ．筋緊張の低下を伴った弛緩性麻痺を呈する場合が多い．脊髄前角，末梢神経の場合（神経原性）の場合には遠位筋優位の筋力低下，運動麻痺となる．一方，神

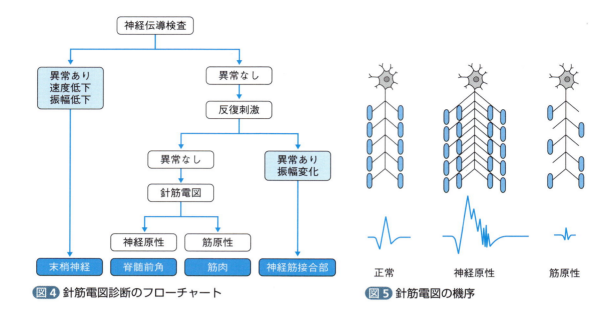

図4 針筋電図診断のフローチャート

図5 針筋電図の機序

経筋接合部，筋肉（筋原性）の場合は近位筋優位の筋力低下，運動麻痺となるのが原則である．例外として神経原性で近位筋優位の筋力低下，筋萎縮を呈するのは脊髄性筋萎縮症（Kugelberg-Welander病），球脊髄性筋萎縮症である．筋原性で遠位筋優位の筋力低下，筋萎縮を呈するのは遠位型ミオパチーや筋強直性ジストロフィーである．脊髄前角，末梢神経，神経筋接合部，筋肉の局在診断には神経伝導速度，針筋電図などの筋電図検査が有用でありそのフローチャートを 図4 に示した．針筋電図による運動単位電位は神経原性変化では高振幅と持続時間延長，筋原性変化では低振幅と持続時間短縮が特徴的である 図5．

D. 鑑別診断

1 筋力低下の分布から考える

運動麻痺・筋力低下はその分布により部分麻痺，単麻痺，片麻痺，対麻痺，四肢麻痺に分類することができる 図6．

部分麻痺は外傷や圧迫などにより単一の末梢神経支配領域における運動麻痺である．特発性顔面神経麻痺（Bell麻痺）（idiopathic facial paralysis）は原因が特定できない一側性の末梢性神経麻痺で，前額部を含めた顔面半分の運動麻痺を呈することが特徴である．急性に発症し，強く閉眼させても眼裂が完全に閉じないで白眼がみえる（兎眼），閉眼できても完全ではない睫毛徴候，口輪筋が弱く水がこぼれる，口笛ができないなどの症状を呈する．聴覚過敏や味覚障害を認める場合もある．

四肢の部分麻痺では同一の神経支配領域のおける感覚障害を伴う．橈骨神経麻痺は下垂手（drop hand）となり，手の伸展ができなくなる 図7．泥酔状態で手枕など，上腕部での圧迫により起こることが多い．起床時に手が動かないことに気づき，脳梗塞と誤診されてしまう場合もある．正中神経麻痺は母指球筋が萎縮して猿手（ape hand）となる 図8．また，手根管症候群

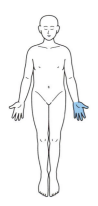 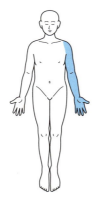 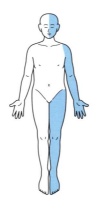

①部分麻痺：partial paresis　　②単麻痺：monoplegia　　③片麻痺：hemiplegia

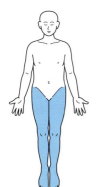 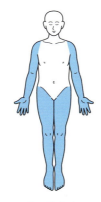

④対麻痺：paraplegia　　⑤四肢麻痺：quadriplegia, tetraplegia

■ 運動麻痺

図6 運動麻痺の分布

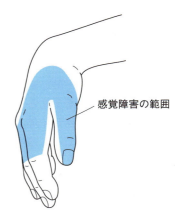

drop hand（radial nerve の障害）

図7 橈骨神経麻痺

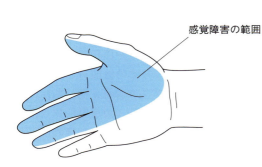

ape hand（median nerve の障害）

図8 正中神経麻痺

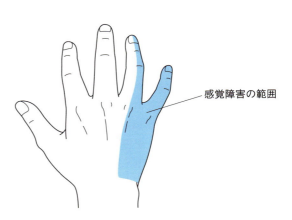

claw hand（ulnar nerve の障害）

図9 尺骨神経麻痺

神経症候 10　力が入りにくい　173

（carpal tunnel syndrome）は手根管部における正中神経の圧迫により手のしびれの原因として最も頻度の高い疾患である．女性に多く，肥満，手の使用，糖尿病，透析，関節リウマチなどが危険因子となる．初期の症状としては夜間の手や腕の痛みが重要でしばしば放散痛も認める．神経伝導検査で正中神経の遠位潜時の延長を確認する．尺骨神経麻痺は肘の部分の圧迫により骨間筋と小指球筋の麻痺と萎縮をきたし鷲手（claw hand）となる 図9．腓骨神経麻痺は足の背屈が障害され下垂足（drop foot）となる．脛骨神経麻痺は足底屈曲が不能となる．

　単麻痺は一側上下肢のうち一肢だけにみられる運動麻痺で，上位運動ニューロン障害と下位運動ニューロン障害による場合がある．上位運動ニューロン障害では大脳皮質運動領野の限局する病変が多い．下位運動ニューロン障害では一肢を支配する末梢の神経根あるいは神経叢の障害で生じる．ただし単麻痺は片麻痺や対麻痺の不完全な状態として観察される場合もあり注意が必要である．

　片麻痺は一側上下肢にみられる運動麻痺であり脳梗塞，一過性脳虚血，脳出血，脳静脈血栓症などの脳血管障害の大部分では片麻痺を呈する．実地臨床でも多くの場合の運動麻痺・筋力低下がこの分布を呈する．大脳皮質から延髄，頸髄上部に至る皮質脊髄路の障害で生じる．ただし脳幹部の障害では，一側の片麻痺と反対側の脳神経麻痺を呈する（交代性片麻痺）．

　対麻痺は両下肢の麻痺で，上位運動ニューロン障害では痙性麻痺，下位運動ニューロン障害では弛緩性麻痺を呈する．脊髄病変，特に胸髄レベルでの両側上位運動ニューロン障害によることが多い．大脳傍正中部の病変（髄膜腫など）でも両下肢に相当する両側大脳皮質運動野の障害で痙性麻痺が生じる．痙性対麻痺（spastic paraplegia）の原因は脊髄圧迫性病変（外傷，脊椎疾患），脊髄腫瘍，脊髄空洞症，炎症・免疫疾患（脊髄炎，急性散在性脳脊髄炎，視神経脊髄炎，多発性硬化症，HTLV-I 関連脊髄症），代謝性疾患（亜急性連合変性症，副腎脊髄ニューロパチー），変性疾患（遺伝性痙性対麻痺），遺伝性プリオン病など多岐にわたる．両下肢の痙縮，麻痺，内反尖足，痙性歩行（はさみ脚歩行）が特徴である．疾患によっては膀胱直腸障害，感覚障害，自律神経障害を伴う．画像検査，脳脊髄液検査，神経生理検査，生化学検査，また遺伝子検査により確定診断を行う．

　四肢麻痺は左右上下肢ともに運動麻痺，筋力低下が出現した状態である．痙性四肢麻痺は頸髄膨大部より上の両側上位運動ニューロンの障害によって生じ，脳底動脈閉塞などの脳血管障害，延髄から頸髄にかけて腫瘍が原因となる．弛緩性の四肢麻痺については脊髄前角，末梢神経，神経筋接合部，筋肉で生じる可能性がある．四肢麻痺を呈する救急疾患としては Guillain-Barré 症候群と周期性四肢麻痺があげられる．

　Guillain-Barré 症候群は，急性に発症する運動麻痺を主たる症状とする末梢神経障害であり，自己免疫機序による．約6〜7割の症例で，発症の1〜2週間前に呼吸器系や消化器系の感染症状が先行する．症状は急速に増悪するが，発症4週以内にピークとなりその後改善していく．末梢神経のミエリンを標的とする脱髄型と軸索を中心に障害される軸索型が存在する．急性に増悪する四肢の筋力低下，腱反射の消失，先行感染の存在，末梢神経伝導検査での異常所見（複合筋活動電位の低下，伝導ブロック，伝導速度の低下，遠位潜時の延長，F波の出現頻度の低下など），抗糖脂質抗体陽性，脳脊髄液の蛋白細胞乖離などに基づいて診断する．周期性四肢麻痺（periodic paralysis）は，発作性，間欠的に四肢や体幹の筋群に脱力と弛緩性麻痺を繰り返す疾患であり，血清カリウム値の電解質異常を伴う．四肢麻痺の持続時間は数時間から3日以内で，自然に回復する．脱力は限局している場合と全身に及ぶ場合があり，近位筋に始まり遠位筋に及ぶ場合が多い．

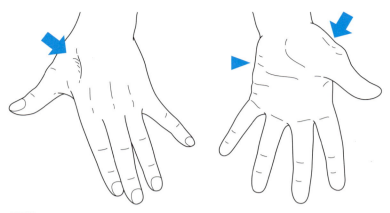

図10 split hand
母指側の母指球筋や第一背側骨間筋（矢印）が萎縮しているのに対し，小指球筋（矢尻）が比較的保たれている．

2 筋萎縮から考える

　慢性に経過している症例では，筋萎縮の分布が重要である．四肢遠位部に筋萎縮がある場合には神経原性の疾患，四肢近位部や肩甲部や骨盤部など体幹部に筋萎縮がある場合には筋原性の疾患が考えられる．

　神経原性筋萎縮は，脳幹の運動神経核と脊髄前角にあり筋を直接支配している下位運動ニューロンの障害で生じる．神経原性筋萎縮は筋力低下，運動麻痺と同様に遠位筋から障害される場合が多く．脊髄前角の障害では線維束性収縮を伴う．末梢神経障害ではしばしば感覚障害も認められる．

　筋萎縮性側索硬化症（amyotrophic lateral sclerosis：ALS）は中年以降に発症し，運動ニューロンが進行性に変性する原因不明の疾患である．上肢の機能，歩行，構音，嚥下，呼吸機能などが障害されるが，感覚，括約筋，眼球運動は障害されず褥瘡形成もまれである．上位あるいは下位運動ニューロン徴候の出現を部位（脳神経，上位，下位，体幹）に分けて神経学的所見と電気生理検査で確認して診断する．

　解離性小手筋萎縮（split hand）とは，母指側の手内筋（母指球筋および第一背側骨間筋）が萎縮するのに対し，小指側の筋（小指球筋）が比較的保たれる所見を指す 図10 [1]．手内筋を母指側と小指側で分けた（split）ときに，萎縮の程度に差が認められるためこのように名づけられた．ALS に比較的特異的に認められることから，ALS の診断に有用であると考えられている．解剖学的には split hand の病態基盤を説明することが困難であることから，ALS 特有の病態基盤がこの症候に関係している可能性がある．

　ALS で早期に上肢の筋力低下が完成してしまい，上肢の肩関節での運動能力が廃絶してしまう場合がある．ALS の中では緩徐進行性であり，Katz らは brachial amyotrophic diplegia という病型を提唱した．一見すると，樽の中に入ったように見えるため "man-in-the-barrel syndrome" という名称もある 図11 [2]．注意しなくてはいけないのは，この症候は大脳皮質病変や頸椎病変など ALS 以外でも観察されることがある．

　球脊髄性筋萎縮症（Kennedy-Alter-Sung 病）は，成人男性に発症する緩徐進行性の神経疾

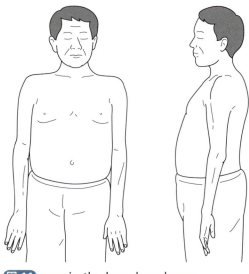

図 11 man-in-the-barrel syndrome

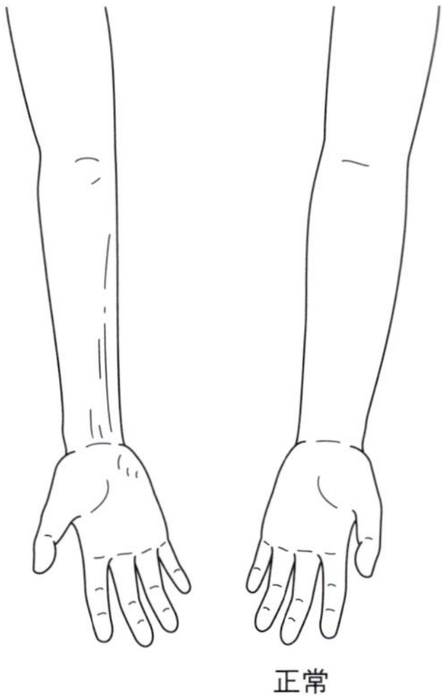

図 12 平山病

患であり，下位運動ニューロンのみ障害され近位筋の筋萎縮，線維束収縮が中心である．また顔面筋力低下，舌萎縮，女性化乳房，手指振戦が特徴的である．ALS との鑑別が難しい場合があるが，緩徐進行性である．3 塩基繰り返し病の 1 つであり，アンドロゲンレセプター遺伝子における CAG トリプレットリピートの過剰伸長が原因とされている．

　神経原性筋萎縮はほとんどの場合が両側性であるが，一側性で若年発症の場合には平山病の可能がある．平山病は運動ニューロン疾患の 1 つの病型として確立されており，前腕尺側と尺側神経支配の小指筋の萎縮が特徴的である 図 12．

　末梢神経障害の場合でも筋萎縮を呈する場合がある．Charcot-Marie-Tooth 病（CMT）は，最も頻度の高い主に遺伝子異常による末梢神経障害の総称であり，四肢遠位部優位の筋力低下や感覚低下を呈する．複数の遺伝子異常が報告され，病型による相違はあるものの，男女差はなく，一般的には 0〜20 歳頃までに発症する．PMP22 遺伝子の FISH 法という検査は健康保険が適用されているが，他の遺伝子検査は特定の機関での解析になる．筋萎縮は大腿 1/3 より下腿にかけて著明となり，ちょうどシャンペンの瓶を逆さにしたような形態になるため，inverted champagne bottle thigh とよばれている 図 13．

　骨格筋の障害による筋力低下，運動麻痺（ミオパチー）は多くの疾患があり，近位筋優位の筋力低下，運動麻痺に伴い筋萎縮を呈する場合が多い．

　ミオパチーのなかで代表的な疾患は進行性筋ジストロフィー（muscular dystrophy）であり，筋線維の変性，壊死を主病変として進行性の筋力低下を呈する遺伝子疾患の総称である．X 染色体劣性遺伝であるジストロフィン遺伝子異常が原因となる，Duchenne 型筋ジストロフィーは，通常 5 歳前後までに発症し，10 歳で歩行不能となり呼吸不全により人工呼吸管理が必要になる．筋萎縮と筋力低下は，腰帯部から始まることが多く，うつ伏せの姿勢から立ち上がる様子は特有であり，Gowers 徴候（あるいは登攀性起立）とよばれている 図 14．また腓腹筋の偽性肥大が認められる 図 15．萎縮した大腿部との対比から特に目立ってみえるものであり，触診すると腓腹筋は硬質ゴムのように固い．この所見は予後が良好な Becker 型筋ジストロフィーでも観

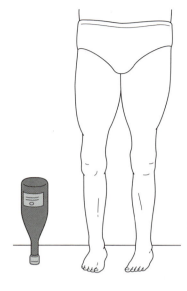

図13 Charcot-Marie-Tooth disease
大腿の下 1/3 より下腿にかけて筋萎縮はちょうどシャンペンの瓶を逆さにしたようである．

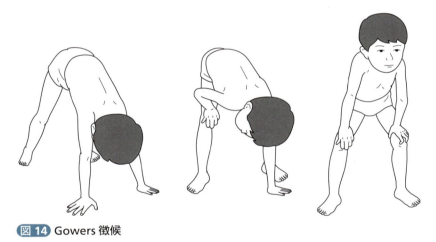

図14 Gowers 徴候

察される．

　成人期になって発症するのは肢体型筋ジストロフィーや顔面肩甲上腕型筋ジストロフィー（facioscapulohumeral muscular dystrophy：FSHD）である．FSHD は第 4 染色体長腕の端（テロメア側）に遺伝子座があり，顔面筋罹患と上肢挙上困難が特徴的である．両手を水平に伸展して，上肢挙上をするときに特徴的な所見が観察される．肩甲帯筋の筋萎縮が著明であり，肩甲骨の内側縁が強く浮き上がり，天使の羽根のように後方に突出することから，翼状肩甲といわれている 図16 ．

　筋強直性ジストロフィー（myotonic dystrophy）は，筋萎縮とミオトニアが主症状であり，咀嚼筋，眼輪筋，胸鎖乳突筋，腹直筋，前腕や下腿（遠位筋優位）が障害されやすい．咀嚼・嚥下障害，開鼻声，眼瞼下垂なども認める．斧様顔貌とよばれる特徴的な容貌となる 図17 ．その他には，叩打性筋強直，把握性筋強直，心伝導障害，白内障，耐糖能異常，性腺萎縮，性格変化などを呈する．また筋電図では針刺入時にミオトニア放電や急降下爆撃音が観察される．

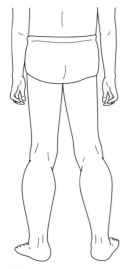

図15 腓腹筋の偽性肥大

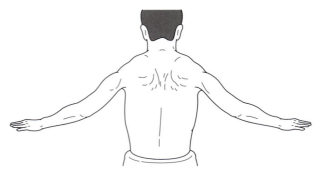

図16 顔面肩甲上腕進行性筋ジストロフィー

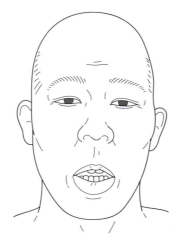

図17 筋強直性ジストロフィー

　炎症性筋疾患（inflammatory myopathies）は免疫学的機序により筋線維が障害される疾患の総称で，簡単に「筋炎」とよばれることが多い．筋炎は均一な疾患ではなく，さまざまな病態機序を背景にもつ疾患のあつまりである．
　代表的な臨床病型は多発筋炎（polymyositis：PM）と皮膚筋炎（dermatomyositis：DM）である．両者は共通の臨床像を有しており，PM/DMとして1つの疾患として扱われてきた．一方，筋病理ではPMとDMは別々の病態機序を背景とした異なる疾患と考えられている．典型例は数週から数カ月の亜急性の経過で，左右対称性の近位筋優位の筋力低下を生じ，起立困難や歩行障害，上肢挙上困難などの症状が出現する．頸部筋力の低下から，首下がりの原因となりうる．大胸筋や腹筋などの体幹筋もしばしば障害される．重症例では嚥下困難や呼吸筋も障害される．四肢腱反射低下や筋肉の把握痛も観察される．炎症性筋疾患で重篤な筋力低下や慢性に経過する症例では筋萎縮を伴う場合がある．
　封入体筋炎（inclusion body myositis）は，中高年以降に緩徐進行性の経過で四肢，特に大

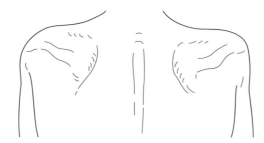

図18 抗SPR抗体陽性の壊死性ミオパチーでみられる翼状肩甲

腿部や手指・手首屈筋を侵し，副腎皮質ステロイドによる効果はないか，あっても一時的である．筋病理では炎症性細胞浸潤，特に非壊死線維への浸潤が特徴とされ，筋線維の縁取り空胞と併せて筋病理学的に診断される．初発症状は下肢，特に立ち上がり動作や階段昇降困難，上肢では遠位筋優位に手指・手首屈筋の筋力低下が目立ち，嚥下困難も呈する．また左右差が目立つ症例も多い．下肢は大腿屈筋群の障害に比して大腿四頭筋の障害が目立つ．四肢の筋力低下や嚥下障害は進行性である．

筋病理所見に基づいた壊死性ミオパチー（immune-mediated necrotizing myopathy: IMNM）は筋炎の1病型であり，これまで考えられていた以上に頻度が高いことが明らかになった．IMNMに関連する代表的な自己抗体はシグナル認識粒子（signal recognition particle: SRP）に対する自己抗体と3-hydroxy-3-methylglutary-coenzyme A reductaseに対する自己抗体である．

抗SRP抗体陽性IMNMは徒手筋力検査3/5以下の重篤な四肢筋力低下，頸部筋力低下，筋萎縮，嚥下困難などの頻度が高い．血清CK著明高値は特徴的でありほぼ全例で1000 IU/L以上である．臨床経過は発症から診断までの期間が3カ月以内の亜急性型から，1年以上かけて緩徐に進行する慢性型まで存在する[3]．慢性型は平均発症年齢が若く，筋力低下がより重篤で，筋萎縮を認める．筋萎縮は肩甲帯を中心とした体幹に顕著であり，一見するとFSHDに類似する 図18[4]．小児例も含まれ，あらゆる年齢で発症する場合があり，慢性型では筋ジストロフィーとの鑑別が困難な場合がある．抗SRP抗体の測定が行われず適切な免疫療法を行わない場合には，壊死性ミオパチーは進行し，筋線維は脂肪置換し重い障害を残す可能性がある[5]．

■文献
1) Katz JS, Wolfe GI, Andersson PB, et al. Brachial amyotrophic diplegia. A slowly progressive motor neuron disease. Neurology. 1999; 53: 1071-6.
2) Kuwabara S, Mizobuchi K, Ogawara K, et al. Dissociated small hand muscle involvement in amyotrophic lateral sclerosis detected by motor unit number estimates. Muscle Nerve. 1999; 22: 870-3.
3) Suzuki S, Hayashi YK, Kuwana M, et al. Myopathy associated with antibodies to signal recognition particle: disease progression and neurological outcome. Arch Neurol. 2012; 69: 728-32.
4) Ikeda K, Mori-Yoshimura M, Yamamoto T, et al. Chronic myopathy associated with anti-signal recognition particle antibodies can be misdiagnosed as fascioscapulohumeral muscular dystrophy. J Clin Neuromusc Dis. 2016; 17: 197-206.
5) Suzuki S, Satoh T, Sato S, et al. Clinical utility of anti-signal recognition particle antibody in the differential diagnosis of myopathies. Rheumatology. 2008; 47: 1539-42.

〈鈴木重明〉

神経症候 11 **勝手に手足が動く**

SUMMARY

● 不随意運動の診療において，①規則性，②動きのスピード，③ねじれなどの要素が含まれるかに注意を払って，観察，記録する．

● 薬剤や代謝性疾患の関与にも十分な配慮が必要である．

● 振戦，舞踏運動，アテトーゼ，バリスム，ジストニア，ジスキネジア，ミオクローヌスなどを取りあげ，詳述する．

A. 症状のとらえかたと病歴の取りかたのポイント

「勝手に手足が動く」状態とは，「意思とは無関係に，抑制が困難な無目的な運動（不随意運動）」が生じている状態といえる．自発的や意図的な運動である"随意運動"や，意識的な努力なしで行うことができる"自動運動"とは異なり，"不随意運動（involuntary movement）"は意識的にまったく抑制できない，または部分的にしか抑制できない運動である．

運動に障害がある状況（運動障害疾患：movement disorder）には，運動が過多になるもの（hyperkinesia）と，運動が過少になるもの（hypokinesia）とがあるが，この項では前者を取り上げることとなる（後者は，「神経症候 12. 動作が遅い」（208 頁）で詳述される）．

不随運動の診断に重要になるのは，病歴聴取と運動の観察となる．

病歴聴取には，①発症時期，②発症様式，③合併症・薬剤歴，④家族歴，が重要となる．

1 発症時期

運動発達経過での異常の有無の確認が重要である．錐体路系の異常は生後半年から 1 年で発現しうるのに対して，錐体外路系の異常では 5 から 10 歳ごろまでは発現しがたい．

発症年代については，乳児期（～2 歳），小児期（～12 歳），青年期（～20 歳），早期成年期（～40 歳），後期成年期（40 歳～）に分けて考える．とりわけ 40 歳以上で発症する不随意運動には加齢による影響が大きいと考えるのが妥当である．

2 発症様式

時間経過：急性，慢性（増悪），発作性，持続性
発現状況：静止時，動作時，姿勢時など
運動の性状，増悪・寛解要因（精神的緊張・ストレスなど）
睡眠の影響：睡眠中での不随意運動の出現の有無，睡眠による寛解の有無

他の症状との関連

不随意運動の出現の様式としては，時間経過，すなわち　急性か慢性か，発作的か断続的か，持続的に出現するかに関して聴取する．

不随運動の出現する部位が静止時の状態に生じやすいか，運動時，運動負荷がかかった状態かどうかに注意して聴取する．

不随意運動の性状については，①一定のパターンをもっているか，②随意的に制止できるのか，③増悪や寛解の要因についても聴取しておきたい．

睡眠との関連では，睡眠による消失があるかどうかは重要な情報である．

不随意運動に伴う他の症状でついては，①感覚症状を伴うのか，②発声してしまうのか，③痛みが伴うのか，についても確認しておく．

3 合併症・薬剤歴

どの不随意運動も薬剤によって生じることが知られている．とりわけ抗精神病薬などの服用歴が関係する頻度は高く，消化器系の薬剤にはドパミン系やコリン系に作用する薬剤が含まれていることも多いため留意して聴取する必要がある．糖尿病，肝性脳症，腎疾患に代表される代謝性疾患による不随意運動も少なくないので合併の有無の確認が必要である．てんかんに伴う不随意運動もあることから，その点も確認する．

4 家族歴

遺伝性のある不随意運動も多く，前の世代の症状が軽微であるために認識されていない場合や世代間で症状が異なる場合があることを認識し聴取する．

B. 神経学的診察の方法

動きの形態により分類や診断をしなくてはならないため観察が重要となる．観察する場合に留意すべき点は，①動きに規則性があるかどうか，②動きのスピード，③どのような動きが含まれているかである．また，記載する際には，どこがどのように動いているかを観察したままに記載することが重要である．なお，画像データを残すことが容易である昨今では，画像で記録をすることもよい手段である．

- 不随意運動の観察のポイント
  リズム： 律動性・周期性 or 不規則
  動きのスピード： ゆっくり　or　激しい
  動きの要素 / 質： 単純 or 複雑 それとも　ねじるような動きがあるか

不随意運動の分類は，表1 に示すようなものに分類される．
動きの形態を言葉に置き換えると

- 体が震える→振戦（tremor）
- 体が"びくっびくっ"と勝手に動く→ミオクローヌス（myoclonus），チック（tic），陰性ミオクローヌス
- 体を動かそうとすると，体がねじれたり，震えたりする→ジストニア（dystonia）

- 物を投げつけるような，蹴飛ばすような動きがとまらない→バリスム（balism）
- くねらせるような動きになる→舞踏運動（chorea），アテトーゼ（athetosis）
- もぞもぞと動く→ジスキネジア（dyskinesia）
- 手足が硬直する→スパズム（spasm），筋けいれん
- 眠ろうとすると，足に不快な感じが出て　じっとしていられない→下肢静止不能症候群（むずむず脚症候群，restless legs syndrome: RLS）
- 動き出すと，体が固まる→発作性運動誘発性舞踏アテトーゼ（paroxysmal kinesigenic chreoatetosis；PKC）

と表現されることが多い.

表1 不随意運動の分類

・振戦（tremor）
・舞踏運動（chorea）
・アテトーゼ（athetosis）
・バリスム（balism）
・ジストニア（dystonia）
・ジスキネジア（dyskinesia）
・ミオクローヌス（myoclonus）
・チック（tic）
・スパズム（spasm）
・筋けいれん（cramp）

C. 補助的検査

1）画像検査

　錐体外路疾患で出現する不随意運動では，脳 MR や脳 CT での所見が確認できることはまれである．確認すべき所見として，脳血管障害，腫瘍性病変，脱髄性変化があり，基底核での萎縮・石灰化や脳幹・小脳の萎縮にも注意を払うべきである．

2）血液検査

　代謝性疾患に伴う不随意運動は高い頻度で認められることから，肝腎疾患や糖尿病などを含めた代謝性の異常を評価や除外する目的に必要である．

3）表面筋電図

　不随意運動をより客観的に記録する手段でもある．

　振戦，ミオクローヌス，舞踏運動などは電気生理学的な診断が可能である．他にも誘発電位検査や眼球運動検査や重心動揺計なども活用できる．

4）脳波検査

　てんかん発作を随伴する際や肝腎疾患に伴う代謝性脳症の評価や裏付けに有用である．

D. 症候の種類と解釈

　不随意運動の分類として，**図1**のように判断するのも一助となる．

　運動の速さからすると，ミオクローヌス＞振戦＞バリスム＞舞踏症＞アテトーゼ＞ジスキネジアの順となる．

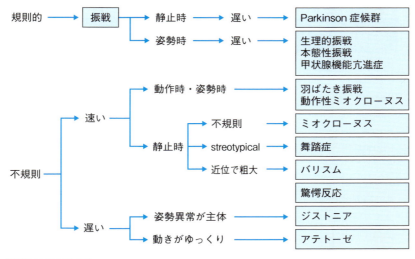

図1 不随意運動
（宇川義一．臨床神経．2012; 52: 827-31）

1 振戦 (tremor)

「ふるえる」としばしば表現される不随意運動である．身体の一部に出現する常同的かつ律動的な運動の形態をとる．筋活動は原則的には主動筋と拮抗筋との間で相反性に活動するので主動筋の収縮時には拮抗筋が弛緩することとなる．振戦では，主動筋と拮抗筋が交互に入れ替わり，各々の筋肉が収縮と弛緩を繰り返すことで「ふるえる」状態になる．

振戦は静止時と動作時に2つに分けられる．振戦の出現している筋の状態による分類である．静止時振戦は，何もしていないリラックスした状態で3～6Hzと比較的ゆっくりとした「ふるえ」として観察される．観察している部分の筋が収縮していない状態で出現する振戦であり，「静止時」の表現の方が「安静時」振戦よりも適切な表現とされる．一方，動作時振戦は，姿勢時振戦と運動時振戦に分けられ，重力に抗して「姿勢」を保持するために筋が緊張・収縮した状況下で発現する振戦が姿勢時振戦であり，随意的に動かしている筋に生じる振戦を運動時振戦と分けている 表2．後述するが，姿勢時振戦の多くは，本態性振戦か，生理的振戦やそれが精神的な緊張や肉体的な疲労で増強されたものである．

1. 静止時振戦 (resting tremor)
   振戦を生じている筋が収縮していない環境で出現する．
2. 動作時振戦 (action tremor)
   2-1) 姿勢時振戦 (postual tremor)
   抗重力的に肢位／姿勢を保つために筋に負荷がかかっている環境で出現する．
   2-2) 運動時振戦 (kinetic tremor, intension tremor)
   随意運動をする時の筋に出現する．
   運動時に目標の有無と無関係に出現する（単純）運動時振戦 (simple kinetic tremor) と運動目標に近づくと振幅が増大する企図振戦 (intenion tremor) がある．

表2 振戦の分類と周波数

	周期（Hz）			発現状況
	遅	中	速	
生理的振戦		○	○	姿勢時
本態性振戦		○		姿勢時
Parkinson病	○	○		静止時
小脳性振戦	○			動作時
Holmes tremor	○			静止時，動作時
口蓋帆振戦	○		時に	静止時
ジストニア振戦		○		姿勢時，動作時
起立性振戦			○	姿勢時
動作特異性振戦		○		動作時
末梢神経障害		○		姿勢時
薬剤性振戦	○	○		さまざま
心因性振戦		○		姿勢時
甲状腺機能亢進症			○	姿勢時

　振戦の出現頻度の高い疾患はParkinson病と本態性振戦である．静止時振戦の典型的なものがParkinson病に伴う振戦で，動作時に出現するものが本態性振戦である．

a. Parkinson病

　振戦はParkinson病の中核症状をなしている．注目されるのは主として静止時振戦（resting tremor, tremor at rest）である．Parkinson病では動作時振戦を伴うことも少なくない．

　静止時振戦はその周波数は4〜5 Hz，左右非対称で上肢から始まることが多く，振戦は歩行時に明瞭化することが多い．"pill-rolling tremor"とよばれる振戦をきたすことも多い．示指と母指をこすりあわせるような動作を，丸薬をこねるしぐさにも例えられるためこのように称される．歩行時に加え，会話・暗算負荷などの精神的な緊張状態や対側上肢の随意運動時などに出現しやすくなる．また，睡眠により消失する．診察時に振戦を観察するための工夫としては，

　①歩行させて手の動きを観察する，

　②暗算課題を出して答えさせるときの症状を観察する，

　③対側の手を使う課題をさせるときの症状を観察する，

が有用である．

　部位は手関節や指に主として出現，進行とともに上肢全体や下肢，頸部にも出現する．Parkinson病に伴う静止時振戦は顕著に出現していても，随意運動をほとんど阻害しない．その起源として基底核-視床-皮質ループが関与すると推測されている．

　姿勢時振戦や運動時振戦には注意が向けられていないことも少なくない．Parkinson病の振戦は静止時振戦であるとの認識が強いためである．しかし日常生活動作を妨げる原因になるのは姿勢時や動作時振戦である．その起源は生理的振戦やクローヌスの増幅したものと考えられている．国際運動障害学会（Movement Disorder Society）のParkinson病評価スケールであるUnified Parkinson's disease rating scale（UPDRS）においても，姿勢時／運動時／安静時の各々の振戦を評価するようになっている．

神経症候11　勝手に手足が動く

- re-emergent tremor[1]

  一定の姿勢をとったときに一定の潜時（1～47秒）の後に静止時振戦と同様の周波数で再度出現する振戦であり，Parkinson病に比較的特徴的な振戦である．ある固定した姿勢をとった直後には振戦が出ないが，その姿勢を保持していると徐々に振戦が出現し，増強していく．観察する方法としては，両手の示指を向かい合わせて1cmの距離を離して固定したまま保持をする．re-emergent tremorがある場合には固定／保持した当初は両示指とも静止できているが，時間が経過するともに両手指が徐々に揺れはじめ，大きく動揺することで確認できる．

b. 本態性振戦 （essential tremor）

姿勢時振戦をきたす最も頻度の高い疾患である．その最も核になる症状は，両側性の手および前腕，あるいは頭部の振戦である．上肢の場合は，振戦と振戦のために生じる手首固化徴候（歯車様の抵抗）をのぞいて神経学的な異常を伴わない．5Hz前後に左右非対称で生じ，罹病期間は長く3年を超えていることが一般的である．家族歴を確認できることも少なくない．アルコールの摂取で一時的に症状が軽減され，精神的緊張，ストレス，寒冷などで増幅する傾向にあることも特徴的である．

その発症時期は若年（20歳代）と高齢（60歳代）の二峰性で，その出現する部位は頻度順に上肢（～95％）＞頭部（～34％）＞下肢（～20％）＞声帯（～12％）＞体幹（～5％）・顔面（～5％）である．通常は手指から始まることが多く，片側のみで初発しても時間経過とともに両側性になっていく．また，その発現機構としては，小脳－視床－皮質のループ内の神経細胞の異常発火に関連があるとされている[2]．

Parkinson病に伴う姿勢時振戦に比べると潜時がなく発現する．

頭部・舌・発声時の振戦は手指の振戦を伴うことが多いが，単独でも出現する症例もありうる．頭部の振戦ではジストニアや頸の異常姿勢を伴わないことが特徴であり，確認する必要がある．また，頭頸部の左右に振るような頸部振戦（no-no-type）は高齢になってみられることが多い．本人自身は振戦自体を自覚していても気に留めていないことも多く，自身で症状を改めて意識して確認してもらうことも診断に有用である．

本態性振戦の治療は基本的には対症療法となる 図2．

内服薬による症状の緩和を図るが軽症時は必要時のみの屯用で対応し，中等度以上になり，日常生活に障害が出るようになれば，常時内服とする．ただ，本邦で保険適応がある薬剤はβ遮断薬アロチノロールに限られる．

β遮断薬としては，

- アロチノロール 10～30mg 分1
- プロプラノロール 10mg 分1（～90mg 分3）

を試みる．

抗てんかん薬である

- プリミドン 12.5mg～250mg 分1就寝前

も有効であり，悪心，ふらつき，めまいなどの副作用がなければ増量して250mgまでは投与

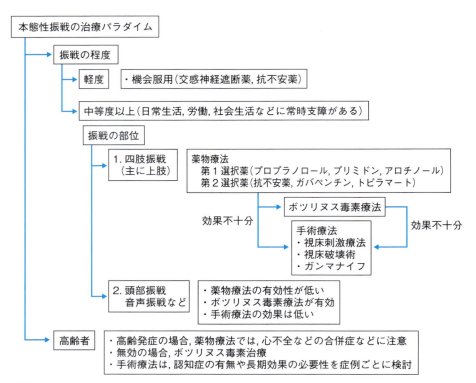

図2 本態性振戦の治療パラダイム
(日本神経治療学会治療指針作成委員会, 編. 標準治療: 本態性振戦 2011)[3]

可能である.

他にも,

- クロナゼパム 0.5 mg 分1 (〜6 mg まで増量可)
- ゾニサミド 100 mg 分1 (200 mg 分2 まで増量可)
- ガバペンチン 600 mg 分3 (〜1200 g 分3 まで増量可)
- トピラマート 50 mg 分1 (200 mg 分2 まで増量可)

も有効であることが多く, 副作用や効果の面で問題があれば他の薬剤を試みるとよい.

薬剤治療抵抗性の中等度から高度の振戦には, ボツリヌス療法, 手術療法〔視床破壊術 (thalamotomy), 視床刺激術 (thalamic stimulation)〕, ガンマナイフによる破壊が適応となる. 視床中腹側核 (Vim 核) が対象となる.

c. Wilson 病

銅代謝の異常により生じる常染色体劣性遺伝の代謝性疾患である. 振戦は静止時, 姿勢時, 動作時振戦, ならびに企図振戦を認める. 進行とともに, "wing-beating" tremor が出現する.

その原因は ATPase copper transporting beta polypeptide (ATP7B) の遺伝子変異である. 発症年齢は幼児期から初老期まで幅広く, 肝機能障害, 神経症状, 精神症状のいずれかで発症し, 残りの症状も徐々に顕在化してくる. 銅排泄障害により, 肝, 大脳基底核, 角膜, 腎, 関

節などに銅が蓄積することで症状を起こす．なお，神経症状は振戦のほかに構音障害，小脳症状がある．

診断は，錐体外路症状，Kayser-Fleischer 角膜輪，肝機能障害などの臨床症状，血清銅の低下，血清セルロプラスミン低値，尿中銅の排泄増多，肝生検で肝への銅の沈着により，行う．頭部 MRI では，両側レンズ核が T1 強調画像で低信号，T2 強調画像での高信号となる．

- ● wing-beating tremor
  両上肢を水平方向に左右に広げると，鳥がはばたくようにして上腕がふるえることからの表現である．

"wing-beating" tremor をより鋭敏に確認する工夫は，上肢の場合には両肘を屈曲させて両方の手掌を下向きに胸の前に固定した姿勢を保つ．下肢の場合には仰臥位となり，膝を立てて，少し両足を開くようにする姿勢を保つ．このような姿勢をとると，この振戦が観察しやすくなる．

d. 生理的振戦

生理的な状態でも身体にはわずかな振動が生じている．通常は非常に微細な症状であるため，目立たつことがないが，運動，疲労，精神的ストレス，低血糖などの負荷により増強されて顕在化する．周波数は 8～12 Hz で一定した速い振戦である．

e. 心因性振戦

心因性の原因によっても振戦が生じる．原因から想定されるように，その形態や出現様式に一定のパターンがなく，他の振戦との鑑別は難しいことが多い．急性発症が多い傾向，突然の消失など経過が急な変化を生じることが多く，それを念頭に他の原因を除外しつつ診断せざるを得ない．

f. 甲状腺機能亢進症

甲状腺機能亢進に伴って出現する姿勢時振戦である．生理的振戦の増強したものと考えられる．そのため周波数は 8～12 Hz と速い．甲状腺機能亢進症に一般的な体重減少，動悸などの症状を必ずしも伴わないこともあるので，振戦の鑑別の上位にあげて除外することが必要である．

g. アルコールによる振戦

・アルコール摂取中断による離脱症状として手指の震えやけいれん発作が出現する．手指の震えはアルコール中止後 6～36 時間に生じる（アルコール離脱性けいれんは 6～48 時間で生じる）．姿勢時振戦であることが多く，アルコールにより軽減する点は，本態性振戦と類似する．慢性中毒による小脳の障害まで伴っていると企図振戦も生じてくる．中枢神経が慢性にアルコールにさらされることで抑制系の GABA 受容体の活動性が低下で出現し，抑制されていた興奮系のNMDA 受容体の活動性が亢進することで様々な精神神経症状も出現する．

h. ジストニアによる振戦

書字振戦（writing tremor）や音楽家振戦（musician's tremor）がある．

表3 振戦をきたす薬剤

β作用薬	シクロスポリン
テオフィリン，カフェイン	タクロリムス
リチウム（Li）	メキシレチン
ドパミン作用薬	抗うつ薬（三環系，SSRI）
甲状腺ホルモン	バルプロ酸
ニコチン	抗精神病薬
カルシウム阻害薬	ステロイド
アミオダロン	アルコール
インターフェロン	

表4 口蓋振戦／口蓋帆ミオクローヌスの分類

	症候性口蓋振戦	本態性口蓋振戦
機序	歯状核オリーブ核路の障害	不明
付随症状	脳幹・小脳症状	なし
年齢	10〜40歳代	30〜50歳代
主訴	ないことが多い	
不随意運動筋群	口蓋帆挙筋群	口蓋帆挙筋群
分布	外眼筋，喉頭，顔面など	口蓋帆のみ
振動数	107〜164	26〜420
持続時間	生涯	大概持続するが，寛解例もあり
睡眠時	持続	消失することもある
病理所見	下オリーブ核仮性肥大	不明

(鈴木美紀, 他. BRAIN MEDICAL. 2005; 17: 167-71)[4]

i. 薬剤性振戦

表3 のような薬剤で生じうる．

j. 口蓋振戦（口蓋帆ミオクローヌス：palatal tremor/myoclonus）

　軟口蓋の律動性の不随意運動である．本態性と症候性とに分かれる 表4 ．古くから知られる律動性の不随意運動であるが，その規則性から口蓋振戦とよばれるようになっている．ミオリトミー（myorhythmia）とよばれる特定の筋群で律動的に同期性を持った筋放電が認められ，片側性よりも両側性であることが多い．治療として抗てんかん薬であるクロナゼパムやバルプロ酸，ベンゾジアゼピン系薬剤，バルビツレート系薬剤などが有効なこともあるが，多くは抵抗性である．

1）症候性口蓋振戦

　3 Hz前後で日内変動を認めることが多く，クリック音を生じることはまれである．睡眠中も持続し，意識障害，麻酔下でも消失しないとされる．外眼筋や咽頭や横隔膜にも同時にみられることもある．主として，鰓弓由来の筋に生じることから，鰓ミオクローヌス（branchial myoclonus）とも称される．

　発生機序は，原因は"Guillain-Moralletの三角"に生じた障害であり，歯状核を含め小脳深

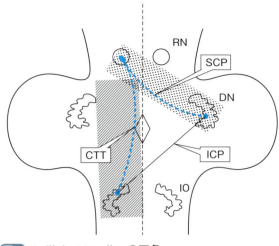

図3 Guillain-Morallet の三角

部病変か，中心被蓋束を含む脳幹被蓋のどちらかに生じた病変（血管性，腫瘍性，脱髄性，外傷性など）による．病理所見では下オリーブ核の仮性肥大を伴うことが知られている．

2) 本態性口蓋振戦

頭蓋内に病変を認めないことが特徴である．軟口蓋の動きにより反復性のクリック音（ear click）が生じる．睡眠によって消失することもあり，振戦は 2〜7 Hz である．

k. Holmes 振戦（赤核振戦）

静止時，動作時に出現する 3 Hz 前後のゆっくりとした振幅の大きな振戦であり，赤核や視床の病変で生じうる．

脳卒中などによる脳幹病巣が生じたのち数週から数カ月経過してから顕在化し，動揺視や小脳症状などの他の神経症状を伴うことも多い．

"Guillain-Morallet の三角"に様々な病変（血管性，腫瘍性，脱髄性，外傷性など）で，同側の歯状核から対側の赤核上部にかけての経路が障害されると生じるとされる．1 カ所に原因となるペースメーカーが生じるのではなく，ネットワークの障害から起きると考えられる．画像検査で脳幹被蓋部の病変，下オリーブ核の肥大を認める．

クロナゼパムが有効なことが多い

> ● Guillain-Morallet の三角 図3
> 小脳歯状核，対側の中脳赤核，下オリーブ核を結ぶ神経回路．

歯状核ニューロンの軸索は，上小脳脚を経て中脳下部で交叉した後，対側の赤核上部のニューロンとシナプスを形成する．赤核上部ニューロンの軸索は，中被蓋路を通り，延髄外側にある下オリーブ核のニューロンとシナプスを形成する．下オリーブ核ニューロンの軸索は，登上線維となり，対側の下小脳脚を走行し，小脳皮質に分布する Purkinje 細胞の樹状突起とシナプスを形成する．Purkinje 細胞の軸索は，出発点に相当する歯状核のニューロンとシナプスを形成する．

表5 舞踏運動の原因

一次性舞踏症	Huntington 病
	DRPLA（歯状核赤核淡蒼球ルイ体萎縮症；SCD）
	良性遺伝性舞踏病
	老人性舞踏病
二次性舞踏症	炎症性
	Sydenham 舞踏病
	中毒性・薬剤性
	レボドパ・ドパミン作用薬
	向精神薬
	リチウム
	フェニトイン
	経口抗てんかん薬
	代謝性
	Wilson 病
	有棘赤血球舞踏病
	Leigh 病
	Louis-Bar 症候群
	Lesch-Nyhan 症候群
	血管障害性
	腫瘍性
	外傷性

② 舞踏運動，コレア（chorea）表5

　顔面，四肢，体幹に及ぶ全身性の非律動的で振幅の大きな不随意運動である．

　四肢が踊るような，顔面をしかめるような動きを示す．強弱が一定せず，持続時間が短く非律動的で，かつ無目的で左右非対称な運動である．思うような動作ができないために言語も不明瞭となったり，歩行や姿勢が不安定となったりする．随意運動，精神的緊張で誘発されたり増悪したりするが睡眠中は消失する．軽微なもので随意運動への影響が少ないときには，単に落ち着きがないだけのようにみえることもあるので注意を要する．

a. Huntington（舞踏）病

　舞踏運動と人格変化・知的機能低下を特徴とする常染色体優性遺伝疾患である．本邦の有病率は 10 万人あたり 0.5 人前後とされる．

　huntingtin 遺伝子のエキソン 1 に存在する CAG リピートによるトリプレットリピート（triplet repeat）病である．そのため，遺伝し世代を経るにつれて発症の若年化と症状の重篤化が出現する（表現促進現象：anticipation）．

　頭部画像検査では尾状核頭部の萎縮が認められる．脳波は基礎律動が徐波化している．

　確定診断には遺伝子診断が必要で，huntingtin 遺伝子のエキソン 1 に存在する CAG リピートが 38 回以上に延長していることを証明する．

　初期には不随意に生じる舞踏運動を隠すために体を常に動かすしぐさをして「単に落ち着きがない」と認識されることも多い．病状の進行に伴い随意的な行動によるカモフラージュが徐々に不可能となる．症状が進行すると日常生活に支障が出るだけでなく，激しい舞踏運動による体力の消耗を抑えることや筋障害から生じる腎不全への予防が必要となる．

1）Huntington 病の舞踏運動に対する処方

- テトラベナジン 12.5（～37.5）mg　1日1回

以後漸増して，量を定める．1週毎に1日量として 12.5 mg ずつ増量（例；→ 25 mg 分 2 → 37.5 mg 分3回，1回最高投与量は 37.5 mg，1日最高投与量は 100 mg）．テトラベナジンはモノアミン小胞トランスポーターのタイプ2（VMAT2）選択的阻害薬であり，中枢神経の VMAT2 を強力に阻害し，モノアミン（ドパミン，ノルアドレナリン，セロトニン）性神経伝達を減弱する作用を有する．それにより舞踏運動の誘発原因であるドパミン D1 受容体機能亢進状態を抑制し，ひいては大脳基底核の直接路優位の状況を改善すると推察されている．

2）舞踏病（chorea）・アテトーゼ（athetosis）に対する処方

ハロペリドール，チアプリドなどの定型または非定型の抗精神病薬を用いる．

- ハロペリドール 0.75～6 mg　分3（症状に応じて漸増していく）
  または，
- チアプリド 75～150 mg　分3（25 mg 分1から漸増していく）

b. 歯状核赤核淡蒼球 Luys 体萎縮症（DRPLA；dentato-pallido-luysian atrophy）

症状として，小脳失調，ミオクローヌス，舞踏運動，けいれん発作，精神発達遅滞・認知障害，精神症状・性格変化をきたす．病型として若年型発症，成人発症型がある．成人発症型の症状は舞踏運動，小脳失調が主体で，若年発症型はミオクローヌスやてんかんが前景に立つ．

DRPLA 遺伝子のエキソン5に存在する CAG リピートの伸長によるポリグルタミン病，トリプレットリピート病である．確定診断は遺伝子検査による原因遺伝子の CAG リピートの伸長が 50 以上に延長していることを証明する．頭部 MR で小脳，脳幹，特に橋被蓋の萎縮が特徴的であり，尾状核は保たれる．治療は対症療法となる．舞踏運動にはハロペリドールやペルフェナジンを，ミオクローヌスにはクロナゼパムを，けいれん発作には抗けいれん薬を投与する．

c. 良性遺伝性舞踏病

小児期に発症する舞踏運動を呈する遺伝疾患．主として常染色体優性遺伝である（一部に常染色体劣勢遺伝のものもある）．乳幼児期から学童期に舞踏運動のみで発症し，Huntington 病のような精神症状なども含めて，それ以外の症状は認めない．対症的な治療で日常生活，社会生活は維持できる．症状は他の舞踏病と同様に安静で軽減，運動で増悪傾向にある．

d. 老人性舞踏病

高齢で発症する家族性の認められない全身性の舞踏病である．高齢発症の孤発性 Huntington 病などの除外を要する．画像所見，病理所見に特異的な所見はなく，除外診断に基づき，診断される．

e. 有棘赤血球舞踏病（chorea-acantocytosis）

20 歳以降に若年成人期（平均 30 歳代）に口周辺の不随意運動で発症する．口舌ジストニアによる口唇・舌などに咬傷を認める（自咬症）．

舞踏症は頭部・上肢を中心とするが，全身に及ぶこともある．大脳皮質症状としての認知症を

合併し，半数でいれん発作を伴う．

末梢血には有棘赤血球が観察される．画像所見だけでは，尾状核の萎縮や大脳皮質の萎縮が観察でき，Huntington 病類似であり，鑑別は困難である．

運動優位の多発性末梢神経障害が合併し，下位運動ニューロン症状としての筋萎縮を伴う．神経伝導検査での伝導速度低下，針筋電図での脱神経電位が確認できる．

- neuroacanthocytosis（神経有棘赤血球症）
  神経症候と有棘赤血球症をあわせもつ病態に対しての用語である．舞踏病を呈する群と呈さない 2 群に大別される．前者は尾状核や被殻などの大脳基底核の神経変性を生じて，運動障害症状を呈する．有棘赤血球舞踏病の他に，McLeod 症候群，Huntington's disease like 2（HDL2），パントテン酸キナーゼ関連神経変性が存在する．McLeod 症候群は伴性劣勢遺伝で HDL2 は常染色優性遺伝であるが，他の 2 つは常染色体劣勢位遺伝である．まれな疾患ではあるが国際的にみて本邦には有棘赤血球舞踏病の多くの症例が存在している．

f. Sydenham 舞踏病（Sydenham chorea）

舞踏運動の出現の前駆症状にリウマチ熱を認める．症状は軽微で，落ち着きがないともとられる程度のものであり，小舞踏病（chorea minor）ともよばれ，筋トーヌス低下を伴う．

診断は，舞踏運動と A 群 β 連鎖球菌感染の証明である．血清の溶連菌関連抗体の上昇を確認する．頭部画像検査で可逆的な尾状核や被殻の腫脹を確認できることもある．

3 アテトーゼ（athetosis）

手足にみられる緩徐で不規則な筋緊張の変動による症状である．

手指をバラバラにくねらせるような運動（writhing movement）が典型的なパターンで，真似することができないような奇妙な動きをする．手足のみならず顔面や舌の筋肉にも出現しうる．

原因：線条体の基質的疾患であり，脳性麻痺（核黄疸，周産期低酸素脳症が高頻度），脳炎，低酸素脳症による場合が多い．

偽性アテトーゼ（psudo-athetosis）

手指を伸展させたときに，位置が保てずに手指がバラバラと動くような症状を起こす．静止時，姿勢時に出現する．原因は末梢神経障害や脊髄後索の障害による深部感覚，位置覚障害である．診察では母指探し試験などで位置覚の障害を評価する必要がある．

4 バリスム（balism）またはバリスムス（balismus）

急速かつ粗大で，持続的に体幹の近くで上下肢全体を投げ出す，または振り回すような運動をする．舞踏病よりも振幅は大きく，その速度も速い．多くの筋がほぼ同期し，ほぼ規則的に収縮する．そのため同じ型の動きを反復する．

四肢に限局して出現し，基本的には一側性である．いかなる状況でも随意的な運動によって抑制することは困難である．対側の淡蒼球から視床下核路の障害で生じる．

原因：症状の反対側の視床下核に限局した器質的異常が多く，脳血管障害（脳梗塞，脳出血，脳動静脈奇形（AVM）），脳腫瘍，多発性硬化症，非ケトン性高浸透圧性高血糖症で生じる．

表6 ジストニアの特徴

定型性（stereotypy）/ 常同的筋収縮パターン（patterned movement）	特定の患者において生じる異常姿勢や運動パターンは一定で変転しない.
動作特異性（task-specificity）	特定の動作や環境でジストニアが出現したり, 増悪する. 例）書痙
感覚性トリック（sensory trick）	特定の感覚刺激によって, ジストニアが軽快または増悪するその感覚刺激
オーバーフロー現象（over flow phenomenon）	ある動作時に不必要な筋が不随意に収縮してジストニアをきたす
早朝効果（morning benefit）	起床時から症状が軽い. 効果の持続は数分から半日ほどと多岐にわたる.
フリップ・フロップ現象	無関係と思われる何らかのきっかけで症状が急に増悪や軽快する.
共収縮（cocontraction）	互いに拮抗関係にある筋が同時に収縮する

治療：コレア・アテトーゼに倣い, ハロペリドール, チアプリド, 定型または非定型の抗精神病薬を使用する. それでコントロールが困難な場合は, バルプロ酸などの GABA 系神経作用を増強する薬剤を試みる

- ハロペリドール 0.75～2.25 mg　分3　で開始して, 3～6 mg で維持
- チアプリド 75～150 mg　分3

5 ジストニア（dystonia）表6, 7

持続的な筋緊張を呈する症候群で, 捻転性・反復性の運動や異常な姿勢をきたす. 主動筋・拮抗筋の不随意で非生理的に持続する収縮によってもたらされる姿勢・姿位の異常な状態で, 緩徐で捻転性・ねじるような姿勢異常・不随意運動を示す.

中枢神経系の何らかの障害が原因と考えられるが, 画像上では異常を認めないことが多い.

眼瞼, 頸部, 手指, 全身など, さまざまな部位に出現し得る. 振戦に次いで多い不随意運動である.

特定の動作・姿勢, 環境により生じ, 症状が一定で変化しない. すなわち, 同じ位置・姿勢で同じ筋肉に同じ様式での収縮を示す. 正常運動では, 協働筋と拮抗筋の一方が収縮し一方が弛緩することで, 互いの運動を妨害しないように働く（相反抑制：reciprocal inhibition）が, ジストニアでは, ある運動時に拮抗筋も同時に収縮して目的とした運動を妨げることが生じうる.

a. 痙性斜頸（攣縮性斜頸）

頸部筋の常同的な異常収縮により　頭部の随意運動の障害や頭位に異常をきたす. 好発年齢は30～40歳で, 本邦では男性にやや多い.

回旋, 側屈, 前屈, 後屈, 肩挙上, 側弯, 側方偏倚, 前後偏倚, 体軸捻転などの異常姿勢をとり, 過半数で, 頸部痛を伴う.

重症度の評価に用いられるものが, Tsui 評価スケールで　その変法がボツリヌス毒素治療などの効果判定などに利用されている表8.

表7 ジストニアの分類

一次性	a) 遺伝性 　　DYT 1〜20（瀬川病を含む） b) 弧発性 　　眼瞼攣縮，痙性斜頸，書痙など
二次性	a) 神経変性疾患に伴う 　　Parkinson 病，進行性核上性麻痺，皮質基底核変性症，脊髄小脳変性症， 　　多系統萎縮症，Hallevorden-Spatz 病，ミトコンドリア病など b) 代謝性疾患に伴う c) 脳性麻痺に伴う d) 薬剤性 　　ドパミン遮断薬（抗精神病薬，制吐薬，抗潰瘍薬） e) 中毒性 　　マンガン，水銀，銅，シアン，一酸化炭素など f) 脳炎に伴う 　　日本脳炎，嗜眠性脳炎，結核性髄膜炎，AIDS 脳症 g) 脳血管障害性 h) 脳血管奇形に伴う i) 多発性硬化症に伴う j) 脊髄障害性 k) 橋中心髄鞘崩壊症に伴う l) 頭部外傷に伴うジストニア m) その他

表8 Tsui の評価スケール（変法）

A．異常姿勢の偏倚角度	1．回旋	0：なし 1：＜15° 2：15〜30° 3：＞30°	合計点＝A
	2．側屈	0：なし 1：軽度 2：中等度 3：高度	
	3．肩挙上 / 下垂	0：なし 1：軽度 2：高度	
B．異常姿勢の持続時間	1．間欠性 2．持続性		合計点＝B
C．頭部の不随意運動（振戦 / 攣縮 jerk）	ⅰ．重症度	1：軽度 2：高度	合計点 （ⅰ）＋（ⅱ）＝C
	ⅱ．持続時間	1：間欠性 2：持続性	

最終スコア＝（A×B）＋C　最高 34 点

b. 瀬川病（Segawa disease）；DYT-5

優性遺伝性ドーパ反応性ジストニアの一型．GTP-cyclohydrolase 1 遺伝子異常に起因するチロシン水酸化酵素の活性低下によってドパミン低下が生じる．

病型としては，姿勢型と動作型が存在する．

1) 姿勢ジストニア型

6 歳ごろ一側下肢のジストニア姿勢で発症し，10 歳代前半に全肢に，15 歳までに体幹にまで拡大する．20 歳ごろまでに筋強剛は進行し，恒常状態となるという経過をたどる．小児期は著

明な日内変動が認められ，朝はほぼ無症状だが，夕には歩行困難となる．徐々に日内変動はなくなり，20歳代には認められなくなる．主症状は，筋強剛で左右差を認める．

2）動作ジストニア型

姿勢ジストニアに加えて，8〜10歳ごろに上肢のジストニア運動，頸部後屈，眼球回転発作が出現する．成人期に斜頸と書痙Parkinson病様症状で発症する症例もある．

両病型とも，10歳ごろから　筋強剛側に振戦を認める．

治療：レボドパが著効し，効果が永続する．

レボドパ単剤では4〜5 mg/kg/日で開始．20 mg/kg/日が維持量．

レボドパ＋DCI製剤では，1/4〜1/5量が目安．

c. 音楽家ジストニア（奏楽家手痙 musician's cramp）

楽器演奏に伴う動作特異的なジストニアであり，ピアノやバイオリンなどの演奏家の手に発症するが，管楽器の演奏家の口にも生じうる．

d. 書痙（writer's cramp）

字を書くときだけに手指の筋緊張が変化したり，震えが生じるため，思うように字が書けなくなる病態．局所ジストニアの1つである．

書字という特異的な動作による，動作特異性ジストニーで，特に書字時以外の動作に震えや筋緊張が出ないものを単純書痙とよばれる．震えだけの単純書痙のなかには本態性振戦の亜型の可能性があり，その場合は本態性振戦に準じた治療に効果が期待できる．

手のジストニアに対しての治療

- トリヘキシフェニジル 1〜2 mg　分2
- クロナゼパム 0.5〜4 mg　分1〜3
- メキシチール 100 mg　分2
- バクロフェン 15 mg　分3

ジストニア（dystonia）の治療

各病態に応じての治療が必要であり，難渋することも少なくない．

1）トリヘキシフェニジル：既報告の中でもっとも有効性が高い薬剤

2）ベンゾジアゼピン系：クロナゼパム，ジアゼパム，エチゾラム

3）GABA作動薬：リオレサール

ボトックス皮下注，MAB療法，深部脳刺激療法なども選択肢となる．

e. 急性ジストニア

●後天性薬剤性ジストニア

薬物服用後数時間から3日くらいの間に出現する．顔面から頸部かけて生じるジストニアで，原因薬剤の多くは，抗精神病薬である．

リスク因子は，男性，若年，感情障害罹患，急性ジストニアの既往である．症状は抗コリン薬の注射で改善する．

- 症候：薬剤開始後数時間から 3 日以内に，顔面，眼球周囲，眼球，下顎部，舌頸部，体幹などにかけて生じる．眼球上転発作，頸部後屈，顔しかめ（facial gymacing），口部・舌ジストニア，体幹後屈，などがある．典型的には頸部の後屈か側屈，舌の提出，開口に眼球の上転または側方転位を伴う．
- 治療：第 1 選択は抗コリン薬の非経口投与．抗ヒスタミン薬，ジアゼパムも有効．軽症の場合は 12〜48 時間で消退する．
- ジストニック・ストーム（dystonic storm）：ジストニアをきたしている患者に急速に生じる，持続性全身性ジストニアである．急速に全身性で持続性のジストニアになることで高 CK 血症，ミオグロブリン尿による急性腎不全，呼吸不全を生じるため全身管理が必要となる．抗コリン薬，バクロフェン，ベンゾジアゼパム，ドパミン受容体遮断薬などを投与し，重篤な場合は鎮静，人工呼吸器管理が必要となる．

6 ジスキネジア（dyskinesia）

口舌・四肢・体幹に不規則に起こる比較的素早い運動である．種々の不随意運動の要素を含む．基本的には薬剤によって誘発されたものを指す．しかし，複数の不随意運動を含めた運動に対する症候，症状を指すことも多い．

- 原因薬剤：抗精神病薬，抗 Parkinson 病薬，消化器作用薬

局所の場合は　口唇や舌に多く，oral dyskinesia または oro-lingual dyskinesia とよばれる．

a. レボドパ製剤やドパミン作用薬にて生じるジスキネジア

ドパミン作用が効きすぎている時間帯に生じる peak-dose dyskinesia が認められる．より進行した Parkinson 病患者には薬剤の効果が強い時間帯と切れ始める時間帯の二相性に生じることもある（二相性ジスキネジア diphasic dyskinesia）．

b. 遅発性ジスキネジア

抗精神病薬を長期内服したのちに出現する症状である．薬剤のドパミン遮断性により，ドパミン系神経障害による生じる．いつも同じパターンの動きを持続的に繰りかえす常同性運動を示す．

7 ミオクローヌス（myoclonus）

突然瞬間的に起きる電撃的な不随意運動である．通常は不規則に生じているが，診察上では律動的に見えることが多い．動きが速く出現部位は様々であるが，同一患者での発現様式は一定である．

陽性ミオクローヌスと陰性ミオクローヌスがあるが，一般にはミオクローヌスは陽性のものを指す．

a. 陽性ミオクローヌス

協働筋と拮抗筋が同時に一過性に収縮することで生じる．

神経症候 11　勝手に手足が動く

1) 発生源による分類 表9

> 1. 皮質性（cortical myoclonus）
> - 大脳皮質の一次感覚運動野の異常興奮が皮質脊髄路を介して生じる.
> - 姿勢保持時・運動時に生じ，刺激過敏性があり，持続時間が非常に短く，不規則な筋収縮で出現.
> - てんかん発作を伴うことが多い.
> 2. 皮質下性（subcortical myoclonus）
> - 脊髄性と皮質性の中間的存在.
> - 周期性的・律動的な傾向にある.
> 3. 脊髄性（spinal myoclonus）
> - 脊髄起源の異常放電による.
> - 脊髄分節性に刺激過敏性で律動的または周期性に起こる.

表9 ミオクローヌスの発生源による分類

1. 皮質性ミオクローヌス（cortical myoclonus） 大脳皮質の一次感覚運動野の異常興奮が皮質脊髄路を介して生じる. 姿勢保持時・運動時に生じ，刺激過敏性があり，持続時間が非常に短く，不規則な筋収縮で出現. てんかん発作を伴うことが多い.
2. 脳幹起源 脊髄性と皮質性の中間的存在. 周期性的・律動的な傾向にある.
3. 脊髄性ミオクローヌス（spinal myoclonus） 脊髄起源の異常放電による. 脊髄分節性に刺激過敏性で律動的または周期性に起こる.
4. その他

2) ミオクローヌスの病因 表10

表10 ミオクローヌスの病因

1. 皮質性ミオクローヌス（cortical myoclonus） 進行性ミオクローヌスてんかん，低酸素脳症後ミオクローヌス，若年性ミオクロニーてんかん，Creutzfeldt-Jakob病，代謝性脳症，Alzheimer病，大脳基底核変性症，多系統萎縮症，Rett症候群
2. 脳幹起源 口蓋振戦，網様体反射性ミオクローヌス，眼球ミオクローヌス（opsoclonus），病的驚愕症（hyperplexia, startle disease），病的吃逆（pathological hiccup）
3. 脊髄性ミオクローヌス（spinal myoclonus） 脊髄髄節性ミオクローヌス（spinal segmental myoclonus），固有脊髄性ミオクローヌス（propiospinal myoclonus）
4. その他

（Fahn S, et al. Adv Neurol. 1986; 43: 1-5[5] より改変）

3）ミオクローヌスの原因となりうる薬剤 表11

表11 ミオクローヌスの原因となりうる薬剤

精神科薬剤	三環系抗うつ薬，SSRI，リチウム，抗精神病薬，ジアゼパム減量
抗 Parkinson 病薬	L- ドーパ，MAO 阻害薬
抗てんかん薬	バルプロ酸，ガバペンチン，フェニトイン，カルバマゼピン
抗菌薬	ペニシリン系，セフェム系，モノラクタム系，イソニアジドなど
麻薬	モルヒネ，フェンタニール
麻酔薬	イソフルレン，エンフルレン，テトラカイン，ミダゾラムなど
造影剤	
心血管系薬剤	カルシウム阻害薬，抗不整脈薬
抗がん薬	
その他	フィゾズチグミンなど

4）陽性ミオクローヌスへの治療

処方
- クロナゼパム 0.5 mg より漸増 4 mg まで
- ジアゼパム 2 mg より漸増 15 mg 程度まで
- バルプロ酸 200 mg より漸増 1,000 mg 程度まで
- レベセラチタム 1000～3000 mg まで
- トピラマート 200～600 mg まで
- ピラセタム 36～63 mL
- ペランパネル 2～8 mg

b. 陰性ミオクローヌス

筋収縮が一過性に遮断されることで生じる．

asterexis（固定姿勢保持困難），flapping tremor（羽ばたき振戦）の形で確認されることが多い．原因は代謝性脳症によるものが一般的である 表12．他には視床や中脳の限局的病変でも一側性の asterexis は生じる．その確認の方法として，手関節を背屈させ手指を伸展した状態を保持させると，手関節，中手指節関節の急激な掌屈を生じた後，手関節背屈した元の位置へと復帰する動きを繰り返し，羽ばたくようにみえることを観察する．

表12 陰性ミオクローヌス（negative myoclonus）を生じる病因

肝性脳症	
腎性脳症	
肺性脳症	CO_2 ナルコーシス
低酸素脳症	
血糖異常	低血糖，高血糖
電解質異常	Na，Ca，Mg など
中毒性脳症	重金属，リチウム，水銀，一酸化炭素など
薬剤性脳症	向精神薬，抗うつ薬，抗 Parkinson 病薬，抗てんかん薬，抗がん薬，オピオイド，抗菌薬，抗不整脈薬など

陽性・陰性ミオクローヌスが一緒に出現する場合もある．その場合は，瞬間的な筋収縮の直後に筋放電の急激な不随意な中断（silent period）が続いて起こる．

8 チック（tic）

単一筋から複数の筋群に生じ，短時間，かつ素早い，反復する特徴を有する不随意運動である．無目的に起こる常同的運動で，多くは思春期までに発症し，ある特定動作のパターンからなる．

Gille de la Tourette 症候群

音声チックを伴う慢性運動チックをいう．暗算負荷などの集中時には認められず，負荷が取れたときに顕在化する．ドパミン系やセロトニン系ニューロンの活性低下に起因する皮質－線条体－視床－皮質（cortico-striatothalamo-cortico circuit：CSTC）回路の機能障害とされる．

9 スパズム（spasm）

持続時間をもった，断続的に起きる異常な筋収縮である．
破傷風菌毒素によるテタヌス（tetanus），低カルシウム血症によるテタニー（tetany），顔面けいれんなども含まれる．

10 筋けいれん（cramp）

制御できない筋の短縮と痛みを伴う筋硬直である．運動時，運動後の下腿に生じる本態性のものがほとんどである．様々な神経筋疾患でも生じうるので，二次的なものが疑われた場合は諸検査を行う必要がある．

筋電図では cramp discharge（筋けいれん放電：200〜300 Hz の短時間で周期的な）を認め，筋伸長で停止する．

紛らわしい状態には，スパズム（テタニーを含む），拘縮，myokymia，myotonia，neuro-myotonia，筋強剛などがある

a. 吃逆

いわゆる，"しゃっくり"である．横隔膜のけいれん，呼吸筋全体の不随意運動で生じる．難治性のものには　中枢病変（延髄）や，逆流性食道炎によるものなどが含まれる．脳血管障害（Wallenberg 症候群），脱髄疾患（NMO，多発性硬化症）などの中枢性疾患を MRI などの画像検査で除外することも必要となる．

1）原因
1）横隔膜の直接刺激：胃腸の膨満
2）横隔神経に対する刺激：胸郭内の腫瘍や胸膜炎
3）延髄病変
4）心因性

2）吃逆の治療

- クロルプロマジン　25〜50 mg　1 回筋注・静注，または，75 mg　分 3 内服
- バクロフェン　15 mg　分 3
- ガバペンチン　600 mg　分 3

- 逆流性食道炎などによるものの場合は，プロトンポンプ阻害薬などの投与を考慮する．

11 発作性誘発性不随意運動症

発作性に生じる不随意運動症で，運動の要素は様々なものが組み合わさっている．意識は保たれ，脳波異常などは伴わず，錐体外路系の不随意運動が出現する．発作性運動誘発性舞踏アテトーゼ，発作性非運動誘発性ジスキネジア，発作性労作誘発性ジスキネジア，発作性睡眠誘発性ジスキネジアに分類されており，特徴を 表13 にまとめる．

表13 発作性誘発性不随意運動の分類

	発作性運動誘発性舞踏アテトーゼ paroxysmal kinesigenic choreoatetosis	発作性非運動誘発性ジスキネジア paroxysmal non-kinesigenic dyskinesia	発作性労作誘発性ジスキネジア paroxysmal exertion-induced dyskinesia	発作性睡眠誘発性ジスキネジア paroxysmal hypnogenic dyskinesia
誘発要因	突然の運動	非特異的（カフェイン・アルコール・喫煙・疲労など）	長時間の運動	睡眠
持続時間　短時間型	数秒から5分	数秒から5分	数秒から5分	数秒から5分
持続時間　長時間型	1時間まで	数日間	数時間	5分以上
発症年齢	幼児期 思春期	幼児期 思春期	幼児期	幼児期
遺伝形式	孤発例 家族例 ともにあり	家族例（常優）が多い	家族例 孤発例 ともにあり	孤発例が多い

1）発作性運動誘発性舞踏アテトーゼ／ジスキネジア（paroxysmal kinesigenic choreoathetosis/dyskinesia：PKC）

突然の運動負荷や精神的な緊張で発作性に短時間持続する舞踏運動，ジストニアなどの不随意運動が出現する病態である．孤発例のもの，優性遺伝を呈するものがある．発症は若年，男性＞女性の傾向にある．

予後は良好で，加齢に伴い症状は消失する．

画像：脳波などでの検査では異常を認めず，精神的なものと判断される症例も潜在的に存在するのではないかと推察される．

抗てんかん薬が少量で著効する．

- カルバマゼピン　50〜100 mg　分1
- ゾニサミド　100 mg　分1

12 下肢静止不能症候群（むずむず脚症候群，restless legs syndrome：RLS）

不快な下肢の異常感覚のために，下肢をむずむず動かしてしまう病態である 表14．

1）診断を補助する特徴

①家族歴

②ドパミン作動薬による効果

神経症候 11　勝手に手足が動く

表14 下肢静止不能症候群（むずむず脚症候群）の診断基準（International RLS Study group による）

urge to move the leg	脚を動かしたいという欲求が不快な下肢の異常感覚に伴って生じる.
wores at rest	静かに横になったり，座ったりしている状態でその症状が出現，増悪する.
motor relief	歩いたり，下肢を伸ばすなどの運動によって症状の改善を認める.
worse or occur in evening or night	日中より夕方・夜間に増強する.

③睡眠時の periodic leg movements が睡眠ポリグラフ検査上有意に多く出現

二次性の評価に，鉄，TIBC，血清フェリチン，腎機能（BUN，Cr）を含む血液検査.

補助検査として，睡眠ポリグラフィー，脊椎 X 線，頸椎 MRI.

2）下肢静止不能症候群（むずむず脚症候群：RLS）の治療に用いられる薬剤

ドパミン作用薬

● プラミペキソール 0.125 mg（～0.75 mg）　就寝前

抗てんかん薬

● ガバペンチン 600 mg　1×夕食後

ベンゾジアゼピン系薬物

● クロナゼパム 0.5～2 mg　就寝前

二次性のもののなかでも鉄欠乏を伴うものは鉄剤の補充を優先する.

13 顔面けいれん [6]

顔面神経の被刺激性亢進により，顔面神経支配神経群の発作性，反復性，不随意に収縮する疾患である．多くの場合，片側性である．片側顔面けいれん（hemifacial spasm）とよばれる．原因は顔面神経の根出口部（root exit zone）が血管などにより圧迫されることで生じる．

片側の下眼瞼部→眼の周囲→頬部→口輪筋・広頸筋へと顔面支配筋群全体へと広がり，同期するようになる．増悪因子は顔面の随意運動，疲労，精神的緊張であり，寛解因子は仰臥位やアルコール摂取である．顔面筋筋力低下はあっても，顔面の知覚障害や顔面神経麻痺に伴うような味覚障害は伴わない．

両側性顔面けいれんと，両側性顔面異常運動症との異同：顔面けいれんは左右の間に潜時と重症度に差がある．すなわち，一側から対側に拡大するのに数カ月から数年の潜時があり，最初に症状が出た側の症状がより重篤である．

治療は，

1）経過観察

2）内服加療：カルバマゼピン，クロナゼパム，バクロフェン，ガバペンチン

3）ボツリヌス毒素局所皮下注療法

4）神経血管減圧術（Jannetta 手術）：唯一の根治術

14 眼瞼けいれん [7]

閉眼・閉瞼に関わる眼輪筋のジストニアである．眼瞼周囲の筋，主として眼輪筋の過度の収縮により不随意な閉瞼が生じる疾患で，両側性に生じる．本症は局所ジストニアに属し，瞬目の制

神経症候 11　勝手に手足が動く　201

御異常が本態である．攣縮が他の顔面筋，場合により舌，咽頭，頸部筋まで及ぶものを Meige 症候群とよぶ.

　本態性のものは，大半は 40 歳以上に発症し，女性に多い．（男女比＝1：2〜2.5）. 40 歳未満の発症者では抗不安薬や睡眠導入薬の服薬歴などの外因子が関わっていることが多い.

　症状としては，

①開瞼困難，②瞬目過多，③顔面のしわの増多，④眉毛の下降，⑤ほかの顔面筋の不随意運動，⑥感覚トリック，がある.

　眼瞼けいれんが疑われた場合，誘発試験に瞬目テストを行う．症状が軽微な場合には診断の助けとなる.

a. 瞬目テスト

1）速瞬テスト

軽くできるだけ早く瞬目を連続して行わせる.

健常者では 10 秒間に 30 回以上の随意瞬目が可能である

1）強い瞬目のみで素早く瞬目ができない

2）瞬目の途中に他の顔面筋の不随意運動が出現

3）顔面筋に強い攣縮発作が認められる

2）軽瞬テスト

軽く歯切れ良い瞬目を促すと，

1）眉毛部も強い開閉瞼になる

2）けいれん様の瞬目過多が生じる

3）瞬目そのものが不能

3）強瞬テスト

眼瞼を強く閉じ，その後　開瞼させる．この動作を反復する

1）閉瞼後に瞼を開けることができなくなる

2）強い顔面のけいれん

b. 治療

1）内服治療

抗てんかん薬，抗コリン薬，抗不安薬，抗痙縮薬，選択的セロトニン再取り込み阻害薬などが効果があるとされる.

- クロナゼパム　2〜6 mg　分 2〜3
- カルバマゼピン　200〜600 mg　分 1〜3
- バルプロ酸　400〜1200 mg　分 2
- トリヘキシフェニジル　2〜6 mg　分 2〜3
- ジアゼパム　4〜15 mg　分 2〜3
- ギャバロン　15〜30 mg　分 3
- パロキセチン　20〜40 mg　夕
- フルボキサミン　50〜150 mg　分 2

神経症候 11　勝手に手足が動く

表15 Jankovic 評価スケール

重症度スコア
0　けいれんを全く認めない（正常）.
1　光，風，振動などの外部刺激によってのみけいれんが誘発される.
2　軽度なけいれんを認める.
3　けいれんを認め，他の顔面筋との差異がわかる.
4　他の顔面筋のけいれんを伴う著明な眼瞼けいれんを認める.

頻度スコア
0　けいれんをまったく認めない（正常）.
1　通常より瞬きが多い（20 回／分以上の頻度）.
2　瞬きが著明に増加し，1 秒程度の持続する軽度の攣縮を認める.
3　1 秒以上の持続する攣縮が認められ，日常生活に支障はきたしているが，50％以上は開瞼している.
4　攣縮によりほとんど閉瞼状態のため，機能的には失明状態であり読書やテレビを見ることができない.

表16 顔面不随意運動症

	片側顔面神経けいれん	眼瞼けいれん	顔面ミオキミア	チック	遅発性ジスキネジア	心因性
筋収縮	顔面支配領域	眼輪筋のジストニー運動	顔面筋の跛行運動	速い一定の運動，顔面筋以外にも生じる		持続的，突発的な顔面筋収縮
筋収縮のパターン	複数の筋が同期	局所性ジストニア	単一筋束の周期的収縮	周期性や強度の一定性はない	周期性がない	周期や強度が一定しない
筋の同期	両側性では左右は同期せず	顔面上部と下部は同期しない			顔面上部と下部は同期しない	
罹患部位	原則片側	原則両側性	主として眼瞼	顔面，四肢	多くは口部周囲	顔面，全身
増悪因子	自発顔面筋収縮，ストレス，不安，疲労	ストレス，不安，疲労	ストレス，不安，疲労		ストレス，不安，疲労	
寛解因子	安静，罹患部の接触	睡眠		短時間は随意的に抑制		

（梶　龍兒. 不随意運動の診断と治療. 東京: 診断と治療社. 2006. p.182[8]) より改変）

2）ボツリヌス毒素療法

　眼瞼周囲筋に 1 カ所あたり 2.5 単位を 6 カ所に注射することで，筋麻痺を生じ，症状の軽減を図る．効果は 3 カ月程度は持続するが，その後は症状は再燃するため，再投与が必要となる．

　副作用として予想以上の筋麻痺効果による閉瞼不全や眼瞼下垂がある．全身性の副作用をきたすことはまれである．

　治療効果は Jankovic 評価スケール **表15** を用いて評価基準とする.

c. 鑑別疾患 **表16**

1）眼瞼／顔面ミオキミア（eyelid or facial myokimia）

　眼瞼で上眼瞼や下眼瞼の一部がピクピクと動く状態で通常は片側に生じる．不規則で持続時間が長い眼輪筋を中心とした不随意運動である．ストレス，睡眠不足，眼精疲労などで健常者にも

神経症候 11　勝手に手足が動く　**203**

表17 首下がりをきたす原因

運動ニューロン疾患	筋萎縮性側索硬化症 / 脊髄進行性筋萎縮症，post-polio 症候群，脊髄球筋萎縮症，脊髄筋萎縮症
錐体外路疾患	Parkinson 病 / パーキンソニズム 多系統萎縮症
脊椎脊髄疾患	頸椎症
末梢神経障害	慢性炎症性脱髄性多発神経根炎（CIDP）
神経筋接合部障害	重症筋無力症
筋疾患 （一次性，非炎症性）	筋強直性ジストロフィー，Isolated neck extensor myopathy，先天性ミオパチー，顔面肩甲上腕筋型ミオパチー
（一次性・炎症性）	多発性筋炎，封入体筋炎
（二次性）	甲状腺機能低下，低カリウム血ミオパチー性，副甲状腺機能亢進症，カルニチン欠損症，ミトコンドリアミオパチー
薬剤	ドパミン作用薬，DPP-4 阻害薬，甘草，オランザピン，アマンタジン，ボツリヌス筋注，ステロイドコルヒチン，ビンクリスチン，キノロン系抗菌薬

(首下がり症候群. 神経内科. 2014; 81: 25, 51, 81, 89)[9]

出現する．通常は開瞼には影響せず，数日から数週で自然軽快する．

2) 開瞼失行 (apraxia of eye-lid opening)

上眼瞼が随意的に駆動できないため，開瞼できない状態．手指などで他動的に開瞼すると，その状態は維持できるが，いったん閉眼すると再び開瞼しようとしても随意的にはできない．開瞼しようとする際には上眼瞼挙筋が駆動できないために閉眼したままであるが，前頭筋の収縮が認められ眉が眼窩上縁より上方に移動する．一方，眼瞼けいれんでは眼輪筋の収縮により眉の位置は眼窩上縁より下降する．

15 首下がり症候群 (dropped head syndrome)

頸部伸筋群の筋力低下または頸部屈筋群の筋緊張亢進による姿勢異常などが原因で，頸部が前屈または前弯する現象である．様々な原因で生じうる **表17**．

首下りの症状をみた場合には，それらの原因を鑑別するべく，問診で発症年齢，発症形式，頸部以外の筋力低下，日内変動や疲労現象，服薬中の薬剤を聴取することが必要である．

診察では，①筋力低下・筋萎縮の分布，②錐体路症状，③錐体外路症状，④眼瞼下垂・複視，⑤筋の観察（線維束性攣縮，ミオキミア，mounding の有無）に注意を払う必要がある．

血液検査では，電解質（カリウム，カルシウム），CK，甲状腺，副甲状腺機能などを含めた項目の評価を行う．

その結果を踏まえ，筋電図（神経伝導速度・針筋電図・反復刺激試験）を含めた生理検査，筋や頸椎の画像検査を施行する．

a. Parkinson 病

進行期に認められる症状で，治療法の進歩に伴い Parkinson 病の長期予後が改善してきたことにより問題化してくることになった．その原因はについては結論は出ていないが，1) 筋緊張の異常，ジストニー，2) 後頸部筋の筋力低下，限局性のミオパチーという 2 つの考え方が存在しており，どちらかであるか，また両方が関与しているかの結論は出ていない．一方，抗 Parkinson 病薬，特にドパミン作用薬が原因となるものが少なくないため，薬剤の追加，増量

時に症状が出現したときには薬剤によるものを疑い，薬剤の変更を考慮する必要がある．ただ，原病による場合には，抗 Parkinson 病薬の増量で改善するためその見極めが重要である．

b. 多系統萎縮症 (multiple system atrophy)

首下がり症状は多系統萎縮症の中期から晩期に認めることが多く，亜急性に出現しうる．頸部ジストニアに伴って頸椎が後弯し，頭頸部が高度に下垂すると考えられる．disproportionate antecollis として診断基準でも記載されている．首下がり症状は出現すると高度であるため，発声や嚥下障害にも支障をきたす原因にもなる．

c. 筋萎縮性側索硬化症

首下がり症状は頸部後屈に関わる伸筋群に筋力低下が生じることによる．全身の筋力低下が進行性に生じる疾患であるため，経過が長くなれば必ず生じうる．病初期から首下がりを呈する割合は 1 から 2%以下と想定されているが，その時期の診断は困難であることも少なくない．

d. 重症筋無力症

重症筋無力症において頸部筋では伸筋群よりも屈筋群が障害されることが多く，頸部伸筋の筋力低下から生じる首下がり症状は多くない．しかし，一方で，首下がり症状を初発症状や単独症状とする重症筋無力症の症例が報告されており，鑑別疾患として念頭に置かねばならない．頸部伸筋群以外の筋力低下や，反復刺激試験，抗 acetylcholine receptor (AchRc) 抗体や抗 muscle-specific kinase (MuSK) 抗体での評価で多くは鑑別可能である．

e. 筋疾患

1) 炎症性筋疾患

多発性筋炎・皮膚筋炎で生じうるが，一般的には頸部屈筋群が頸部伸筋群より弱く，炎症性ミオパチーの臨床診断基準にも含まれている．封入体筋炎や免疫介在性壊死性ミオパチーでも生じうる．いずれも頸部伸筋群以外の筋の筋力低下を伴い，血清 CK 値も中等度以上に上昇することから，診断し得る．また，isolated neck extensor myopathy という頸部傍脊柱筋を中心とした筋障害をきたす疾患概念が提唱されているが，現時点で独立した疾患として確立するものか否かは不明である[10]．

2) 筋ジストロフィー

顔面肩甲上腕ジストロフィー (facioscapulohumeral muscular dystrophy: FSHD)，筋強直性ジストロフィー，成人発症ネマリンミオパチー，Lamin 関連先天性筋ジストロフィーで生じうるが，家族歴とともに他の筋の筋力低下や筋萎縮を確認することで，他の臨床的特徴や遺伝子診断を用いて鑑別できる．

f. 薬剤性

1) ドパミン作用薬 (dopamine agonist)

Parkinson 病の治療中に用いられる薬剤で，Parkinson 病の項でも触れたようにドパミン作用薬の開始や増量で症状が出現し悪化する．原因となる薬剤の減量，中止にて改善がえられる．ただ，長期の後頸部筋過伸展が持続すると二次的に筋障害をきたすことになり，改善が困難となるため，早期に対応が必要である．

2）DPP-4 阻害薬

DPP-4 は血液中にも可溶性蛋白質として分布するセリンプロテアーゼの 1 種であり，インスリン分泌を促すインクレチンを分解する作用を有する．DPP-4 阻害薬はインクレチンの分解を抑制し，インスリン分泌を促進することで糖尿病の治療に用いられる．副作用として，筋肉痛，血清 CK 値上昇が添付文書にも記載されており，横紋筋への障害をきたす可能性が存在する．

3）甘草

偽性アルドステロン症による低 K 血症をきたしうる．低 K 血症性ミオパチーによる四肢・体幹の筋力低下が生じうる．高齢者では体幹の筋力低下が表面化しやすく，姿勢障害に至るために生じる．

4）オランザピン

ドパミン・セロトニンへの拮抗作用がある薬剤であり，ドパミン受容体への作用がジストニアを誘発することが推測される．

5）ボツリヌス筋注

神経筋接合部遮断作用があり，筋注療法で筋けいれん，筋緊張を緩和できるが，筋力低下に至ることは作用上あり得る．

6）ステロイド

薬剤性ミオパチーをきたす頻度が最も高い薬剤として知られている．四肢近位に加え頸部筋群の筋力低下をきたす．ステロイド内服開始後の数カ月後より発症し，薬剤の減量・中止により改善が期待できる．

g. 甲状腺機能低下症

頸部伸筋のミオパチーによる筋力・筋持久力の低下により生じる．ミオパチーは頸部に限局することはまれで，四肢体幹の筋力低下を伴うことが一般的である．甲状腺機能低下の一般的な臨床症状は，全身倦怠，浮腫，脱毛，耐寒性の低下，便秘，脱毛，粘液腫様顔貌，体重減少などがある．高 CK 血症（正常の数倍程度），高コレステロール血症，筋 mounding 現象を伴う．ただし，血清 CK 値などの筋逸脱酵素上昇は筋代謝障害や筋細胞膜の透過性亢進によるためミオパチーの存在や重症度との関連は乏しい．

h. 副甲状腺機能低下症

腱反射亢進，高カルシウム血症を呈して，血清 CK 値は正常から軽度上昇にとどまる．診断は副甲状腺ホルモンの上昇を確認することで行う．

■文献

1) Jankovic J, Schwartz KS, Ondo W. Re-emergent tremor of Parkinson's disease. J Neurol Neurosurg Psychiatry. 1999; 67: 646-50.
2) Plaha P, Khan S, Gill SS. Bilateral stimulation of the caudal zona incerta nucleus for tremor control. J Neurol Neurosurg Psychiatry. 2008; 79: 504-13.
3) 日本神経治療学会治療指針作成委員会，編. 標準的神経治療: 本態性振戦 2011.
4) 鈴木美紀，岩田　誠. 口蓋帆ミオクローヌス（口蓋振戦）. BRAIN MEDICAL. 2005; 17: 167-71.
5) Fahn S, Marsden CD, Van Woert MH. Definition and classification of myoclonus. Adv Neurol. 1986; 43: 1-5.
6) 日本神経治療学会. 標準的神経治療: 片側顔面痙攣. 神経治療学. 2008; 25: 477-93.
7) 日本神経眼科学会，眼瞼痙攣診療ガイドライン委員会. 眼瞼けいれん診療ガイドライン. 日本眼科学会雑誌.

2011; 115: 616-28.
8) 梶　龍兒, 編. 不随意運動の診断と治療. 東京: 診断と治療社; 2006.　p. 182.
9) 首下がり症候群. 神経内科. 2014; 81: 25, 51, 81, 89.
10) Katz JS, Wolfe GI, Burns DK, et al. Isolated neck extensor myopathy: a common cause of dropped head syndrome. Neurology. 1996; 46: 917-21.

〈安富大祐〉

神経症候 **12** **動作が遅い**

SUMMARY

● 病歴聴取にあたり考えること
・日常生活の場面に沿って病歴を聴取し，障害の特徴を把握する.
・「動作が遅い」状態をきたしうる疾患は多岐にわたる.
・薬剤性，代謝性，感染性や膠原病に伴うもの，意識障害の一症状であるものは緊急の治療を要する場合があり，治療介入が遅れないよう常に念頭に置く.

● 神経診察にあたり考えること
・病歴聴取から得られた情報により，必要な診察手技が決まる.
・パーキンソニズムに関する身体診察法をマスターすることが必要である.
・同じ神経徴候でも，疾患によって出現時期が異なるため，時間的経過も含めた理解が必要である.

● 鑑別診断にあたり考えること
・Parkinson 病が運動障害疾患の大半を占めるため，Parkinson 病を想定して鑑別をすすめ，相違点を詰めていくようにすると効率がよい.
・病歴，身体所見の中にも検査特性が検討されているものがあり，単独の所見のみで判断せず，組み合わせて判断することが重要である.

A. 症状のとらえかたと病歴の取りかたのポイント

　疾患の診断，治療効果判定などにおける問診の重要性は，いつの時代も繰り返し強調されてきており，目新しさは感じられないかもしれないが，日常臨床を振り返ってみると，問診により鑑別疾患をあげた後，身体診察や血液検査，画像検査，生理機能検査にて鑑別を絞る，ないしは付加的な情報を得て診断に至る過程において，問診以上に情報が付加されることは多くなく，「診断は問診が 8 割」という clinical pearl には実感が伴うであろう. したがって，神経症候においても問診はきわめて重要であり，問診の段階で思い浮かばない鑑別疾患は，その後検査を繰り返しても正確な診断にはたどり着きにくいことを認識すべきである. 問診はまず open question よりはじめ，「動きが鈍い」ことに関する情報を把握する. その後から closed question を使用していく. そこで新たな情報があれば適宜 open question に戻りながら診断を絞り込んでいく.
　後述する鑑別疾患に関する特徴的な症状について質問していく方法もあるが，それでは膨大な時間がかかってしまう. そのため，神経疾患に関する最も効率的な病歴聴取法として，「日常生活の場面に沿った問診」が推奨される. 日常生活動作のどの場面でどんな症状が出現するのかを聴取することにより，異常の種類，発症時期，進行の程度が判断できる. さらには社会サービス

の検討，入院管理法，治療の目標設定にも関わる内容なので，全人的治療のためにも必須の手技である．

日常生活活動（ADL）は基本的日常生活活動（basic ADL）と道具的日常生活活動（instrumental ADL）に分けられる[1]．

● 基本的日常生活活動（basic ADL）：自己の身辺管理に必要な活動
Dressing；衣服の着脱
Eating；食事
Ambulating；移動
Toileting；排泄
Hygiene；入浴
覚え方；"DEATH"（できないと命に関わる）

● 道具的日常生活活動（instrumental ADL）：basic ADL レベルを超えた複雑な活動
Shopping；買い物
Housekeeping；掃除
Accounting；家計管理
Food preparation；食事の準備
Transportation；交通機関の利用
Telephone；電話の使用
覚え方；"SHAFT"（社会生活の軸になる）

このような日常生活の場面に沿って問診を行っていく．Parkinson 病（Parkinson disease；PD）の場合，手関節に関わる症状が病初期から現れることが多い．歯を磨く，洗髪する，米を研ぐ，生卵をかき混ぜる，大根の千切りをするなど，手関節を柔軟に使う動作が障害されやすい．書字障害を検出するには，単に字が書きにくくなりましたか，と聞いても，実際にいつから障害されていたのかはっきりしないことが多い．日常生活で書字負荷の最も大きい作業といえば，年賀状書きである．年賀状はいつまで書いていて，いつから困難になったかを確認すれば，書字障害の発症時期や進行具合もはっきりする．手指の動作では，服のボタンをはめる動作が病初期から高率に障害される．また，無動が強い場合には無意識の自発的な唾液嚥下が減少し，流涎がみられることもある．仰臥位からの起き上がりの障害は特に高齢発症の場合，早期からみられることもある．これは体幹の筋強剛によって体をひねったり起こしたりする動作が障害されるからである．

姿勢保持障害は立位歩行の際にバランスを崩さずにうまく体重移動できる能力の低下として認識できる．狭いところで体を入れ替える動作が要求される場面で負荷がかかり症状が強く出る．例えば駅前の放置自転車の間をすり抜けるとか，トイレでは体の向きを変えたりすることが難しくなる．トイレでは狭い空間で体をひねるなど，意外なほど複雑な動作をしている．

これらの症状を理解するためのキーワードは「動作の振幅低下」である．上記であげたそれぞれの動作において，体の各所の動きが意図するものより小さくなってしまうことを念頭に置けば理解が容易である．

PD 以外の疾患でも同様の方法で病歴聴取ができる．脊髄小脳変性症（spinocerebellar degeneration：SCD）での特徴をあげ比較してみる．この場合，小脳症状を理解するキーワー

ドは「動作の振幅増大」である.

　PD では発声に必要な筋肉の運動が小さくなるため，小声になり十分な構音がしにくくなる．SCD ではそれらの筋肉の動きが大きくなりすぎるので，会話はぶっきらぼうで唐突となる（爆発性，断綴性言語）．実際の会話では，非言語的コミュニケーションが 70% といわれており[2]，構音障害は直接面と向かっての会話よりも，電話などの道具を介した間接的な会話でより敏感に障害が感知される．家族との会話よりも，他人との会話の方が伝わりにくい．話が聞き取りにくいと繰り返し言われて自覚することも多い．

　「他人との電話→家族との電話→他人との直接会話→家族との直接会話」というように，負荷の強い順に確認していくと発症時期を推定することもできる．また，麺類をすするときにはむせない程度に，そして口腔内に麺を適量取り込めるように息を吸うが，PD ではうまく麺をすすれなくなることも多い．

　また，PD では小字症，SCD では大字症がみられる．

　PD では後ろから呼び止められても，四肢，体幹の動きが小さくなっており，とっさに振り向くことが苦手になる．SCD では体幹の運動失調のためにとっさに振り向くことができなくなる．診察で片足立ちを確認するのも 1 つの方法であるが，立ってズボンが履けるか，立って靴下が履けるかを問診するのが効率よく，発症時期の推定もできる．

　PD では自転車の運転が比較的保たれる傾向がある．すくみ足が強く歩行障害を呈している PD 患者でも，自転車をスムーズに運転できる症例が報告されている[3]．SCD では自転車の運転は早期から障害される．本人が怖いと感じるのは後になってからで，何回か転倒を繰り返してからようやく乗るのを止めることも多い．

B. 神経学的診察の方法

　運動の減少をきたす疾患のなかでは PD の頻度が最も高く，その評価に習熟することが，運動の減少をきたす疾患を鑑別するのに必要である．本項では主に PD の診断に重要になる診察手技と，PD のときにみられる異常所見に焦点をおいて説明する．国際的には MDS-UPDRS（Movement Disorder Society, Unified Parkinson's Disease Rating Scale）[4] が評価に用いられているため，rating が定められているものについては，項目ごとに記載する．

1 筋強剛の評価

　筋強剛は，患者の関節を他動的に屈曲・伸展させる時に感じる筋トーヌスの亢進である．ガクガクと歯車が噛み合うような抵抗がある歯車現象（cogwheel phenomenon）を伴うことが多く，これは筋トーヌスの亢進に振戦が重畳した状態と解釈され，PD で特徴的な徴候とされる．その所見は，遠位（手首や足首）から近位（頸部や体幹）まで認められる．また，PD の場合は"左右差"があること，すなわち発症側が優位であることが重要である．筋強剛には，しばしば疼痛の訴えが伴い，疼痛が前景に立った症例の病初期は，他疾患と誤って診断される例もまれではなく，十分注意を払う必要がある．

　rigidity に対しては，本邦では筋固縮，筋強剛の両者が使用されてきた．神経学用語集 改訂第 3 版[5] では，PD の rigidity に対する用語として，"筋強剛"の使用が勧められているが，"筋固縮"と"筋強剛"の用語統一はなされていないのが現状である．本項では"筋強剛"に統一する．

神経症候 12　動作が遅い

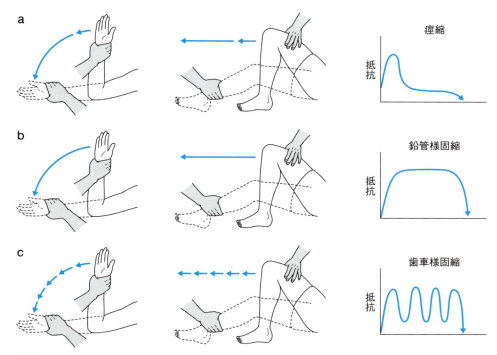

図1 筋トーヌスの亢進とその見分け方（水澤英洋. In: 神経診察：実際とその意義. 東京：中外医学社；2011. p.34-6)[6]
痙縮ではaのように最初に強い抵抗があるが，その後すぐに減少する．筋強剛は最初から最後まで抵抗があるが，ちょうど鉛管を曲げるときのように抵抗が一様の場合（b 鉛管様筋強剛）と，歯車のようにガクガクと変動する場合（c 歯車様筋強剛）とがある．

a. 筋トーヌスの診察方法 図1

患者の手，肘，足，膝関節などを受動的に動かし，そのとき受ける抵抗から安静時における骨格筋の緊張状態をみる．筋が収縮していない安静状態で筋を伸張し，検者の手に感ずる抵抗を評価する．筋の伸張とは筋の長さを伸ばすことであり，他動的に行う．上肢では座位で診察することが多いが，随意収縮がとりにくいときには臥位で診察する．下肢では一般に臥位で検査する．診察にあたっての留意点としては，①筋が安静状態にあることを確認する，②伸張速度は急緩の両方で試みることが重要である．

具体的には上肢では手関節の屈曲伸展，橈尺関節の回内回外，肘関節の屈曲伸展を行う．下肢では足関節の背屈底屈，膝関節の屈曲伸展，股関節の屈曲伸展，股関節の内転外転を行う．頸部は屈曲伸展，左右への回旋を行う．

方法はさまざまで，肘関節を4秒間伸展させた後に屈曲させ，3秒間保つことを複数回繰り返す方法や，肘関節は屈曲させずに橈尺関節の回内回外のみで行う方法がある[7]．

PDによる歯車様筋強剛がある場合，90°の関節運動の間に3〜4回の抵抗と弛緩が交互に出現し，ラチェットを引いているような感じになる．PDの歯車様筋強剛は上肢でよりわかりやすく，下肢では歯車現象は目立たないことが多い．

静止時振戦，動作時振戦がある症例の場合には歯車の頻度は振戦の周期に一致し[8]，リズムも一致することが多いとされる[9]．

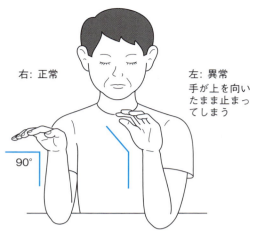

図2 腕木信号現象（signpost phenomenon）

<rating；筋強剛>
0 正常：なし．
1 ごく軽度：評価者が誘発方法を用いてはじめて筋強剛が検出できる．
2 軽度：誘発方法を用いず筋強剛が検出できる，評価者は関節可動域全域を容易に動かせる．
3 中等度：誘発方法を用いず筋強剛を検出できる，評価者が関節可動域全域を動かすには努力がいる．
4 重度：誘発方法を用いず筋強剛を検出できる，評価者が関節可動域全域を動かすことができない．

b．軽微な筋強剛の診察方法と誘発方法
1) 腕木信号現象（signpost phenomenon）図2
　上肢の力を抜き，肘をついて前腕を挙上させ，そのまま手首の力を抜くように指示する．健常人では手首が屈曲し，手関節の角度はほぼ90°になるが，筋強剛があると伸展位のままとどまる．
2) Fromentの固化徴候；筋強剛の誘発法
　きわめて軽度の筋強剛を見出すには，Fromentの固化徴候[10]が有用である．患者を起立位にして，一側の手関節で筋トーヌスを診察しながら，手がやっと届くぐらいのところにおかれた物を，足を踏み出すことなく，他方の手でとるように指示する図3．患者が物をとる努力をするので筋緊張が高まり，手首に筋強剛が出現する（induced rigidity）．MDS-UPDRSでは誘発法として，被検肢と対側の肢で指のタッピングや手指の開閉，踵のタッピングをさせる方法を勧めている．発病当初には一側のみに所見を認めることがあり，この左右差はPDを示唆する所見として有用である．

Piper sound
　Piperが最大収縮時の筋電図に47～50 Hzの規則的な波（Piper thythm）がみられることを報告した[11]．Piper rhythmがみられることは，淡蒼球から大脳皮質運動野への投射が正常であることを示しているとされる．

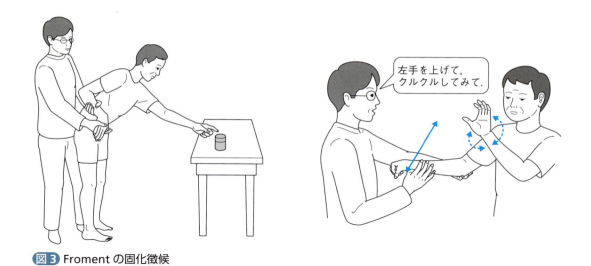

図3 Froment の固化徴候

　手や前腕を持続的に収縮させたり動かしたりしたときに，40 Hz 前後の筋音が聴診器で聴かれることがあり，Piper rhythm に相当するもので，Piper sound とよばれる[12]．

　前腕に聴診器を当て，手関節の屈曲伸展をゆっくり繰り返す．健常者では 40〜50 Hz の Piper sound が聴かれる．PD では Piper sound は聴かれず，10 Hz 前後の間欠的な音が聴かれる．抗 Parkinson 病薬で治療を受けると，手関節の動きの改善とともに，Piper sound が聴かれるようになる．

　ちなみに，筋肉の聴診法は起立性振戦の診断にも利用できる．この疾患では立っているときに下肢の筋肉の細かな振戦が不安定な感覚を引き起こす．この振戦は歩行時や，下肢に荷重がかかっていないときには生じない．振動数は約 15 Hz ではっきり見たり触知することはできないが，膜型聴診器で大腿四頭筋や大腿屈筋群，下腿三頭筋に間欠的な音が聞かれる[13]．

c. 体幹の筋強剛の診察方法

1) 頭落下試験（head-dropping test）図4

　仰臥位で閉眼させ，患者の頭を検者の一方の手で持ち上げて，患者の注意を他にそらすようにしながら，急に離す．もう一方の手は，落下してくる頭を受けとめられるようにしておく．正常では頭部が重い物体のようにすぐに落ちて，手掌に当たることが多い．頸部の筋強剛がある場合，ゆっくり落下する[15]．

2) 膝倒し法（knee tilt method）／交互膝倒し法（alternating knee tilt method）

　体幹の筋強剛の診察は，座位の患者の両肩にそれぞれ手をおいて，体幹を回旋させて行う．また膝倒し法も有用である．仰臥位にて両下肢を屈曲させた位置から（両膝を立てた状態），膝を側方へ倒す．図5 のように正常では下肢を右側方へ倒しても，左肩はベッド上にあるが，左体幹の筋強剛があると，左肩はベッドから持ち上がる．左右差の評価も可能である[14, 15]．

【Gegenhalten（抵抗症：paratony）】

　また筋強剛と鑑別すべき所見に，Gegenhalten（抵抗症：paratony）がある．受動運動に際して無意識に力が入る現象で，患者の注意が他に向けられていると筋トーヌスは正常だが，身体の一部に触れたり，楽にして力を抜くように指示され，診察を意識すると生じる．どうしても力

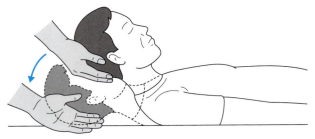

図4 項部硬直と頸部全体の筋トーヌスの見方（水澤英洋．In: 神経診察：実際とその意義．東京：中外医学社；2011．p.34-6）[6]
仰臥位で十分リラックスさせた状態で患者の頭部を両手で抱えるように持ち頭を前後屈させ，かつ左右にも回旋させて抵抗をみる．前屈時だけでなく，後屈時や回旋時にも抵抗があるときに筋強剛ありと判断する．このとき受動的に持ち上げておいて急に手を下に下げると頭部は受動的に落下するが，筋トーヌスが亢進しているとゆっくり落下したり，全く落下せずそのままの位置を保つこともある．

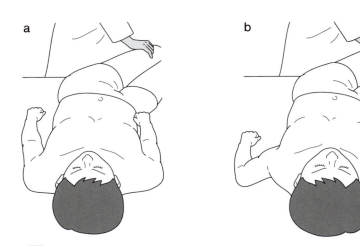

図5 交互膝倒し法による体幹の筋トーヌス評価
a: 健常者．肩は浮き上がらず，頸部筋に緊張も生じない．
b: PD患者．体幹筋の抵抗が生じると，膝を倒した方向と対側の体幹と肩が浮き上がる．

を抜くことができないと，筋強剛と鑑別することが困難な例もある．筋強剛との鑑別は，抵抗の程度が変動する点である．四肢を急速に動かして診察すると抵抗は増加し，ゆっくりと動かすと抵抗が減少する．また筋の伸展を繰り返していると抵抗は次第に増強する．患者の注意をそらせたうえで四肢を素早く動かすと抵抗がなくなる．把握反射などその他の前頭葉徴候が併存していることが多い．

【hypotonia（筋緊張低下）】
　伸張時の抵抗が低下している状態をいう．診察時には，筋伸張時の抵抗が小さい，四肢を受動的に動かしたときの末梢部分の過剰な動揺（被動性の亢進）図6，関節の過屈曲・過伸展などの

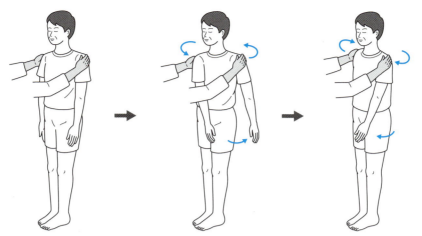

図6 肩揺すり試験（shoulder shaking test）（水澤英洋．In：神経診察；実際とその意義．東京：中外医学社；2011．p.34-6)[6]
立位の患者の前あるいは後ろに立ち，患者の両肩を持ち体軸を中心に回転するように前後に交互に揺すると，肩から懸垂した上肢は受動的に揺れる．このとき筋強剛があると揺れは小さく（Wartenberg sign[22]），筋トーヌスが低下しているとぶらぶらと大きく揺れる（懸垂性 pendulousness 亢進)[6]．

特徴から判断される．筋トーヌスは，小脳の障害，伸張反射弓を形成する前核細胞・末梢神経・筋の障害で低下する．

2 姿勢保持障害の評価

a. push test/pull test

患者を自然な姿勢で楽に立たせて，検者は相手の両肩を持ち前方へ引く．また左右へも押してみる．その後，患者の後方へ回り，後方へ引く．踏みとどまれず，小刻み歩行が出現し，転倒しそうになる場合は，突進現象（retropulsion）陽性とする．主にパーキンソニズムの姿勢保持障害をみる．PDでは後方突進現象が出現しやすい 図7．

＜rating：姿勢の安定性＞
- 0　正常：1～2歩で姿勢を戻せる．
- 1　ごく軽度：3～5歩後ろにステップするが，患者は助けなしに姿勢を戻せる．
- 2　軽度：5歩を超えて後ろにステップするが，患者は助けなしに姿勢を戻せる．
- 3　中等度：安全に立っていられるが，姿勢反射が欠如し，評価者が支えなければ倒れる．
- 4　重度：非常に不安定で，自然あるいは肩を軽く引いただけでバランスを崩す．

b. push & release test

もう1つの姿勢保持障害の診察方法である．立位の患者の肩甲骨部に医師の両手を当てて支え，医師の両手に少し寄りかかってもらうように指示する．そして，突然その支えを解放する．正常では，上体が反る反応が起き，足を後ろに送る必要がない，あるいは足を後ろに送るとしても3歩以内に自分で立ち直ることが可能である．必要がないことによって倒れるのを防ぐときに陽性と取る．踏みとどまれず，小刻み歩行が出現し，転倒しそうになる場合は，突進現象（retropulsion）陽性とする．pull test に比較して，感度と特異度もよく，検者による違いも少

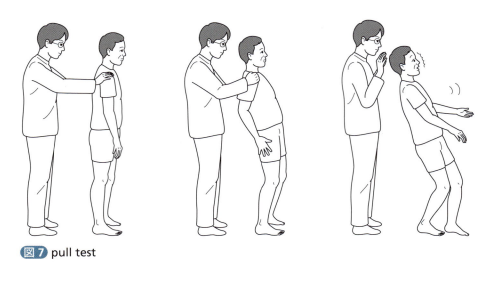

図7 pull test

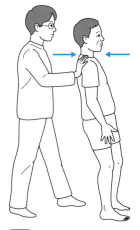
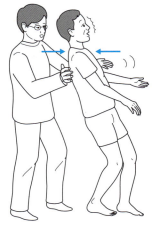

図8 push & release test

ないとされる 図8．

3 書字障害の評価

　書字には失語や失書の要素も関わってくるため，徴候の解釈には慎重を要する．言語障害についての詳細は本書の別項〔神経徴候2（43頁），3（61頁）〕を参照していただきたい．
　本項では錐体外路症状，小脳症状による書字障害について記載する．
　PDは書字動作に必要な筋肉の動作の振幅低下により，書こうとしている文字の大きさよりも小さくなってしまう．さらに書き続けると徐々に文字が小さくなり，ときにすくみにより書字動作自体が停止してしまったりする．この徴候を小字症（micrographia）とよぶ．
　小脳障害による書字障害はPDとは逆に大字症とよばれ，動作の振幅増大により，枠外へはみ出したり，急に大きくなったり，徐々に字自体が大きくなる．問診票を設けてある医療機関であれば，枠内の文字や丸付けの様子を観察すれば判断は容易である．

＜rating：書字＞

0 正常：問題なし.

1 ごく軽度：書字動作は遅く，下手で，あるいはむらがあるが，文字はすべてはっきりしている.

2 軽度：いくつかの文字がはっきりとせず，読めない文字がある.

3 中等度：多くの文字がはっきりせず，読むのが難しい.

4 重度：ほとんど，あるいはすべての文字が読めない.

4 構音障害の評価

構音障害についての詳細は本書の別項（神経徴候2，3）を参照していただきたい.

PDでは小声になり，早口になり，このため音が合わさり1つ1つの音が明瞭でなくなる. 小声は声帯筋の運動の振幅減少であり，早口は構音器官の突進現象と考えられる. 鼻声化は少なく，ピッチが高くなることがある.

小脳障害による構音障害の特徴としては，リズムや音と音のつながりが不規則になり，音と音がつながってしまったり（slurred speech），音と音が切れてしまい（断綴性言語 scanning speech），突然大きな声で話が始まる（爆発性 explosive）といったことがあげられる. 構音に関わる筋肉の運動分解のため，1つ1つの音を分けて発音するようになり，動作の振幅増大により，爆発性の発音で発語が始まると考えると理解しやすい. ピッチに関しても同様に不規則になり，抑揚がつきすぎてしまう.

＜rating：言語＞

0 正常：言語障害なし.

1 ごく軽度：抑揚，明瞭さ，声量に軽度の障害があるが，すべて容易に理解できる.

2 軽度：抑揚，明瞭さ，声量に障害があり，不明瞭な単語はあるが発語内容は理解できる.

3 中等度：すべてではないが，いくつかの言語内容に理解困難な部分がある.

4 重度：ほとんどの言語が理解困難，あるいは判然としない.

5 回内回外試験

腕を体の前にまっすぐ伸ばし，掌を下に向け，それから掌を上，下と交互にできるだけ速く10回行う. 変換運動を評価するものである. 左右の手を別々にテストする. 速度，振幅，すくみや中断，振幅の減衰を観察する. 一般的に利き手のほうが速く上手にできるため，結果の解釈に当たっては注意する必要がある.

PDでは動きの幅が小さく，速くなってしまう. 小脳に障害があるとリズムが乱れ，運動の大きさが不規則になる. 深部感覚障害やジストニアでも異常所見を呈する. 変換運動障害の特徴として，小脳障害のときは運動を早く行わせると悪化し，ゆっくりだと改善する. PDでは施行を重ねるとともに動きが小さくなり，ゆっくり行っても症状は改善しない.

他に肘を曲げた位置で行わせる方法もあり，小脳障害がある場合，肘を固定できず揺れてしまう.

＜rating：手の回内回外運動＞

0 正常：異常なし.

1 ごく軽度：

a）運動中に1，2回の中断あるいはすくみが生じ，規則的なリズムが乱れる.

b）わずかに速度が遅い.

c）10 回の運動の最後のほうで振幅が減衰する.

2　軽度:

a）運動中に 3〜5 回の中断がある.

b）軽度に速度が遅い.

c）10 回の運動の中ほどで振幅が減衰する.

3　中等度:

a）運動中に 5 回をこえる運動の中断がある, あるいは少なくとも 1 回以上のもう少し長い運動停止（すくみ）が認められる.

b）中等度に速度が遅い.

c）最初の回内回外運動のあと, 振幅が減衰する.

4　重度: 運動の遂行が, 動作の遅さ, 中断, 振幅の減衰のため不可能あるいは非常に難しい.

6 指タッピング運動

現在一般的に使用されている指タッピング運動は, 母指先端と示指先端をつけたり離したりする動きである. "できるだけ速く, できるだけ大きく"と指導し, タッピングの速度, 振幅, すくみ, 中断, 振幅の減衰を評価する. 前述の手の回内回外運動とともに変換運動障害を検出できるもので, 小脳障害のときは運動を速く行わせると悪化し, ゆっくりだと改善する. PD では施行を重ねるとともに動きが小さくなり, ゆっくり行っても症状は改善しない.

<rating: 指タッピング運動>

左右の手を別々にテストする. 人差指を親指にタップする動作をできるだけすばやく, 大きく 10 回行う.

0　異常なし.

1　ごく軽度:

a）タッピング運動の中断ないしためらいを 1, 2 回生じ, 規則的リズムが乱れる.

b）わずかに速度が遅い.

c）10 回のタップの最後のほうで振幅が減衰する.

2　軽度:

a）タッピング中に 3〜5 回の中断がある.

b）軽度に速度が遅い.

c）10 回のタップの中ほどで振幅が減衰する.

3　中等度:

a）タッピング中に 5 回をこえる中断, あるいは少なくとも 1 回以上のもう少し長い運動停止（すくみ）が認められる.

b）中等度に速度が遅い.

c）最初のタップの直後から振幅が減衰する.

4　重度: 運動の遂行が, スピードの遅さ, 中断, 振幅の減衰などのため, 不可能あるいは非常に難しい.

【指タッピング運動 "Fisher method"】

Fisher は, 指タッピング運動を現在とは違う解釈で使用していた[16]. この 1960 年の論文がおそらく指タッピング運動を診察に取り入れることを提唱した最初のもので, Fisher が考案し

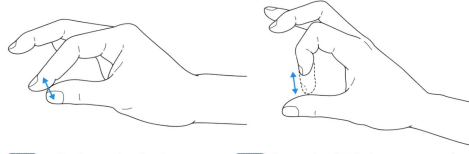

図 9a 通常の指タッピング運動　　図 9b 指タッピング運動（Fisher method）

た手技といわれている 図9．

　この Fisher による指タッピング運動（Fisher method）は，示指先端で母指の指節間関節（IP joint ; interphalangeal joint）を"できるだけ速く，できるだけ正確に"と指導し，振幅，速度，正確性の3つを評価する．

　Fisher は論文の冒頭で，それまでよく行われていた指鼻指試験や指合わせ試験などの診察法について触れている．それらの手技では重度の障害を見落とすことはないが，軽微な障害のみをもつ症例の場合，異常所見が有意なものかどうかの判定が難しい．たくさんの部位が動くため判定が困難になることや，単純な動きである場合には神経障害があってもできてしまったりするからである．

　この Fisher method の指タッピング運動は，観察すべき部位が少なくて済み，健常者のみが正常に遂行できるものであるとしている．Fisher による記載のポイントを下記に列挙する．

- 施行の際のコツ
  振り上げ幅は人差し指の可動域の 1/2〜3/4 程度が適切とされる．IP 関節にインクでマークすると精度が上がる．50 歳以下の健常者はおおよそ 3〜5 回/秒でタップすることができ，母指もあまり動かさずにできる．利き手側がわずかに俊敏である．
- 年齢の影響
  65 歳以上では中程度に速度が遅くなる傾向があるが，80 歳以上で非常に俊敏に保たれていることもまれではない．小児では測定障害がなくても動きは遅く不規則である．
- 検査特性
  神経障害の早期の時点でのスクリーニングに有用である．

　この試験が正常であれば，他の協調運動の身体診察手技でも異常は示さないであろう．この試験で異常がみられる際には，他の身体診察手技で異常所見がみられないか注意深く観察する必要がある．この動きは多くの小さな筋肉を使うため，感度が高いとされる．

　末梢の筋力低下がないとすれば，速度低下，可動域減少，不規則な振幅，測定障害，すくみ，単一動作を持続する能力の障害が指摘できる．それらの意義が解明できれば非常に有用な検査と考えられる．

　Fisher の考察をまとめると以下の3パターンに分類できる．
1) 錐体路障害：正確に打てるが，速度が遅くなる．
2) 小脳障害：速度は速いが，正確に打てなくなる．

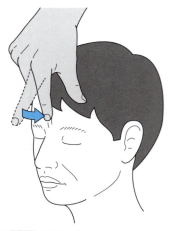

図10 眉間反射

3）錐体外路障害：正確に打てるが，速度は遅く，振幅は減衰していく．

【Myerson 徴候】

指やハンマーを用いて眉間部を叩打すると，両側眼輪筋が収縮し瞬目反射が生じる．これは眉間反射（glabellar reflex）とよばれている．正常では5〜10回叩打を続けているうちに消失するが，叩打を続けても瞬目反射が継続して出現する現象をMyerson徴候とよぶ 図10．

視覚的な刺激に対する瞬目を起こさないように，叩打の動きが視野に入らないよう工夫する．眉間の叩打以外に，母指と示指でこめかみの皮膚を後方に引っ張り，その指を対側の指もしくはハンマーで叩打する方法もある．

PDや他のパーキンソニズムでみられるが，健常乳幼児でもみられ，発達とともに前頭葉による抑制がかかり，成人ではみられなくなる．よって原始反射としての要素がある．眼輪筋反射や眉間反射の単純な亢進ではなく，前頭葉機能障害を反映していると推測されている[17]．

【Souques 脚徴候】

パーキンソニズムがある場合，連合運動がみられなくなる．座っている患者を急に後ろに押すと，正常では連合運動が生じ，両下肢は伸展するがパーキンソニズムがあるとみられなくなる[7, 24]．

C. 症候の種類と解釈 [18]

1 パーキンソニズムを説明する病態

PDでは，黒質緻密部のドパミンニューロンが変性・脱落する．線条体におけるドパミンの減少は，直接路の活動低下と間接路の亢進を誘発し，基底核からのGABA作動性出力が増加する 図11．その結果，様々な運動機能障害や認知機能障害，精神活動や睡眠の障害が誘発される．

a. 無動／運動緩慢

基底核からの抑制出力の亢進により運動系ループの活動が低下するために誘発される．無動／

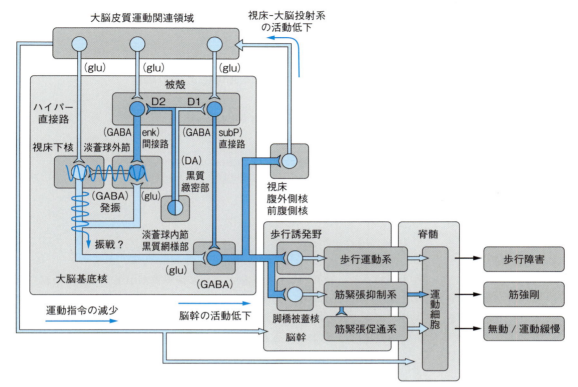

図 11 Parkinson 病における運動系ループ回路の活動（高草木薫. 日本生理学雑誌. 2003; 65: 113-29）[18]
PD では基底核からの出力が亢進し，視床-大脳皮質投射や脳幹の活動が抑制され，無動/動作緩慢を引き起こし，歩行障害や筋強剛が出現する．

運動緩慢は，各々運動準備と運動遂行に関連するサブループの異常により誘発される可能性がある．前頭前野ループや辺縁系ループの活動低下に伴う意思発動の減少や抑うつ傾向も無動症の一要因である．仮面様顔貌や小字症も無動を反映する症状と考えられている．PD ではすくみ足，小刻み歩行，歩行速度の減少，歩幅の減少が出現する．一方，床に横縞模様をつけると患者はスムーズに歩くことができる．これは矛盾運動（kinésie paradoxale）によるもので，その際には外側運動前野の血流が有意に増加する．すなわち，歩行障害には運動プログラミングの異常があり，特定の視覚入力が外側運動前野を賦活することにより歩行のプログラムが駆動されて歩きやすくなると推測される．またネコを用いた研究により，黒質網様部から歩行誘発領域への抑制出力の増加により，歩行開始の遅延，歩行速度の減少，歩幅の減少など PD と類似する歩行パターンが誘発された．したがって歩行障害は，大脳皮質 - 基底核ループと基底核 - 脳幹系の双方の異常により誘発されると考えられる．

b. 筋強剛

α 運動細胞の活動亢進や静的 γ 運動細胞の興奮性増加に伴う緊張性伸張反射の亢進により筋強剛が誘発される．α 運動細胞や γ 運動細胞の興奮性の異常は，筋緊張抑制系と促通系のアンバランスにより誘発される．筋緊張の抑制には抑制性 Ib 介在細胞が関与する[19]．PD では抑制性 Ib 介在細胞の活動が低下しており，これにより運動細胞の興奮性は増加し，筋緊張が亢進している

> **表1** 運動減少をきたす10の病態

1. 無動/運動緩慢（akinesia/bradykinesia）を主とする疾患
2. 失行（apraxia）
3. チック（blocking tics/holding tics）
4. カタプレキシー，drop attacks
5. カタトニア（catatonia），精神運動抑制，強迫性障害による動作緩慢
6. すくみ現象（freezing phenomenon）
7. ためらい歩行（hesitant gaits）
8. 甲状腺機能低下症による動作緩慢（hypothyroid slowness）
9. 筋強剛（rigidity）を主とする疾患
10. 筋硬直（stiff muscles）を主とする疾患

（Fahn S, et al. In: Principles and practice of movement disorders. Expert consult. 2 nd ed. Oxford: Saunders; 2011. p.18-24）[22]

可能性がある[20].

c. 姿勢保持障害

PDでは体幹筋の運動も障害され，特徴的な姿勢異常と姿勢保持障害が出現する．また立ち直り反射が強く障害される．転倒しやすくなり，突進現象が出現する．体幹筋の機能障害により寝返りも困難になる．姿勢保持の基本的な神経機構は脳幹に存在するため，運動系ループと基底核−脳幹系の異常が姿勢保持障害に関与すると考えられている．進行したPDでは脳幹網様体のニューロンも変性する[21].これが姿勢保持障害に直接関与している可能性もある．

② 「動作が遅い」状態をきたしうる病態

運動障害は運動過多（hyperkinesia）と，筋力低下や痙縮によらない運動減少（hypokinesia）とに分けられる．hypokinesiaは狭義には運動の振幅低下を意味するが，ここでは広く運動減少のことを指すことにする．一般的に運動減少は「動作が遅い，動作が鈍い」といった主訴で受診することが多い．運動減少が起こりうる病態の理解がまず必要である．

運動減少は10種類に分類できる[22] **表1**．各症候の特徴を知り，必要な神経診察を検討する．

a. 無動/運動緩慢（akinesia/bradykinesia）

akinesia，bradykinesiaはそれぞれ運動の消失（無動），運動緩慢を意味する．hypokinesiaは狭義には運動の振幅低下を意味するが，運動過多の対義語としてだけでなく，運動緩慢の一種として使用されることもある．これらはパーキンソニズムのうち最も重要な中核となる徴候である．徴候としては仮面様顔貌（masked face，hypomimia），瞬目の減少（正常では20回/分より多い），小声（hypophonia），韻律の障害（aprosody），自然な嚥下運動の減少による流涎がみられる．他に肩をすくめて脱力することが素早くできない，上肢の挙上やジェスチャーが遅くなる，書字をすると徐々に字が小さくなる（小字症；micrographia），手の開閉運動や指タッピング運動では速度が遅く，振幅も徐々に減少する．歯磨きやひげ剃り，化粧がうまくできなくなる．歩行時の腕振りが減少する．下肢においては足踏みや，つま先で床をタップする動きが遅くなる，振幅が徐々に減衰する，などが生じる．足で8の字を描く動きが遅くなる．歩行はゆっくりで歩幅が狭く，足の挙上が小さくなる．体幹の無動により，椅子やベッドからの立ち上がりが遅くなる．布団のなか（臥位）での体位変換が遅くなる．

運動緩慢は随意運動の速度低下や振幅低下，動作開始の速度低下だけでなく，無意識に行われ

る動作やしぐさの減少という意味も含んでいる.

運動の振幅低下や振幅の減衰は,指タッピング運動や足タッピング運動により観察することができる.これらの診察手技は運動のリズム形成異常を評価することもできる.

同時に2つの異なる動きを行う能力（dual task）も障害される[23].

視覚刺激などの感覚入力によって,無動／運動緩慢が一時的に軽快する現象がみられることがある.これは矛盾運動（kinésie paradoxale）とよばれ,報告者の名前を取って,Souques の矛盾運動[24]ともよばれる.PD のみならず,脳炎後パーキンソニズムのときにより顕著にみられ[25],動けない患者が突然自分の燃えている家に走りこみ,かなり重いものを運び出し,その後患者は動けなくなる,といったエピソードは有名である.

b. 失行

失行とは,筋力低下や痙直,筋強剛,無動,感覚脱失,認知機能障害では説明できない随意運動の障害を指すもので,大脳基底核障害ではなく大脳皮質の障害によって生じる.失行は3つに分類される.

- 観念失行（ideational apraxia）
- 観念運動失行（ideomotor apraxia）
- 肢節運動失行（limb-kinetic apraxia）

観念運動失行,肢節運動失行は大脳皮質基底核変性症や進行性核上性麻痺（progressive supranucler palsy: PSP）でみられる.

失行についての詳細は本書の別項（神経徴候1.物忘れ,31頁）を参照していただきたい.

c. blocking（holding）tics

blocking tics は意識が保たれているがまったく会話ができなくなる状態で,チック患者にしばしばみられる症状である.以下の2つの状況で出現する.

1）持続的に生じるチック（dystonic tics など）により随意運動が障害される場合
2）陰性チックにより随意運動が障害される場合

チックについての詳細は本書の別項（神経徴候11.勝手に手足が動く,180頁）を参照していただきたい.

d. カタプレキシー（cataplexy），drop attack

drop attack とは突然の転倒のことで,意識消失を伴うものと伴わないものがあり,姿勢保持筋の筋力低下や下肢筋の不随意な収縮により起こる.原因は多岐にわたり,神経疾患によるものでは下肢筋力低下やパーキンソニズムによるすくみ,一過性脳虚血発作,てんかん,ミオクローヌス（myoclonus）,びっくり（startle）反応,発作性不随意運動,水頭症などが原因になる.神経疾患以外では失神や心血管疾患が原因になるが,2/3 は原因が特定できない.

カタプレキシーは笑ったりしたときなど,突然の感情変化の刺激で誘発される症候で,筋トーヌスが消失し,何秒間か持続する.その間意識は保たれるが声を出すことができない.ナルコレプシーの症状の1つであり,他の症状としては睡眠麻痺,入眠期の幻覚,制御不能な突発性睡眠がある.

e. カタトニア（catatonia）

カタトニアとはカタレプシー（catalepsy：異常な肢位や精神状態の持続），ろう屈症（waxy flexibility：ある肢位をとらせると，その姿勢を取り続ける現象），拒絶症（negativism），無言症（mutism），奇妙なワンパターン動作を繰り返す（bizarre mannerisms）を特徴とする症候で，統合失調症，重症うつ，転換性障害，解離性障害で生じる．カタトニアでは数時間もの間同じ姿勢を取りつづけることもある．動くように指示してみてもきわめてゆっくりとしか動くことができなかったり，ときに動きを促すように介助が必要になる．しかし自分の皮膚を引っ掻くなどの自発的な動きは素早い．PD でもカタレプシーをきたすことがあるが，カタトニアはパーキンソニズムとは違い歯車様筋強剛やすくみ，姿勢保持障害は伴わない．

＜精神運動抑制＞

うつ状態は全身の動作緩慢を引き起こすことが多く，精神運動抑制とよばれる．カタトニアは，この精神運動抑制の最重症の状態と考えられている．うつ状態が動作緩慢をきたすことはよく知られているが，特に小児では気分の沈み込みや気分不快，拒食症，不眠症，身体化，涙ぐむ様子などの古典的徴候を示さないことも多く，パーキンソニズムによる運動緩慢との鑑別が難しい場合がある．筋強剛がないことと，姿勢保持障害がないことがポイントになる．カタトニアやうつ状態でも仮面様顔貌になり瞬目が減少する．Myerson 徴候や吸啜反射，手掌－オトガイ反射はみられない．小児で精神運動抑制や動作緩慢がみられた場合は若年性 PD や Wilson 病，Huntington 舞踏病の無動型が鑑別にあがる．

強迫性障害でも極度の動作緩慢をきたすことがある．目標に到達できないなど，多くの抑制的な障害がみられたり，1 つのことに固執するような動きが出現する．動作緩慢に加え，歯車様筋強剛や歩行時の腕振り減少，自然な動きの減少，仮面様顔貌，屈曲姿勢がみられることがある．そのような場合でも反復運動においては振幅や速度の減衰はみられず，振戦や小字症，すくみ，姿勢保持障害もみられない．fluorodopa-PET ではドパミンの取り込み低下はみられないが，眼窩前頭皮質，前頭皮質，運動前野，前頭葉内側皮質の代謝亢進はみられ，同部位の活動亢進が示唆されている [26]．

f. すくみ現象

すくみ現象とは，数秒間程度にわたり動作が停止し，その場で立ち止まってしまう現象である．パーキンソニズムでよくみられる症状で，パーキンソニズムの主要な 6 徴候 [22] のうちの 1 つである．すくみ現象については motor block, pure akinesia, gait ignition failure などとよばれることもある．パーキンソニズムの preclinical な症候としてみられることもある．

すくみ現象にはいくつかの種類があり，はっきりとした動作がみられないものや，作動筋と拮抗筋が同時に等尺性収縮することにより随意運動が止まってしまうものがある．この病態では，その場に張り付いたように抜け出せなくなる．

g. hesitant gait（ためらい歩行）

ためらい歩行はさまざまな疾患でみられる．注意深い歩行（cautious gait）は歩隔が広く歩幅は狭く，他のパーキンソニズムを伴わないもので，高齢者でみられることがあり，一見パーキンソニズムにみえる．

前頭葉障害による歩行障害では歩行開始時のためらいがあり，ゆっくりで，動作は小さく，ふるえるように踏み出し，PD に似ている．しかし他のパーキンソニズムはみられず，平衡感覚も

保たれている．このような歩行障害は前頭葉腫瘍や脳血管障害，水頭症などの前頭葉障害にて生じる．以前，前頭葉失調（frontal ataxia）や歩行失行（gait apraxia）などの用語も使用されていた．

他のためらい歩行は重度の平衡障害により生じる．これらの症状は前頭葉皮質や深部白質の病変（前頭葉性平衡障害），視床や中脳の病変（皮質下性平衡障害）で生じる．

歩行障害についての詳細は本書の別項（神経徴候 15．歩きにくい，273 頁）を参照していただきたい．

h. 甲状腺機能低下症による動作緩慢

甲状腺機能低下症では代謝機能低下，低体温，徐脈，粘液水腫，脱毛，嗄声，ミオトニアがみられるが，重症になると動作緩慢，筋力低下，無気力状態をきたす．ときにパーキンソニズムの運動減少と鑑別を要することがあるが，甲状腺機能低下症に特徴的な症候がみられること，筋強剛や姿勢保持障害がないことから判断できる．

i. 筋強剛を主とする疾患

筋強剛は受動的運動に対して筋トーヌスが上昇する現象のことである．全方向に一様に筋トーヌスが上昇し屈筋でも伸筋でもみられ，関節可動域全体でみられる．痙直のように折り畳みナイフ現象はみられず，腱反射も亢進しない．筋強剛は鉛管様と歯車様にわけられる．

PD では歯車様筋強剛がみられることが多く，鉛管様筋強剛は，線条体病変（低酸素脳症，血管性病変，悪性症候群），皮質-基底核路病変（基底核変性），中脳（除皮質硬直），延髄（除脳硬直），脊髄（テタヌス）でみられる．患者が関節の受動的運動に対してまったく脱力ができず，むしろ手技に対して抵抗し，筋トーヌスが上昇する場合，抵抗症（Gegenhalten）とよぶ．抵抗症は認知機能障害でよくみられる徴候で，強制的に動かそうとするほど，強く抵抗してくる．

受動的な動きに対する筋トーヌスの上昇は，随意運動の妨げになることがある．運動緩慢の機序が解明される以前は，筋強剛はパーキンソニズムにおける運動緩慢によるものと考えられていた．L-dopa 治療や脳深部刺激療法の発達により，筋強剛が改善されても運動緩慢が残存している症例がおり，運動緩慢と筋強剛は明確に区別されるようになった．悪性症候群のときなど，他動的にわずかに動かせる程度に筋強剛がきわめて強い場合，患者はほとんど動けなくなる．

進行性核上性麻痺でみられる頸部伸展はジストニアによるものと考えられており，頸部は動かせなくなり，四肢に比べ，体幹筋の筋強剛が強い．

筋強剛を 1 症状とする悪性症候群は，ドパミン受容体拮抗薬に対する特異的副反応であり，抗精神病薬の使用が原因となるが，L-dopa の急な断薬によっても生じる．臨床的特徴としては，筋強剛とジストニアが急激に出現し，発熱，呼吸困難，発汗過多などの自律神経症状や，混乱や昏睡などの意識障害を伴い，血清クレアチニンキナーゼは上昇することが多い．

j. 筋硬直を主とする疾患

筋硬直（stiff muscles）は筋疾患や筋強剛，痙直を伴わない，持続的な筋放電と定義され，stiff-muscle 症候群は 4 つに分類される[27]．すなわち，1）ニューロミオトニア（筋線維活動の持続），2）筋強剛を伴う脳脊髄炎，3）stiff-limb 症候群，4）stiff-person 症候群である．2），3），4）は同一疾患のバリエーションといわれている．ニューロミオトニアは筋硬直，ミオキミア，線維束性収縮を特徴とする症候群である．臨床的には持続する筋放電のために筋肉の硬直と

筋けいれんをきたすもので，Isaacs 症候群が代表的である[28]．

　筋強剛を伴う脳脊髄炎は著明な筋強剛と筋の易刺激性を特徴とし，筋を叩くと筋収縮がみられ，ミオクローヌスを伴う状態である[29]．当初は脊髄介在ニューロン炎（spinal interneuronitis）とよばれていたが，現在では stiff-person 症候群の重症型とされ，ステロイド治療に反応する疾患として認識されている．

　stiff-person 症候群は体性筋の持続的な等尺性収縮を主症状とし，chronic tetanus 様になり，ジストニア肢位とは異なる．stiff-person 症候群による筋収縮は強制的でかつ疼痛を伴い，体幹筋や頸部筋に生じることが多い．四肢の近位筋に及ぶことも多いが遠位筋に及ぶことはまれである．stiff-person 症候群は自己免疫疾患であり，GABA 生成酵素である GAD に対する抗体，インスリンに対する抗体が検出されている[30]．筋強剛とミオクローヌスを伴う脳脊髄炎は，脊髄間質ニューロン，介在ニューロンの炎症であり，stiff-person 症候群の急性型である．幼児期に発症する stiff-baby 症候群は驚愕反応を特徴とし，頻回に起こる筋放電により持続的な筋収縮を起こす．

D. 鑑別診断の進めかたおよび補助的検査

　一般的にパーキンソニズムとは静止時振戦，無動 / 運動緩慢，筋強剛，屈曲姿勢，すくみ，姿勢保持障害の 6 つの症状のことを指す[22]．このうち 2 つ以上示すものが一般的にパーキンソニズムと診断され，特に静止時振戦と無動 / 運動緩慢が診断に重要になる．

＜パーキンソニズムの診断基準＞[22]

1. 静止時振戦
2. 無動 / 運動緩慢
3. 筋強剛
4. 姿勢保持障害
5. 屈曲姿勢
6. すくみ
   - Definite：2 個以上の特徴があり，1 もしくは 2 を含むもの
   - Probable：1 もしくは 2 のみ示すもの
   - Possible：3 から 6 のうち 2 つ以上を示すもの

　パーキンソニズムを呈する疾患は数多くあるので[4]　表2，一次性，二次性，パーキンソニズムプラス症候群，遺伝性神経変性疾患の 4 つの疾患カテゴリーに分ける．

　運動障害疾患専門医療機関において最も多いのがパーキンソニズムで（31.86%），そのうち PD が最多である（20.29%）[4]．

　パーキンソニズムプラス症候群はパーキンソニズム以外の徴候を併せもつものを指し，Parkinson 症候群ともよばれている．進行性核上性麻痺では核上性眼球運動障害を伴う．多系統萎縮症（MSA-P）では自律神経症状と錐体路徴候を伴う．大脳皮質基底核変性症では運動失調と皮質性ミオクローヌス，他人の手徴候を伴う．認知症を伴うパーキンソニズムは，認知症を伴う Parkinson 病（PDD）だけでなく，Lewy 小体型認知症や Alzheimer 型認知症でもみられる．parkinsonism-dementia-ALS complex of Guam は認知症と運動ニューロン疾患を併せもつ．

　近年では神経変性疾患の病理学的な分類もなされている．すなわち，①アミロイド蛋白異常

226　神経症候 12　動作が遅い

表2 パーキンソニズムを呈する疾患

1. 一次性（特発性）パーキンソニズム

孤発性 Parkinson 病（PD）
若年性パーキンソニズム（juvenile parkinsonism）

2. パーキンソニズムプラス症候群（parkinsonism-plus syndrome）

進行性核上性麻痺（progressive supranuclear palsy：PSP）
多系統萎縮症（multiple system atrophy：MSA-C, MSA-P）
グアム筋萎縮性側索硬化症 -Parkinson 病 / 認知症複合（Lytico-Bodig, parkinsonism-dementia-ALS complex of Guam）
大脳皮質基底核変性症（corticobasal degeneration）
進行性淡蒼球萎縮症（progressive pallidal atrophy, primary pallidal degeneration）
パーキンソニズム - 認知症複合（parkinsonism-dementia complex）
淡蒼球錐体路症候群（pallidopyramidal disease, PARK15）

3. 遺伝性神経変性疾患によるパーキンソニズム（heredodegenerative parkinsonism）

遺伝性若年性ジストニア - パーキンソニズム（hereditary juvenile dystonia-parkinsonism）
常染色体優性 Lewy 小体病（autosomal dominant Lewy body disease）
Huntington 舞踏病（Huntington disease）
Wilson 病（Wilson disease）
遺伝性セルロプラスミン欠損症（hereditary ceruloplasmin deficiency）
鉄沈着を伴う神経変性疾患（neurodegeneration with brain iron accumulation）
　　無セルロプラスミン血症（aceruloplasminemia）
　　神経フェリチノパチー（neuroferritinopathy）
　　パントテン酸キナーゼ関連神経変性疾患（pantothenate kinase associated neurodegeneration）（PKAN）
　　PLA2G6 関連神経変性疾患（PLA2G6 associated neurodegeneration：PLAN）
　　脂肪酸ヒドロキシラーゼ関連神経変性疾患（fatty acid hydroxylase associated neurodegeneration：FAHN）
　　ATP13A2 mutation（Kufor-Rakeb disease）and lysosomal disorders
　　Woodhouse-Sakati syndrome（WSS）
脊髄小脳失調症（spinocerebellar ataxia；SCA）type 2・3・6・12・21
前頭側頭型認知症（frontotemporal dementia）
Perry 症候群（progressive autosomal dominant parkinsonism with central hypoventilation, depression, apathy, and weight loss：Perry syndrome）
Gerstmann-Sträusler-Scheinker 病（Gerstmann-Sträusler-Scheinker disease）
家族性進行性皮質下グリオーシス（familial progressive subcortical gliosis：FPSG）
X 連鎖ジストニア - パーキンソニズム症候群（X-linked dystonia-parkinsonism, Lubag）
家族性特発性基底核石灰化症（familial basal ganglia calcification）（bilateral striopallidodentate calcinosis；Fahr's disease）
線条体壊死を伴う mitochondrial cytopathies（mitochondrial cytopathies with striatal necrosis）
若年性ニューロンセロイド脂褐素沈着症（juvenile neuronal ceroid lipofuscinosis）
ニューロン核内封入体を伴う若年性パーキンソニズム（juvenile parkinsonism with neuronal intranuclear inclusions）
末梢神経障害を伴う家族性パーキンソニズム（familial parkinsonism with peripheral neuropathy）
Parkinson 錐体路症候群（parkinsonian-pyramidal syndrome）
神経有棘赤血球症（neuroacanthocytosis）
遺伝性ヘモクロマトーシス（hereditary hemochromatosis）
脆弱 X 随伴振戦 / 失調症候群（fragile X-associated tremor/ataxia syndrome：FXTAS）
構音障害と歩行障害を伴う常染色体優性線条体変性症（autosomal dominant striatal degeneration with dysarthria and gait disorder）（5q13-5q14）
POLG1 変異を伴う進行性外眼筋麻痺とパーキンソニズム（progressive external ophthalmoplegia and parkinsonism associated with POLG1 mutation）
パーキンソニズムとジストニアと POLG1 変異を伴う SANDO（sensory ataxic neuropathy dysarthria and ophthalmoparesis：SANDO with parkinsonism and dystonia with POLG1 mutation）
筋強剛と抗グリシン受容体抗体を伴う進行性脳症（progressive encephalopathy with rigidity with glycine receptor antibodies）
その他の家族性 Parkinson 病（PARK1-14 など）

表2 つづき

4. 二次性（後天性，症候性）parkinsonism

感染性:
  脳炎後
  後天性免疫不全症候群（acquired immune deficiency syndrome：AIDS）
  亜急性硬化性全脳炎
  プリオン病（Creutzfeldt-Jakob 病）
  傍腫瘍症候群（抗 VGKC 抗体関連）

薬剤性:
  ドパミン受容体遮断薬（抗精神病薬，制吐薬など）
  レセルピン
  テトラベナジン
  α- メチルドパ
  リチウム
  フルナリジン
  シナリジン
  エクスタシー（MDMA）
  シクロスポリン

中毒性:
  1-methyl-4-phenyl-1, 2, 3, 6-tetrahydropyridine（MPTP）
  CO
  Mn
  Hg
  CS_2
  cyanide
  methanol
  ethanol
  リン酸エステル

血管障害:
  多発性ラクナ梗塞
  進行性皮質下血管性脳症（Binswanger 病）
  Sjögren 症候群

外傷性:
  ボクサー脳症（pugilistic encephalopathy）

その他:
  副甲状腺疾患
  甲状腺機能低下症
  肝脳変性症
  両側淡蒼球病変を伴うアルコール誘発性昏睡と呼吸性アシドーシス
  脳幹星細胞腫
  正常圧水頭症（normal pressure hydrocephalus：NPH）
  非交通性水頭症
  中脳空洞症（syringomesencephalia）
  Hemiparkinsonism-hemiatrophy 症候群（HPHA 症候群）
  蜂刺傷
  末梢神経障害による振戦と parkinsonism
  心因性

（Fahn S. et al. In: Principles and practice of movement disorders. Expert consult. 2nd ed. Oxford: Saunders; 2011. p.18-24）[22]

（Alzheimer 型認知症），②ユビキチン－プロテアソーム障害（PD，parkin PD），③シヌクレイノパチー（PD，多系統萎縮症），④タウオパチー（パーキンソニズムを伴う前頭側頭型認知症，進行性核上性麻痺，大脳皮質基底核変性症），⑤トリプレットリピート病（Huntington 舞踏病，

脊髄小脳変性症），⑥プリオン病（Creutzfeldt-Jakob 病）である[31]．

　PD 以外の疾患を示唆する神経症候の特徴としては，振戦がないこと，早期にすくみ足などの歩行障害がみられること，早期に姿勢保持障害が目立つこと，錐体路徴候がみられることがあげられる．

1 PD の鑑別診断と「嗅覚障害」の評価

a. 病態とその特徴

　1975 年に PD の嗅覚障害がはじめて指摘され，1988 年には Doty らにより，PD の 75％に嗅覚検知閾値の上昇を，90％に識別覚障害を認めることが報告された[32]．さらに，嗅覚障害は PD 診断時にすでに両側性に認められ，その程度は運動症状の重症度，罹病期間，治療内容と関連性がない点から，PD 診断以前にほぼ完成している点も指摘されている．そのため，PD の診断の精度の向上にも有用と考えられている．既報告では，嗅覚障害は運動症状発現の 2〜7 年前に始まる可能性が示され[33, 34]，prodromal phase の非運動症状の 1 つとして注目されている．さらに，その phase からみられる非運動症状の一部，すなわち高度の嗅覚低下[35] をはじめ，REM 睡眠行動異常症[36] や，うつ・apathy[37] の存在が，進行期の認知機能低下と関連する可能性も注目されている．

b. 病巣部位

　嗅覚に関する情報は嗅上皮で受容され，嗅球，前嗅核から梨状皮質，眼窩前頭皮質，扁桃体へ伝わり，広範な中枢の嗅覚伝導路，嗅覚関連脳領域で処理される．この嗅覚伝導路に属する部位は，PD 剖検脳の α-シヌクレイン病理の好発部位でもある[38]．PD の剖検からも嗅球では Lewy 小体を認めるのみならず，神経構築の変化や細胞脱落もみられることが報告されている[39]．また，扁桃体においても早期から高度の病理変化が出現することが注目されている[40]．特に扁桃体の皮質内側核群において神経変性が強く，この部位は一次嗅覚野に含まれ，嗅覚や情動・記憶に関わる重要な機能を担っている．

c. 検査法

　臨床的に注意すべき点は，PD の 7 割では嗅覚低下を自覚していないため[41]，問診だけでは見逃してしまう可能性が高いことである．したがって，嗅覚検査を施行することが重要になる．世界的には University of Pennsylvania Smell Identification Test（UPSIT）が広く使用されており，またドイツの Sniffin-Sticks も知られる．嗅覚検査，ことに識別覚では文化的背景を考慮する必要がある．臭いスティック（odor stick identification test for Japanese: OSIT-J）は本邦で考案され，日本人の生活習慣になじみのある匂い物質を用いた検査法である．Iijima らは，OSIT-J にて本邦の PD 患者の嗅覚障害を適切に評価可能であることを示している[42]．12 種類の嗅素のマイクロカプセルを口紅型のスティックタイプにした，簡便な識別覚検査である．full score は 12 点になるが，健常者における年齢ごとのカットオフ値のデータも準備されている．

d. 治療

　PD では早期から嗅覚の低下が起こるが，治療薬の効果の検討が今後の課題である[43-45]．嗅覚障害の程度が，L-dopa 治療による運動機能の on 時と off 時に関連しなかったことから，嗅

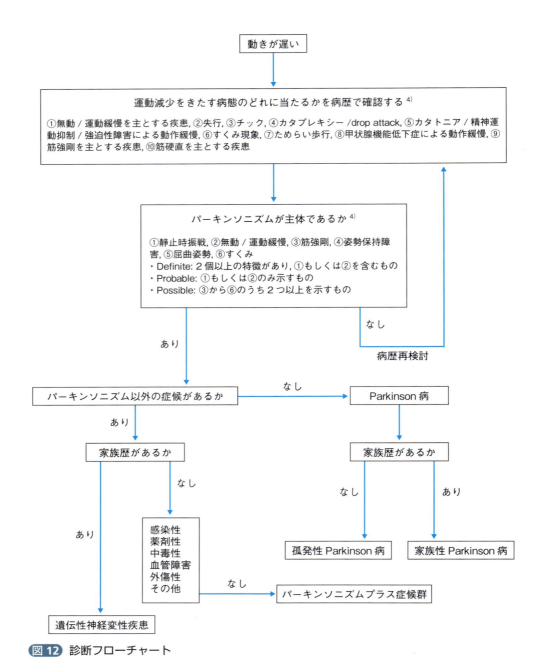

図 12 診断フローチャート

覚障害はドパミン不応性の症状であることが確認されている[44].

E. 確定診断までの行程 図12

1 鑑別に有用な病歴，神経所見 [46]

病歴聴取で得られる症状の中には検査特性が検討されている項目がある 表3a，表3b．PDの

表3a 病歴で得られた所見の検査特性

病歴で得られた所見	陽性尤度比（LR＋）	陰性尤度比（LR－）
小刻み歩行	3.3-15	0.32-0.50
イスからの立ち上がりが困難	1.9-5.2	0.39-0.58
寝返りが困難	4.1-43	0.41-0.76
表情が乏しくなる	1.4-3.2	0.35-0.84
足が動かない	2.1-6.7	0.39-0.79
ボタンがはめにくい	2.0-4.4	0.19-0.60
瓶が開けにくい	3.4-11	0.14-0.48
平衡感覚障害	1.6-6.6	0.29-0.35
振戦	1.4-11	0.24-0.60
初発症状が振戦	0.90-2.0	0.34-1.1
筋強剛	1.3-4.3	0.54-0.97
筋強剛＋無動/運動緩慢	2.9-7.1	0.03-0.45
小字症	1.8-9.4	0.17-0.71

表3b 身体診察で得られた所見の検査特性

身体診察で得られた所見	陽性尤度比（LR＋）	陰性尤度比（LR－）
振戦	1.0-2.3	0.27-0.84
筋強剛	1.8-4.4	0.19-1.76
筋強剛＋無動/運動緩慢	2.9-7.1	0.03-0.45
筋強剛＋無動/運動緩慢＋振戦	1.2-4.2	0.34-0.75
Myerson 徴候	1.5-7.4	0.03-0.47
小声	2.4-5.6	0.13-0.49
非対称性の錐体外路症状	0.98-3.2	0.41-0.91
L-ドパ反応性あり	0.87-1.6	0.31-1.3
継ぎ足歩行が困難	1.9-4.5	0.15-0.70

診断に関する陽性尤度比（positive likelihood ratio：LR＋）のなかで，特に有用なものは「寝返りが難しい」，「歩行が小刻みになる」，「小字症」，「椅子からの立ち上がりが困難」，「平衡感覚障害」，「瓶が開けにくい」で，これらがある場合は PD の可能性が高まり，ない場合は可能性が低くなる．病歴で振戦があることが PD の可能性を高くする程度については文献によって変動が大きい（LR＋：1.3-11）．病歴で振戦がみられないことは PD の可能性を低くする（陰性尤度比 LR－：0.24-0.60）．診察でみられた振戦の単独での LR＋はわずかであった（LR＋：1.5）．一方，診察で振戦がみられなかった場合，PD の可能性が低くなる（LR－：0.47）．病歴で筋強剛がある場合は PD の可能性が高まる（LR＋：1.3-4.5）．病歴で筋強剛がない場合の LR は幅広く有用性はやや劣る（LR－：0.12-0.73）．

神経学的診察で検出される徴候の中で **表3a**，**表3b**，筋強剛は有用な所見である（LR＋：2.8，LR－：0.38）．筋強剛と無動/運動緩慢の両方がみられる場合は PD である可能性は高まり（LR＋：4.5），両方ともみられなければ PD はかなり考えにくくなる（LR－：0.12）．Myerson 徴候は有用であるとされていたが（LR＋：4.5，LR－：0.13）[46]，最近の検討では有用性は疑問視されている（LR＋：1.5，LR－：0.4）[17]．声の変化がある場合 PD の可能性は高くなり（LR＋：2.6-3.7），声の変化がみられない場合は PD の可能性が低くなる（LR－：0.25-0.73）．

PD と多系統萎縮症との鑑別に各所見がどれだけ有用かを検討されたものもある[47]．筋強剛が病初期から目立つ場合，PD の可能性が低くなり（LR＋：0.53），多系統萎縮症の存在がより

考えやすくなる．また，認知症の存在は多系統萎縮症よりも PD でみられやすい（LR＋：3.2）．
錐体外路症状以外の中枢神経症状および自律神経症状のいずれかが初期からみられる場合は PD
の可能性が低くなり（LR＋：0.03-0.31），多系統萎縮症の可能性を高める．無動／運動緩慢や
抑うつ症状は両疾患の鑑別に役立たない（LR＋の 95％信頼区間に 1.0 が含まれる）．

■文献

1) Lawton MP. Supportive services in the context of the housing environment. Gerontologist. 1969; 9: 15-9.
2) 佐藤綾子. 非言語的パフォーマンス. In: 佐藤綾子，編. 医師のためのパフォーマンス学入門. 東京: 日経 BP 社; 2011. p.18-28.
3) Aerts MB, Abdo WF, Bloem BR. The "bicycle sign" for atypical parkinsonism. Lancet. 2011; 377: 125-6.
4) Goetz CG, Tilley BC, Shaftman SR, et al. Movement disorder society-sponsored revision of the unified Parkinson's disease rating scale (MDS-UPDRS): Scale presentation and clinimetric testing results. Mov Disord. 2008; 23: 2129-70.
5) 日本神経学会用語委員会. 神経学用語集. 改訂第 3 版. 東京: 文光堂; 2008.
6) 水澤英洋. 筋トーヌス. In: 水澤英洋，宇川義一，編. 神経診察: 実際とその意義. 東京: 中外医学社; 2011. p.34-6.
7) Orient JM. The Neurologic examination. In: Orient JM. editor. Sapira's art and science of bedside diagnosis. 4th ed. Philadelphia: Lippincott Williams & Wilkins; 2009. p.526-619.
8) Lance JW, Schwab RS, Peterson EA. Action tremor and the cogwheel phenomenon in Parkinson's disease. Brain. 1963; 86: 95-110.
9) Brown DD. The Basal ganglia and their relation to disorders of movement. London: Oxford University Press; 1962. p.75.
10) Broussolle E, Krack P, Thobois S. Contribution of Jules Froment to the study of Parkinsonian rigidity. Mov Disord. 2007; 22: 909-14.
11) Piper H. In: Piper H. editor. Elektrophysiologie menschlicher muskeln. Berlin Heidelberg: Springer-Verlag; 1912.
12) Brown P. Muscle sounds in Parkinson's disease. Lancet. 1997; 349: 533-5.
13) Brown P. New clinical sign for orthostatic tremor. Lancet. 1995; 29; 346: 306-7.
14) Nagumo K, Hirayama K. Axial (neck and trunk) rigidity in Parkinson's disease, striatonigral degeneration and progressive supranuclear palsy. Rinsho Shinkeigaku. 1996; 36: 1129-35.
15) Tanigawa A, Komiyama A, Hasegawa O. Truncal muscle tonus in progressive supranuclear palsy. J Neurol Neurosurg Psychiatry. 1998; 64: 190-6.
16) Fisher CM. A simple test of coordination in the fingers. Neurology. 1960; 10: 745-6.
17) Brodsky H, Dat Vuong K, Thomas M, et al. Glabellar and palmomental reflexes. in Parkinsonian disorders. Neurology. 2004; 28; 63: 1096-8.
18) 高草木薫. 大脳基底核の機能: パーキンソン病との関連において. 日本生理学雑誌. 2003; 65: 113-29.
19) Takakusaki K, Kohyama J, Matsuyama K, et al. Medullary reticulospinal tract. Mediation of generalized motor inhibition in cats: Parallel inhibitory mechanisms acting on motoneurons and on interneuronal transmission in reflex pathways. Neurosci. 2001; 103: 511-27.
20) Delwaide PJ, Pepin JL, Maertens de Noordhout A. Short latency autogenic inhibition in patient with parkinsonian rigidity. Ann Neurol. 1991; 30: 83-9.
21) 水谷俊雄. 病理形態. Clinical Neurosci. 1994; 12: 1002-5.
22) Fahn S. Jankovic J. Hallett M. Clinical overview and phenomenology of movement disorders. In: Fahn S. et al. editors. Principles and practice of movement disorders. Expert consult. 2nd ed. Oxford: Saunders; 2011. p.18-24.
23) Schweb RS, Chafetz ME, Walker S. Control of two simultaneous voluntary motor acts in normals and in parkinsonism. AMA Arch Neurol Psychiatry. 1954; 72: 591-8.
24) Campbell WW. The Extrapyramidal level. In: Campbell WW. editor. DeJong's the neurologic examination. 7th ed. Philadelphia; Lippincott Williams & Wilkins. 2012. p.399-409.
25) Sacks O. Awakenings. Harper Perennial; 1990.

26) Sawle GV, Hymas NF, Lees AJ, et al. Obsessional slowness. Functional studies with positron emission tomography. Brain. 1991; 114: 2191-202.

27) Thompson PD, Marsden CD, Fahn S. Stiff people. Movement disorders 3. Oxford: Butterworth-Heinemann; 1994. p.373-405.

28) Isaacs H. A syndrome of continuous muscle-fibre activity. J Neurol Neurosurg Psychiatry. 1961; 24: 319-25.

29) Whiteley AM, Swash M, Urich H. Progressive encephalomyelitis with rigidity. Brain. 1976; 99: 27-42.

30) Solimena M, Folli F, Denis-Donini S, et al. Autoantibodies to glutamic acid decarboxylase in a patient with stiff-man syndrome, epilepsy, and type I diabetes mellitus. N Engl J Med. 1988; 318: 1012-20.

31) Jankovic J. Parkinson's disease and movement disorders: moving forward. Lancet Neurol. 2008; 7: 9-11.

32) Doty RL, Deems DA, Stellar S. Olfactory dysfunction in parkinsonism: a general deficit unrelated to neurologic signs, disease stage, or disease duration. Neurology. 1988; 38: 1237-44.

33) Ponsen MM, Stoffers D, Booij J, et al. Idiopathic hyposmia as a preclinical sign of Parkinson's disease. Ann Neurol. 2004; 56: 173-81.

34) Marras C, Goldman S, Smith A, et al. Smell identification ability in twin pairs discordant for Parkinson's disease. Mov Disord. 2005; 20: 687-93.

35) Baba T, Kikuchi A, Hirayama K, et al. Severe olfactory dysfunction is a prodromal symptom of dementia associated with Parkinson's disease: a 3 year longitudinal study. Brain. 2012; 135 (Pt1): 161-9.

36) Postuma RB, Bertrand JA, Montplaisir J, et al. Rapid eye movement sleep behavior disorder and risk of dementia in Parkinson's disease: a prospective study. Mov Disord. 2012; 27: 720-6.

37) Aarsland D, Kurz MW. The epidemiology of dementia associated with Parkinson's disease. Brain Pathol. 2010; 20: 633-9.

38) Hubbard PS, Esiri MM, Reading M, et al. Alpha-synuclein pathology in the olfactory pathways of dementia patients. J Anat. 2007; 211: 117-24.

39) Hoogland PV, van den Berg R, Huisman E. Misrouted olfactory fibres and ectopic olfactory glomeruli in normal humans and in Parkinson and Alzheimer patients. Neuropathol Appl Neurobiol. 2003; 29: 303-11.

40) Harding AJ, Stimson E, Henderson JM, et al. Clinical correlates of selective pathology in the amygdala of patients with Parkinson's disease. Brain. 2002; 125 (Pt11): 2431-45.

41) Kawasaki I, Baba T, Takeda A. Loss of awareness of hyposmia is associated with. mild cognitive impairment in Parkinson's disease. Parkinsonism Relat Disord. 2016; 22: 74-9.

42) Iijima M, Kobayakawa T, Saito S, et al. Smell identification in Japanese Parkinson's disease patients: using the odor stick identification test for Japanese subjects. Intern Med. 2008; 47: 1887-92.

43) Ward CD, Hess WA, Calne DB. Olfactory impairment in Parkinson's disease. Neurology. 1983; 33: 943-6.

44) Quinn NP, Rossor MN, Marsden CD. Olfactory threshold in Parkinson's disease. J Neurol Neurosurg Psychiatry. 1987; 50: 88-9.

45) Haehner A, Boesveldt S, Berendse HW, et al. Prevalence of smell loss in Parkinson's disease--a multicenter study. Parkinsonism Relat Disord. 2009; 15: 490-4.

46) Rao G, Fisch L, Srinivasan S. Does this patient have Parkinson disease? JAMA. 2003; 289: 347-53.

47) Wenning GK, Ben-Shlomo Y, Hughes A, et al. What clinical features are most useful to distinguish definite multiple system atrophy from Parkinson's disease? J Neurol Neurosurg Psychiatry. 2000; 68: 434-40.

〈三宅晃史　高橋一司〉

神経症候 **13** # しびれる，痛む

SUMMARY

● しびれが突発性に生じ，複数の神経領域に広がる場合には脳血管障害の可能性を考慮し早急に対処を行うことが望ましい．

● しびれの性状，いつから生じているのか，どこに感じるのか，拡大しているのか，増悪因子はあるのか，運動障害など随伴する症状はあるのかなど，様々な情報を聞き出す．

● 詳細な病歴聴取を行うことで，ある程度，鑑別疾患を絞りこみ，また病巣部位を想定することで，神経所見をとる際にどの部位に注意を払うべきか判断する根拠となる．

● 温痛覚障害，深部感覚障害などが存在するか，皮膚分節を思い浮かべながら，左右差，遠位と近位での差，感覚障害の境界領域の位置に着目して診察を進める．

● 大脳，脳幹，脊髄，神経根，末梢神経それぞれの障害部位によって，生じる感覚障害の分布に一定のパターンが存在する．診察で確認された感覚障害の分布と照合し類似するパターンを探し，病巣がどこに存在するのか局在診断を行う．

● 局在診断に従い MRI，CT などによる画像検査，あるいは筋電図などの神経生理を行い，疾患の鑑別を進める．

● 神経因性疼痛，しびれの原因として，脊柱管狭窄症，椎間板ヘルニア以外の認知度が低い疾患も多く，体の部位別に重要な鑑別疾患を覚えておく必要がある．

● 脳血管障害，脊髄梗塞，馬尾症候群など緊急での対応が必要となる疾患については，つねにその可能性を念頭におく．

A. 症状のとらえかたと病歴の取りかたのポイント

　しびれや神経疼痛を訴える患者をみる場合，まずは詳細な経過，疾患背景を聴取することから始まり，ある程度鑑別疾患を思い浮かべながら感覚系の診察を行う．そして，観察された感覚障害の分布から，神経の障害部位，およびその部位を障害しうる神経疾患を考える．

　さらに，血液検査，MRI や CT などの画像評価，髄液検査，筋電図などを必要に応じて行い，疾患を絞り込んで診断する．ここでは，感覚障害の部位による病巣診断とそれらをきたす疾患について解説を行う．

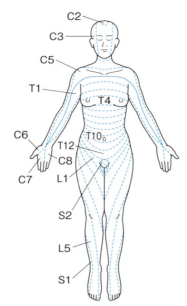

図1 脊髄の髄節支配による皮膚支配

B. 神経学的診察の方法―感覚障害の診察と分布の記載

　感覚は，その受容体の部位や発生する機序によって，表在感覚，深部感覚，複合感覚の3つに大別される．各感覚の診察方法の詳細については別の章に解説があるのでそちらに譲る．皮膚・粘膜の感覚のなかで，触覚，温度覚，痛覚をあわせ表在感覚とよぶ．また，関節や骨膜，筋肉に感覚の受容体が存在すると考えられる感覚を深部感覚とよぶ．具体的には，振動覚，位置覚が含まれる．振動覚は，骨膜に存在するPacini小体により感知される振動に関する感覚で，位置覚は関節包に存在するPacini小体，筋肉に存在する筋紡錘，関節周囲の皮膚などの関与により感知される，主として関節の位置に関する感覚である．複合感覚は表在感覚や深部感覚の複数の感覚が中枢神経において統合されて生じる感覚で，2点識別覚，皮膚書字覚，立体認知，2点同時刺激識別覚などが含まれる．

　触覚，温度覚・痛覚，振動覚，位置覚が体の部位のどこに生じているのか，皮膚分節を記載した全身の図の上に記載を行い，分布を確認する 図1 ．

C. 症候の種類と解釈―感覚障害の分布からみた病巣の局在診断

　四肢体幹の感覚神経の経路としては，受容体から末梢神経を経て脊髄に入り，その後は主に，温痛覚と非識別性触覚の伝導路である脊髄視床路と，位置覚や振動覚などの深部感覚と識別性触覚の伝導路である後索－内側毛帯に分かれて上行し，最終的に大脳皮質に至る．感覚の障害はこの経路のいずれかの部位の障害で起こる（神経の走行については成書を参照）．大脳，脳幹，脊髄，神経根，末梢神経それぞれの障害によって生じる感覚障害の分布には一定のパターンが存在することから，診察で確認された感覚障害の分布と照合して類似するパターンを確認し，病巣がどこに存在するのか局在診断を行う．

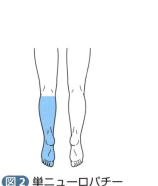
図2 単ニューロパチー

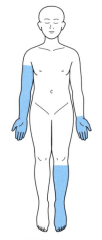
図3 多発性単ニューロパチー

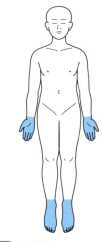
図4 多発性ニューロパチー

1 末梢神経障害による感覚障害

　末梢神経障害による感覚障害の場合，末梢神経の皮膚支配領域に限局した，あるいはその組み合わせに相当する障害部位の分布を示す．単一の末梢神経が障害される単ニューロパチー（mononeuropathy，図2），非対称性に複数の末梢神経が障害される多発性単ニューロパチー（multiple mononeuropathy，図3），両側対称性で四肢遠位に障害が強い glove and stocking type とよばれる分布を示す多発ニューロパチー（polyneuropathy，図4）などに大別される．

　いずれの場合も，末梢神経における障害部位が脊髄後根により近いほど，感覚障害を生じる領域は脊髄レベルに対応する皮膚分節全体に近い形になる．ただし，皮膚の神経支配には一部重複する領域があり，感覚障害の分布域が1つの末梢神経の支配領域よりも狭くなることがある．感覚障害に運動障害を合併する場合には，下位運動ニューロンの障害に伴い筋萎縮や腱反射低下が観察される可能性がある．

2 脊髄後根障害

　脊髄後根の障害では，感覚障害を示す領域は皮膚分節に一致する分布を示す．理論上，すべての感覚の種類の神経線維が障害を受けるため，全感覚の低下あるいは喪失がみられる．なお，神経根が障害される場合は，咳嗽，腹圧などによって神経根痛を生じさせる．

3 脊髄障害

　脊髄障害による感覚障害は，障害された皮膚分節のレベルから入力する神経線維の障害（髄節症候）と，障害された皮膚分節のレベルよりも下位のレベルから上行してくる神経線維の障害〔索路症候（長経路症候）〕に分けられる．解剖学的知識として，温痛覚・非識別性触覚を伝える線維は脊髄後根から髄内に入ったあと，中心灰白質を通って対側の脊髄視床路を上行するのに対し，深部感覚・識別性触覚を伝える線維は，後根から髄内に入ったあと対側に交叉することなく，同側の後索を上行することが重要である．

　これにより，脊髄があるレベルの左右いずれか半側で障害を受ける場合は，障害レベルに一致

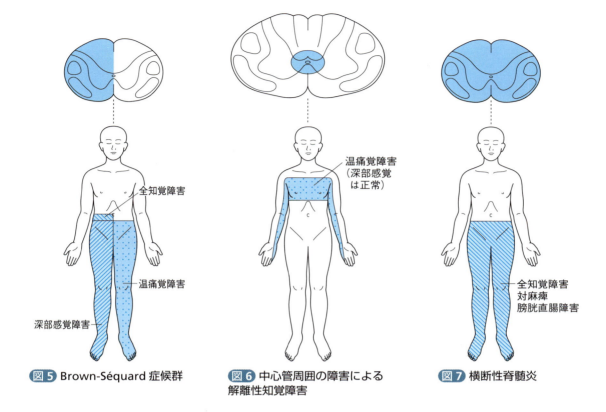

図5 Brown-Séquard 症候群

図6 中心管周囲の障害による解離性知覚障害

図7 横断性脊髄炎

する全感覚の障害を認め，さらに障害レベルより下位で，障害と同側の深部感覚障害と，対側の温痛覚障害を認める．一方，触覚は保たれる．運動障害は障害側と同側に認め，Brown-Séquard 症候群 図5 とよばれる．

　脊髄中心部の中心灰白質のみが障害を受けた場合は，左右後根から中心部に伸びる温痛覚線維が障害を受けるため，障害レベルでは左右両側性に温痛覚障害を認める．一方，触覚や振動覚などの深部感覚は保たれる．この状態を解離性感覚障害とよぶ．例えば，頸髄や上部胸髄で中心灰白質が障害を受けると，両上肢，上部胸部に温痛覚障害を左右両側性に認め，いわゆる宙吊り型とよばれる分布の感覚障害 図6 を生じる．

　脊髄前方（前索）の脊髄視床路が障害を受けた場合は，障害レベル以下の対側の温痛覚障害を認める．

　脊髄後方（後索）が障害を受ければ，障害レベル以下の同側の深部感覚，識別性触覚が障害を受ける．

　脊髄が横断面全体で損傷される場合は横断性脊髄障害とよび，障害レベルより尾側に全感覚の障害を両側対称性に認め，運動麻痺および膀胱直腸障害 図7 も合併する．

　脊髄視床路は，上位頸髄では仙髄からの神経線維が最も外側を通り，内側に向かって順に腰髄・胸髄・下位頸髄からの神経線維が通る．また，後索については，正中側から外側（後角・後根側）に向かって仙髄・腰髄・胸髄・頸髄からの神経線維の順で配列する．このように各皮膚分節に由来する感覚神経線維は層状に配列しており lamination とよぶ 図8 ．

　この lamination を背景として，脊髄視床路が髄外病変によって外側から圧迫された場合は，

神経症候 13　しびれる，痛む　237

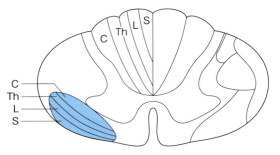

図8 Laminationの形成
C：頸髄，Th：胸髄，L：腰髄，S：仙髄

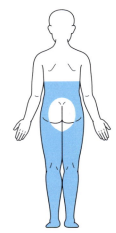

図9 胸髄の髄内腫瘍でみられる sacral sparing

最初に下肢の温痛覚障害が起こり，その後，感覚障害が体幹に沿って上行する．逆に髄内腫瘍により脊髄視床路が中心から障害を受ける場合，肛門周囲の感覚のみが保持される sacral sparing 図9 が生じる．このように，脊髄障害による感覚障害においては，病巣の進展方向に従って感覚障害の四肢体幹での分布が口側または吻側に進行することがある．

脊髄円錐は S3～S5 からなるが，この部位の障害では肛門周囲の感覚障害，いわゆるサドル状感覚消失と膀胱直腸障害を呈する．一方，脊髄円錐の障害では運動障害や腱反射低下の合併は認めない．これは，下肢の筋は S2 以下の支配はほぼ受けないことで説明される．

4 脳幹の障害による感覚障害

脳幹部の病変に伴う感覚障害の分布を考えるうえで，橋に存在し顔面の感覚をつかさどる三叉神経核およびその遠心性線維の走行が重要となる[1]．

温痛覚をつかさどる神経線維は三叉神経脊髄路となって，橋から頸髄にいったん下行する 図10．この際に，鼻周囲よりも耳周囲の神経線維のほうがより下位（尾側）まで下行することから，上位頸髄の障害では前額・頬・下顎の温痛覚が障害を受け，鼻周囲の温痛覚が保持された，いわゆる同心円状の障害分布 onion-skin pattern を示すことがある．

一方，顔面の触覚を伝える神経線維は，橋中部の三叉神経主知覚核を経て，交叉性上行性線維と非交叉性上行線維に分かれて上行する．前者は反対側の内側毛帯に加わり，後者は同側の中脳中心灰白質の近くを上行する．いずれも下行することはない．そのため，橋中部より下方のレベルの障害では，顔面の温痛覚障害のみ起こり，触覚は保持される．なお，三叉神経の診察の際，下顎角の感覚は三叉神経支配でなく，頸神経支配であることに注意する 図11．

三叉神経核から三叉神経脊髄路，三叉神経視床路など，様々な方向に神経線維が伸長する一方，異なる感覚を伝える神経線維がお互いに近くを走行する部位がある．そのため，延髄外側症候群で観察されるように，脳幹の同じような部位の障害であっても微妙な位置の相違により，顔面の感覚障害が片側性あるいは両側性いずれにもなりうるし，各種感覚の障害が複雑に組み合わさる可能性がある[2] 図12．

よって脳幹部の障害による感覚障害分布の基本的な考え方として，橋上部よりも上位（吻側）

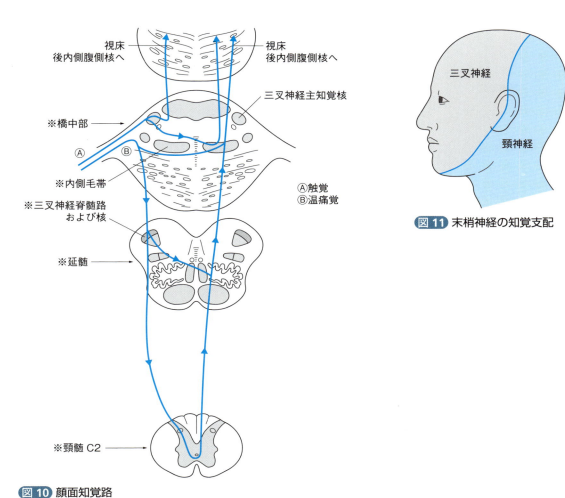

図10 顔面知覚路
※顔面からの知覚の経路

図11 末梢神経の知覚支配

の場合には，病変と対側に顔面・四肢体幹の感覚障害が生じ，橋下部よりも下位（尾側）の場合には，病変と同側に顔面の感覚障害を，病変と対側に四肢体幹の感覚障害が生じるが，顔面については複雑な感覚障害の分布を示すことがあり注意が必要である．

5 視床の障害による感覚障害

視床は全感覚の求心性線維の経路となっており，その障害により反対側のすべての感覚が障害される．視床の部分的な障害により起こる有名な症候群として，手口症候群（cheiro-oral syndrome）がある．これは視床のなかで顔面からの知覚の入力を受ける内側後腹側核と，手からの知覚の入力を受ける外側後腹側核が接している部分の障害により，口唇周囲と反対側の手に限局した感覚障害を呈するものである[1] 図13．なお，同様の症状は，橋被蓋や中脳の障害によっても出現しうること，および橋被蓋の障害では口唇周囲の障害が片側だけでなく両側，すなわち口唇全周に出現しうることに注意が必要である．

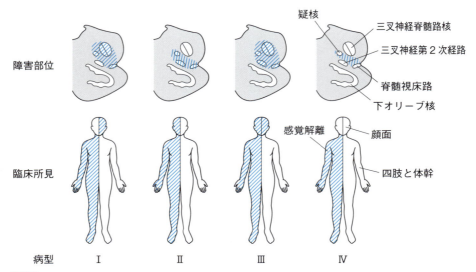

図12 延髄外側症候群でみられる感覚障害のパターン
（早川俊明．名古屋医学．1958; 76: 381-403）[2]

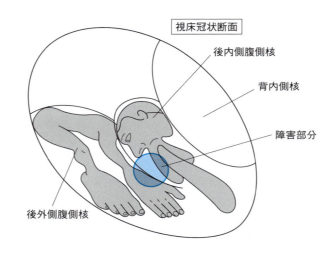

図13 視床冠状断面
（後藤文男，他．知覚系．臨床のための神経機能解剖学．東京：中外医学社；1992）[1]

6 大脳の障害による感覚障害

　病変と対側の半身の感覚障害を呈する．特に頭頂葉皮質の障害により，反対側の複合感覚の障害が誘導される．

D. 鑑別診断—感覚障害の分布パターン別から

ここまでに述べたように，末梢神経，脊髄，脳幹，大脳の障害によって起こりうる感覚障害のパターンと，実際の患者を診察して得られた感覚障害のパターンを比較し，神経系のどの部位が障害されているのか推測する．次に，各部位を障害しうる疾患について鑑別を進めていく．ここでは，各部位別にみた代表的疾患の特徴について解説を行う．

1 末梢神経障害の原因

単ニューロパチーは1つの末梢神経が障害される状態をいう．この原因としては，外傷や圧迫などによる物理的要因が多い．正中神経，尺骨神経，橈骨神経，坐骨神経，腓腹神経などはそれぞれ圧迫されやすい部位が存在し，特定の姿勢保持や圧迫の後で，末梢神経の分布に一致した感覚障害が出現しやすい．

多発性単ニューロパチーは，複数の末梢神経が非対称性に複数障害された状態を示す．この原因としては，好酸球性多発血管炎性肉芽腫症など，血管炎によるものが多い．

多発ニューロパチーは，左右対称性に両下肢あるいは両上下肢の遠位優位に末梢神経が障害された状態を示す．この原因としては，糖尿病・甲状腺機能障害・尿毒症・肝機能障害・ビタミン欠乏などに代表される代謝性障害，自己免疫疾患，ウイルス感染後，アルコール・薬剤性，Crow-Fukase（クロウ・深瀬）症候群（POEMS症候群）や monoclonal gammopathy of undetermined significance（MGUS）など血液疾患に伴うもの，傍腫瘍症候群など非常に多岐にわたる．

2 脊髄後根の障害の原因

椎間板ヘルニアや変形性脊椎症などの整形外科的疾患のほか，慢性炎症性脱髄性多発神経炎，腫瘍性疾患などがあげられる．

3 脊髄障害の原因

前方（前索）障害の原因としては，前脊髄動脈症候群に伴う脊髄梗塞や硬膜動静脈瘻などの血管障害，椎間板ヘルニアなどの脊椎疾患，脊髄腫瘍，後縦靭帯骨化症などがあげられる．前脊髄動脈症候群では脊髄の前2/3の梗塞を生じ 図14 ，突発する両側性の温痛覚障害をきたす．硬膜動静脈瘻では，脊髄のうっ血から灌流障害をきたし，脊髄の広範な障害によりさまざまな症状を呈するが，MRIでの評価において，静脈系の異常を見逃すことのないよう注意が必要である．

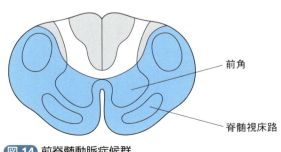

図14 前脊髄動脈症候群

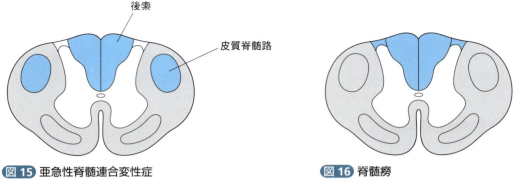

図15 亜急性脊髄連合変性症　　　　図16 脊髄癆

　後方（後索）障害の原因として有名なものに亜急性脊髄連合変性症 図15，脊髄癆 図16 などがあげられる．

　中心灰白質障害の原因としては，脊髄空洞症，視神経脊髄炎などの自己免疫性疾患，腫瘍性疾患などがあげられる．

　半側障害の原因としては，脊髄腫瘍，脊椎疾患，外傷などがあげられる．

　横断性障害の原因としては，SLE など自己免疫疾患を背景とする横断性脊髄炎，視神経脊髄炎，外傷に伴う脊髄損傷，腫瘍性疾患，放射線脊髄炎などが原因となりうる．

4 脳幹障害の原因

　日常診療上では，脳血管障害が圧倒的に多いが，血管炎など自己免疫疾患，多発性硬化症，代謝性疾患，脳腫瘍，薬剤性脳症など原因となりうる疾患は非常に多岐にわたる．

　突然発症のしびれ，感覚障害については，つねに脳血管障害を念頭におく必要がある．

　脳血管障害というと動脈系の血栓塞栓症に着目しがちであるが，硬膜動静脈瘻や静脈洞血栓症など静脈系の灌流障害の有無についても注意を払う必要がある．

　脳血管障害以外では，まず合併症の有無，内服薬の有無について確認を行う．また，頭部 MR で脳室周囲の楕円形の白質病変が確認でき，反復する症状の増悪・改善や，視力低下の合併などが確認されれば多発性硬化症を疑う．

E. しびれの鑑別診断および補助的検査

　外来にはしびれを訴える患者が大勢受診する．しかしながら，しびれの訴えの内容は患者によって様々であり，正座したときの足のしびれや，ちくちくするような痛みに近い感覚，痛みはないがじりじりとする感覚など，表現は多岐にわたる．この多様なしびれの原因を特定するためには，しびれの性状に加えて，しびれがいつから生じているのか，どこに感じるのか，拡大しているのか，増悪因子はあるのか，運動障害など随伴する症状はあるのかなど様々な情報を患者から聞き出す必要がある．詳細な病歴聴取を行うことで，神経所見をとる際に特にどの部位に注意を払うべきなのか判断する根拠となる．

1 しびれの時間経過

　しびれがある時間から突然生じたのか，徐々に顕在化してきたのか確認を行う．突然しびれが

生じたケースや，発症時間が明確なケースであれば，脳血管障害によるしびれや，脊椎などによる物理的な圧迫が突然加わった場合などを疑う．起床時からしびれがある場合は，発症時間が明確でないが，脳血管障害によるしびれ，あるいは睡眠中の圧迫によるしびれの両者の可能性を考える．

数日，あるいは数週から数カ月の経過で顕在化，拡大する場合には，代謝性，自己免疫性，飲酒や内服薬など薬剤性の背景を考慮することになる．

2 しびれの分布

体のどの領域にしびれが存在するのか確認を行う．基本的には顔面・上肢・下肢・体幹に分けて問診を行い，さらに左右片側か両側かを確認する．

顔面であれば，額，頬，下顎の3つに大別して，三叉神経の分枝のいずれの領域にしびれが生じているのか，両側性なのか確認を行う．なお下顎角の部分は三叉神経支配域ではないことに注意する．

上下肢のしびれの場合，指先の全体あるいは橈側・尺側のいずれか，手掌・足底全体，肘あるいは膝より遠位，一肢全体など，末梢神経の分布を意識しながら，しびれの範囲を確認する．体幹部にしびれがある場合には，感覚が正常な領域との境界がどこに存在するのか確認を行う．明確な境界が存在する場合は，そのレベルでの脊髄病変を強く疑う．

時間経過とともにしびれの分布が変わる場合には，どこからしびれが生じ，どこに拡大したのか確認を行う．例えば，下肢から始まり上行するのであれば，Guillain-Barré症候群や脊髄の外側からの圧迫などによる障害を疑う．逆にしびれが体幹の上方（吻側）から下方（尾側）に向かって進展する場合は，髄内の中心部から外側に向かって病変が拡大している可能性を示す．四肢末端から始まり，中枢（体幹）側に拡大する場合は，手袋靴下型（glove and stocking type）の多発ニューロパチーなどを考える．

3 しびれと合併する症状

めまい，頭痛，失語，嚥下障害，構音障害，ふらつき，膀胱直腸障害の合併がないかを確認する．これらの症状がしびれなどの感覚障害と同時に出現した場合は，末梢神経の障害ですべての症状を説明することが困難となるため，中枢神経系の障害を想定し慎重な対応が望まれる．運動障害を合併する場合はどの部位に筋力低下があるのか，感覚障害と同様に分布を確認し，その原因となっている病巣の位置を推測する．運動障害の部位と感覚障害の部位が四肢のいずれか一肢，さらに末梢に限局している場合は末梢神経障害の可能性も考えられるが，異常反射，腱反射亢進など上位運動ニューロンの障害を示唆する所見が認められれば，ラクナ梗塞など中枢神経系の病巣を考えなくてはならない．

頸部，腰部の屈曲・伸展など運動や特定の姿勢によってしびれが悪化する場合には，脊椎疾患などによる神経根の圧迫が疑われる．手関節の掌屈によって手掌にしびれが生じる場合には，正中神経の手根管での圧迫を疑う．

4 既往症・薬品曝露の確認

喫煙歴があり糖尿病，高血圧を合併している症例では脳血管障害の発症リスクが高いことから，しびれを訴える場合に脳梗塞，脳出血も念頭において診察を進める．この際，脳血管障害の急性期には血圧が上昇しやすいことも参考になる．糖尿病やアルコール摂取は，四肢末端に優位

な末梢神経障害の原因として一般的である．胃の手術歴，腸の吸収障害を引き起こすような疾患の既往がある場合には，ビタミン欠乏による末梢神経障害も念頭に置く．自己免疫疾患の合併があれば，血管炎に伴う中枢神経および末梢神経の病巣を生じ感覚障害をきたす可能性がある．腫瘍性疾患の既往がある場合は，化学療法に用いた抗がん薬の影響で感覚障害をきたす可能性，放射性脊髄炎による感覚障害などを考慮する．職業に関連する点では有機溶剤，金属への曝露がないか確認を行う．

以上のように，感覚神経に関する診察を行い確認された感覚障害の分布から病巣の局在診断を行い，考えうる疾患の中で，しびれの性状，時間経過，増悪因子，随伴症状，既往歴，曝露歴などの情報と照合し，最も合致する疾患・原因を考える．そのうえで，必要に応じて MRI，CT，筋電図，髄液検査，抗体などの血液検査などを行い，疾患の特定を進めていく

F. 疼痛の鑑別診断および補助的検査

しびれとならび，疼痛を訴えて外来受診する患者は多い．筋骨格系の炎症に伴う疼痛や，内臓疾患に伴う疼痛などいろいろな原因が考えうるが，ここでは，神経に起因する痛みに焦点をあてる．神経痛は，神経の走行・分布に一致して出現し，持続的というよりは間欠的に痛みが出現することが多い．このほか，触覚と痛覚は求心性感覚神経と脊髄後角ニューロンで別の経路を経由することから，軽い触覚刺激で痛覚が誘発されることは通常ないが，神経系の異常によって，触角刺激により痛みが誘発されることがある．これを異痛症（アロディニア）とよぶ．異痛症は片頭痛，帯状疱疹後や外科手術による末梢神経障害など，様々な神経障害に伴って出現しうる．体の各部位で痛みが生じた場合，どのような神経因性の痛み，疾患が考えうるか解説を進める．

1 頸部痛

頸部痛のなかでも鑑別の際に覚えておくべき疾患として，頸椎椎間板ヘルニア，変形性頸椎症などのほかに，椎骨動脈解離，頸椎硬膜外血腫，椎体炎・椎間板炎，石灰沈着性頸長筋腱炎，Crowned dens syndrome などがあげられる．

椎骨動脈解離では，突然の頸部痛とともに，めまい，ふらつき，悪心，吃逆，顔面のしびれ，構音障害，嚥下障害，場合によっては片麻痺，意識障害など様々な症状が出現しうる．椎骨動脈解離を疑った場合，頭部 MRI，MRA で確認を行うことが望ましいが，動脈解離に伴う延髄梗塞は拡散強調画像であってもノイズとの区別が難しいことがある．この場合は，診察から病巣の部位をある程度想定し，予測された部位に異常信号が疑われれば有意な変化と考える．延髄外側症候群は Wallenberg 症候群として比較的認知されているが，交感神経障害に伴う眼瞼下垂・縮瞳や，延髄障害に伴う吃逆などの症状は，目立たないか，あるいは患者自身が申告しないことも多く，慎重に確認すべきである．そのためにも，突発性の頸部痛を訴える患者では，椎骨動脈解離と Wallenberg 症候群の所見を念頭においた問診，診察が必要になる．

このほか，突然の頸部痛に神経根痛，対麻痺，顔面を含まない片麻痺を認めた場合は，頸椎硬膜外血腫を疑う．頸椎 MRI が望ましいが，CT の場合には頸部脊柱管内に三日月状の高輝度領域（血腫）が存在しないか慎重に確認を行う．

神経学的異常所見を伴わないケースで頸部痛，咽頭痛，咽頭後壁の腫脹を伴う場合，咽後膿瘍や石灰沈着性頸長筋腱炎を考え，膿瘍や C2 椎体前面の石灰化の有無を CT でチェックする．

2 胸痛

　胸痛ではいうまでもなく，心筋梗塞，狭心症，大動脈解離，肺血栓塞栓症，気胸，縦隔炎など重要疾患をまず念頭におき，心電図，胸部 X 線・CT，血液検査などを行うが，ここでは神経因性の疼痛として，肋間神経痛について述べる．

　肋間神経痛の原因は様々であるが，何らかの原因に起因する続発性のことが多く，原因が明らかでない特発性はまれである．

　肋間神経が障害を受ける帯状疱疹後神経痛，肋骨骨折などの外傷による損傷，腫瘍や胸椎圧迫骨折など胸髄神経根の圧迫性病変などが主な原因疾患である．肋骨腫瘍，肺がん，縦隔腫瘍による炎症波及あるいは直接浸潤により肋間神経が障害を受けた場合や，開胸術の後遺症としても疼痛を生じる可能性がある．

　帯状疱疹痛は片側性に皮膚分節，あるいは肋間神経の走行に一致して痛みを感じる．水疱を伴う発疹が皮膚分節に沿って多数生じ，刺すような痛み，ぴりぴりとする痛み，焼けるような痛みなどと表現される疼痛を合併する．時間経過とともに間欠的な痛みに変わり，痛覚過敏や触刺激を痛みと感じる異痛症（アロディニア）を認める．亜急性に出現した胸部の痛みの原因として，帯状疱疹の可能性も念頭におき，皮膚発赤の確認を行う．発赤が完全に消失してから受診するケースもあり，胸壁の皮膚分節に一致した痛覚過敏，異痛症を認める場合には，皮疹の既往を確認することが重要である．

　肋骨の腫瘍や骨折，胸椎圧迫骨折による肋間神経痛であれば，背部の自発痛，あるいは叩打痛を認めうる．骨粗鬆症による骨折のほか，悪性腫瘍の脊椎転移なども原因となりうることから，MRI あるいは CT による鑑別が評価に有用である．

3 背部痛

　大動脈解離，腎盂腎炎や腎梗塞など腎疾患，膵炎や膵がんなどの膵臓疾患，十二指腸潰瘍，腸腰筋膿瘍などの筋肉の問題など様々な疾患が考えうるが，脊椎疾患による神経根や脊髄の圧迫，前脊髄動脈閉塞による脊髄梗塞でも背部痛が生じる．

　脊椎疾患に伴い神経根が圧迫されると，腰背部の鈍痛が持続し，仰臥位で安静にしても疼痛は改善しない．頸部の屈曲，咳嗽やくしゃみなどにより痛みが増強する．脊髄の圧迫の進行に伴い，下肢の筋力低下，膀胱直腸障害も合併する．脊髄梗塞の場合は，強い腰背部痛とともに急速に出現する対麻痺，温痛覚障害，膀胱直腸障害が特徴である．これら脊髄の圧迫，虚血による症状に対しては速やかに除圧，あるいは血流再開を目的とした治療を行うが，神経機能予後は不良であることが多い．

4 腹痛

a. 脊髄癆

　内臓痛や四肢体幹の電撃痛を生じる疾患として注意が必要なのが脊髄癆である．脊髄癆は神経梅毒の一型であり，一般的には感染後 10〜20 年を経て発症するとされるが，HIV 感染に合併したケースでは急速に病期が進行することがある．脊髄癆の特徴は，脊髄後索の萎縮であり，脊髄性の運動失調，関節位置覚の消失が観察される．診察上は Romberg 徴候が陽性になり，日常生活でも洗面時など閉眼時にふらつきが強くなるため支障をきたす．このほか，Argyll Robertson 瞳孔，腱反射低下を伴う四肢のしびれ，膀胱直腸障害，視神経萎縮，大脳白質病変

に伴う高次機能障害など多様な症状を認めうる.

b. 急性間欠性ポルフィリン症

　腹痛とともに精神神経症状をきたす疾患として重要なのが，急性間欠性ポルフィリン症である．常染色体優性遺伝の形式をとる急性間欠性ポルフィリン症は，porphobilinogen deaminase（PBGD）の先天的活性低下によりヘム合成が障害され，ヘム合成中間体が異常蓄積を起こすことで各種症状を呈する．思春期以降に発症するが，発症は文字通り急性のことが多い.

　急性間欠性ポルフィリン症の臨床症状の3徴は，腹部症状，神経症状，精神症状である．具体的な腹部症状として，腹痛，嘔吐，便秘があげられる.

　神経症状は末梢神経系の運動障害が主体であり，四肢の筋肉痛，近位筋に始まる筋力低下を認める．このほか，高血圧，頻脈，発熱などの自律神経症状を合併するが，他のポルフィリン症に観察される光線過敏症は認めない.

　上記の臨床症状に加えて，発作時に観察される赤褐色から赤紫色のポルフィリン尿，尿中δアミノレブリン酸の増加，尿中ポルホビリノゲンの増加とから診断される.

c. 腹部てんかん

　てんかん発作の症状あるいは前兆として，心窩部・臍周囲の発作性の痛みや悪心など消化器疾患に類似した症状を認めることがある．他の消化器疾患の存在が否定され，中枢神経障害に起因する症状を合併すること，脳波で特に側頭葉を中心とした異常波が確認されること，抗てんかん薬の投与により改善することなどから診断されるが，まれな病態である.

5 腰痛

a. 脊椎疾患

　腰痛の原因としては，腎盂腎炎，尿管結石，筋疾患，骨盤内感染症，腫瘍性疾患などが考えうるが，下肢の神経痛，しびれを伴う場合には，腰椎疾患を念頭に置く．腰椎椎間板ヘルニア，腰部脊柱管狭窄症，腰椎すべり症などの腰椎変性疾患では，腰痛，殿部痛，下肢痛，しびれなどを呈する．いずれも一般的には脊椎の加齢性変化が原因となった慢性疼痛である．腰部脊柱管狭窄症による症状としては立位や歩行で悪化し，座位や前屈位での安静で改善する，間欠性跛行が特徴的である．一方，椎間孔狭窄に伴う神経痛では安静時でも疼痛を認め，特に症状側を下にした側臥位で痛みが増悪する.

b. 上殿皮神経障害

　上殿皮神経（T11～L4後根神経皮枝由来）が腸骨稜上縁の胸腰筋膜貫通部にて絞扼され，支配領域である腸骨稜から上殿部にかけての疼痛を起こす[3]．体動によって誘発あるいは悪化する傾向があり，歩行で上殿皮神経障害による腰痛が起こる場合は，脊柱管狭窄症による間欠性跛行と類似した症状を呈する.

c. 第4腰神経根障害

　第4腰神経根が圧迫などにより障害を受けた場合，膝関節の内側に疼痛が生じることがある．そのため，変形性膝関節症の治療で改善しない膝疼痛において隠れた原因となっている可能性が

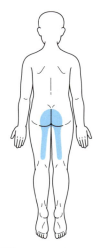

図17 馬尾症候群
膀胱直腸障害，アキレス腱反射消失，足の筋力低下

ある．痛みの範囲が皮膚分節に沿うため変形性膝関節症よりも広くなることや，大腿神経伸展テストで陽性率が高いことなどが，診察上の鑑別のポイントとなる．

d. 馬尾症候群

馬尾が腰部脊柱管狭窄，椎間板ヘルニア，腫瘍や膿瘍などによる圧迫が原因で，強い下部腰痛，下肢疼痛，下垂足などの運動障害，サドル状感覚消失とよばれる会陰部の知覚障害，膀胱直腸障害を生じ，緊急手術が必要となる状況を馬尾症候群という 図17．馬尾は L2 以下の神経根が腰部脊柱管内で合流して形成されるため，馬尾症候群では第2腰神経よりも上位のレベルの症候は伴わない．神経所見では下肢の深部腱反射，特にアキレス腱反射は低下するか消失し，Babinski 反射は陰性となる．経過は原因により慢性進行性，あるいは急性発症のいずれも考えうる．

e. 梨状筋症候群

梨状筋による坐骨神経の絞扼性障害により，殿部，下肢背側などにしびれ，疼痛を認める疾患である[4]．長時間の座位姿勢や，前屈姿勢などで症状が悪化し，逆に歩行により改善する．また，梨状筋の走行に一致した部分に硬結，圧痛点を認める．神経症状が腰椎椎間板ヘルニアと類似するが，腰椎 MR で脊柱管に異常を認めない場合には，梨状筋症候群の可能性を疑う．

6 四肢の疼痛

a. 慢性炎症性脱髄性多発神経炎

末梢神経の脱髄を背景として，2カ月以上の慢性進行性あるいは再発性の経過をたどりながら，左右対称性に四肢の近位筋・遠位筋が同程度の筋力低下を示す．また，感覚障害，異常感覚を示し，手足のしびれや痛みの原因となる．一方，遠位優位・非対称・純粋運動型などの非典型的なケースも存在する．脳神経，自律神経も障害されることがある．神経所見上，深部腱反射は低下か消失する．末梢神経伝導検査における脱髄の所見が最も重要であるが，MRI での神経

根・馬尾の肥厚あるいは造影所見や，脳脊髄液検査での蛋白細胞解離（蛋白増加を認め，細胞数は 10/mm³ 未満）の所見も診断に有用である．治療として，ステロイド療法，免疫グロブリン静注療法などが行われる．

b. ANCA 関連血管炎

抗好中球細胞質抗体（anti-neutrophil cytoplasmic antibody：ANCA）が陽性の症例で，末梢神経を栄養する小動脈の壊死性血管炎により，虚血性の単ニューロパチーが生じる．病勢の悪化，進行に伴い，単ニューロパチーが四肢の複数領域に及ぶと多発性単ニューロパチーの分布を示す．末梢の痛みに近いしびれや，異常知覚が特徴的とされる．感覚障害に加え，運動麻痺も合併するほか，全身の臓器障害を呈する．

c. Sjögren 症候群

深部感覚障害による感覚性運動失調を特徴としたニューロパチーなどが観察される．四肢末梢の異常感覚で発症し，近位側に拡大する多発ニューロパチーの病態を呈することが多い．有痛性ニューロパチーを生じることも知られ，この場合，四肢末梢の痛みを伴う異常感覚を認める．なお，抗 SSA 抗体，抗 SSB 抗体が陰性の場合で，Sjögren 症候群に類似した症状を呈する場合，IgG4 関連疾患の可能性を疑う．

d. 糖尿病

糖尿病は非常に多様な末梢神経障害を呈することが知られるが，最も典型的なのは，両下肢遠位部のしびれから始まる，四肢対称性の多発ニューロパチーである．神経所見上，アキレス腱反射の低下，下肢振動覚低下が特徴的である．慢性炎症性脱髄性多発神経炎，手根管症候群などは，糖尿病患者で発症しやすいことが知られている．よって，糖尿病患者が対称性の感覚障害を呈した場合，糖尿病性ニューロパチー以外の疾患も常に念頭におく必要がある．

e. サルコイドーシスにみられるニューロパチー

サルコイドーシスは，非乾酪性肉芽腫を生じる疾患の 1 つであり，神経サルコイドーシスでは末梢神経障害のほか，髄膜炎，硬膜病変，両側性末梢性顔面神経麻痺などの多発脳神経麻痺，脳脊髄実質病変，視床下部・下垂体機能異常，視神経障害など多様な病状を呈する．末梢神経障害は基本的に多発性単ニューロパチーの様式とされるが，感覚運動性多発ニューロパチーに類似する例も多く，症状の左右差がないか慎重に診察する．小径線維ニューロパチーの原因の 1 つでもあり，疼痛，異常感覚を生じうる．

f. 手根管症候群

第 1～3 指と環指橈側の感覚障害が観察される 図18 ．神経所見としては，感覚障害の典型的な分布以外に Phalen 徴候，Tinel 徴候などが重要である．また，手根管症候群のしびれは，夜間から起床時に増悪すること，手を使う動作で悪化することも特徴である．アミロイドーシスや糖尿病に合併しやすいことが知られる．

g. アミロイドーシス

全身性アミロイドーシスは，アミロイド沈着により全身の組織が進行性に障害される疾患であ

神経症候 13　しびれる，痛む

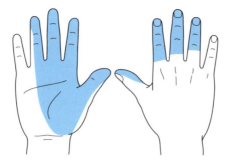

図18 手根管症候群における感覚障害の分布

る．病型の1つである家族性アミロイドーシスによる末梢神経障害は，左右対称性・遠位優位の多発ニューロパチーの分布を呈する．しびれや温痛覚障害を深部感覚異常よりも早期に認めることが特徴である．手根管へのアミロイド沈着による手根管症候群を合併する頻度も高い．また，糖尿病，Parkinson病，多系統萎縮症とならび，自律神経障害を合併する神経疾患の1つとしても重要であり，起立性低血圧，下痢や便秘などの胃腸障害，発汗障害，膀胱障害などを合併する．アミロイドーシスはまれな疾患ではあるが，上記神経障害に加え，心機能低下，腎機能低下，貧血などの症状を合併する場合には，アミロイドーシスが強く疑われる．

h. 多発筋炎

神経そのものの問題ではないが，神経内科で診察する疾患の中で疼痛が問題となる疾患の1つである．多発筋炎は，上肢または下肢の近位筋優位の筋力低下をきたす疾患であり，筋肉の自発痛あるいは把握痛を認める．血液検査では筋原性酵素（クレアチンキナーゼまたはアルドラーゼ）の上昇を認め，筋炎特異的自己抗体も検出される．最近では，抗 Jo-1 抗体以外にも新たな抗体が臨床で用いられるようになった．筋炎症状に乏しく急速進行性間質性肺炎を合併するケースでは抗 MDA5 抗体が，成人で悪性腫瘍合併率が高いものでは抗 TIF1-γ 抗体が，そして比較的間質性肺炎の合併率が低く，ステロイドが奏効するとされるケースでは抗 Mi-2 抗体が関連する．これらの自己抗体は，炎症性筋疾患の病型分類，治療方針決定，予後の推定に有用と考えられる[5]．

i. 腕神経叢障害

腕神経叢は C5～T1 の脊髄神経前枝から構成され，近位から神経根，神経幹，前枝・後枝，神経束，末梢神経となっている．

腕神経叢障害の原因の多くは交通事故による高エネルギー外傷である．このほか，分娩時の障害，放射線照射，腫瘍性疾患などが原因となりうる．この腕神経叢の損傷後に強い神経因性疼痛が生じる．運動障害としては，障害部位に応じ肩，肘屈曲，手関節伸展，手指伸展屈曲などの問題が生じる．

上神経幹より分岐し棘上筋と棘下筋を支配する肩甲上神経，C5～7 の3つの神経根の分枝から形成され前鋸筋を支配する長胸神経などの障害の有無が，腕神経叢の損傷部位の想定に役立つこともある[1]．図19．棘上筋は上肢を下げた状態から横方向に上肢を挙上する筋力をみる 図20．棘下筋は肘関節を 90°屈曲し，脇をしめた状態で前腕を外方に回す筋力をみる 図21．また前鋸

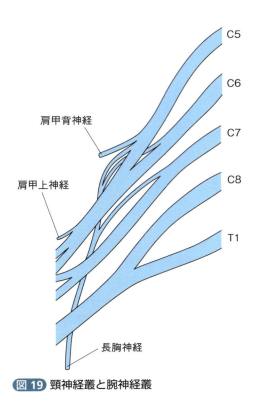

図19 頸神経叢と腕神経叢

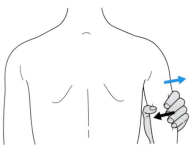

図20 棘上筋のみかた
上肢を下げた位置から横にあげる．

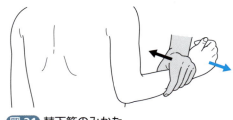

図21 棘下筋のみかた
肘を脇腹につけ，肘を90°曲げた前腕を後へまわす．

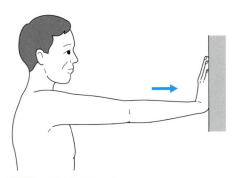

図22 前鋸筋のみかた
手を壁につけ強く押す．筋力低下があると肩甲骨が翼状に突出する．

筋は手を前方に挙上して手のひらで壁を押すようにする 図22．この際，前鋸筋麻痺があると肩甲骨が後方に翼状に突出する．肩甲上神経，長胸神経のほか肩甲背神経は，腕神経叢のなかでも早期に分岐する神経で，これらの支配筋の筋力低下がある場合，神経根に近い部分での神経叢損傷が疑われる．

突発性の強い肩から上肢の痛みを覚え，その後時間が経過してから上肢の筋力低下が起こる神経痛性筋萎縮症という疾患があるが，この場合腕神経叢の走行からは説明が困難な筋力低下の分布を示す．

j. 胸郭出口症候群

胸郭出口症候群では，母指球，C8/T1 支配の指屈筋の筋萎縮，筋力低下を主徴とし，前腕尺側に痛み，しびれなどの軽度の感覚低下を認めることがある[6]．この胸郭出口症候群の鑑別疾患としては，母指球の萎縮が目立つことから重症の手根管症候群，平山病，筋萎縮性側索硬化症などがあげられる．

■文献

1) 後藤文男，天野隆弘．臨床のための神経機能解剖学．東京: 中外医学社; 1992.
2) 早川俊明．脳橋・延髄障害の臨床的研究．名古屋医学. 1958; 76: 381-403.
3) 井須豊彦，金 景成．上殿皮神経障害による腰痛．臨床整形外科. 2017; 52: 349-55.
4) 橘 滋國．末梢神経障害の外科的治療．脳神経外科速報. 2009; 19: 1159-68.
5) 細矢 匡．多発性筋炎・皮膚筋炎．分子リウマチ治療. 2017; 10: 6-9.
6) 園生雅弘．胸郭出口症候群．BRAIN and NERVE. 2014; 66: 1429-39.

〈伊澤良兼〉

神経症候 **14** 尿の回数が多い，
尿が出にくい

SUMMARY

● 病歴聴取にあたり考えること
・愁訴が，蓄尿症状，排尿症状，排尿後症状のどれかを考える．
・排尿障害をきたす薬剤の内服の有無を確認する．
・排尿時痛など泌尿器科疾患を疑わせる症状がないかを確認する．

● 神経診察にあたり考えること
・神経因性膀胱のタイプに合わせて，排尿障害以外の神経学的異常所見がないか
を診察する．
・脊髄円錐や馬尾病変を疑うときは，挙睾筋反射，肛門反射，球海綿体反射，会
陰部の感覚障害の評価を行う．
・必要に応じて Schellong 試験などの他の自律神経症状の評価も行う．

● 鑑別疾患にあたり考えること
・まず泌尿器科的疾患を除外する．
・排尿障害と他の神経学的所見から局在を決め必要な検査を検討する．
・神経因性膀胱で他の神経学的異常を認めない場合には，純粋自律神経不全症を
疑う．

　健常成人において，尿生産は 1 mL/ 分程度であり，1 時間に約 60 mL，1 日に約 1,500 mL
の尿が作られている．膀胱内の尿量が 100 から 200 mL 程度になると尿意を感じ（初発尿意），
400 から 500 mL になると我慢できなくなる（最大尿意）．排尿は 1 日 4 から 7 回行われ，蓄
尿 – 排尿のサイクルのうち大部分が蓄尿期である．トイレに行くのがそぐわない状況もしくは，
トイレが近くにないなどの事情があるときは，最大尿意量にいたるまで蓄尿期が続く．蓄尿期が
続いても膀胱の内圧はほぼ一定に保たれる．排尿は自分の意思で開始することができ，これを完
遂することができる．こうした正常の排尿が損なわれた状態を排尿障害という．また排尿障害を
疑わせる自覚症状を総称して下部尿路症状という．下部尿路症状の原因としては，膀胱，前立
腺，尿道などの泌尿器系の異常，神経系の異常，精神系の異常，薬剤性などさまざまな疾患が考
えられる 表1．本稿では，下部尿路症状としてしばしば外来で遭遇する，「尿の回数が多い」，
「尿が出にくい」の訴えについて診察の進めかたと鑑別について，神経因性膀胱を中心に言及す
る．それとともに心血管系，発汗，排便などの他の自律神経症状も解説する

表1 下部尿路症状をきたす疾患

1. 前立腺肥大・下部尿路の疾患，病態
   前立腺の疾患：前立腺肥大，前立腺炎，前立腺がんなど
   膀胱の疾患，病態：膀胱炎，間質性膀胱炎，膀胱がん，膀胱結石，膀胱憩室，過活動性膀胱，など
   尿道の疾患：尿道炎，尿道狭窄，尿道憩室，尿道括約筋損傷（医原性）
   骨盤底の脆弱化
   腹圧性尿失禁，骨盤臓器脱
2. 神経系の疾患
   脳疾患：脳血管障害，Parkinson 病，多系統萎縮症，認知症，特発性正常圧水頭症，脳腫瘍
   脊髄，脊椎の疾患：脊髄損傷，多発性硬化症，脊椎変性疾患（脊柱管狭窄症，椎間板ヘルニア），脊
     髄血管障害，脊髄腫瘍，二分脊椎
   末梢神経障害
   糖尿病，純粋自律神経不全，骨盤内手術後
   その他
3. その他の疾患，病態
   薬剤性
   多尿，夜間多尿
   睡眠障害
   心因性

表2 主な下部尿路症状

下部尿路症状	訴えの内容
蓄尿症状	
昼間頻尿	起きている間，何度も排尿する
夜間頻尿	夜間に排尿のために 1 回以上起きなければならない
尿意切迫感	予測のできない唐突に起こる，押さえられないような強い尿意で我慢することが困難な異常な尿意
尿失禁	尿が不随意に漏れる
排尿症状	
尿勢低下	尿の勢いが弱い
尿線途絶	尿線が排尿中に 1 回以上途切れる
排尿遅延	排尿開始が困難で排尿準備ができてから排尿開始までに時間がかかる
腹圧排尿	排尿の開始，尿線の維持または改善のために力を要する
終末滴下	排尿の終了が延長し，尿が滴下する程度まで尿流が低下する
排尿後症状	
残尿感	排尿後に膀胱が完全に空になっていないという感じがする
排尿後滴下	排尿直後に不随意に尿が出てくる

A. 症状のとらえかたと病歴の取りかたのポイント

1 下部尿路症状

　患者の訴える下部尿路症状について，どんな症状がいつから始まり，どのように経過してきたかを聴取する．

　下部尿路症状は，蓄尿症状，排尿症状，排尿後症状に分けられる．鑑別診断のため詳細な病歴聴取が必要となる．

　蓄尿症状は，①昼間頻尿，②夜間頻尿，③尿意切迫感，④尿失禁があり，排尿症状には，①尿勢低下，②尿線途絶，③排尿遅延，④腹圧排尿，⑤終末滴下があり，排尿後症状には，①残尿感，②排尿後滴下がある 表2．

　また，主要下部尿路症状質問票，国際前立腺症状スコア，過活動膀胱症状スコアなどの問診票を用いることで，聴き漏らしも少なくなり，その後の評価にも使うことが可能となる．

神経症候 14　尿の回数が多い，尿が出にくい　　**253**

表3 国際前立腺症状スコア（International Prostate Symptom Score: IPSS）と QOL スコア

どれくらいの割合で次のような症状がありましたか	全くない	5回に1回の割合より少ない	2回に1回の割合より少ない	2回に1回の割合くらい	2回に1回の割合より多い	ほとんどいつも
この1カ月の間に，尿をしたあとにまだ尿が残っている感じがありましたか	0	1	2	3	4	5
この1カ月の間に，尿をしてから2時間以内にもう一度しなくてはならないことがありましたか	0	1	2	3	4	5
この1カ月の間に，尿をしている間に尿が何度もとぎれることがありましたか	0	1	2	3	4	5
この1カ月の間に，尿を我慢するのが難しいことがありましたか	0	1	2	3	4	5
この1カ月の間に，尿の勢いが弱いことがありましたか	0	1	2	3	4	5
この1カ月の間に，尿をし始めるためにお腹に力を入れることがありましたか	0	1	2	3	4	5
	0回	1回	2回	3回	4回	5回以上
この1カ月の間に，夜寝てから朝起きるまでに，ふつう何回尿をするために起きましたか	0	1	2	3	4	5

IPSS＿＿＿＿点

	とても満足	満足	ほぼ満足	なんともいえない	やや不満	いやだ	とてもいやだ
現在の尿の状態がこのまま変わらずに続くとしたら，どう思いますか	0	1	2	3	4	5	6

QOL スコア＿＿＿＿点

IPSS 重症度：軽症（0〜7点），中等症（8〜19点），重症（20〜35点）
QOL 重症度：軽症（0，1点），中等症（2，3，4点），重症（5，6点）
（本間之夫，他．日泌尿会誌．2002; 93: 669-80）
（本間之夫，他．日泌尿会誌．2003; 94: 560-9）

国際前立腺症状スコア **表3**[1) は，前立腺肥大に伴う下部尿路症状について，重症度診断，治療方針の決定，治療効果の判定に利用されている．質問は7項目を各項目5点で評価し，35点満点で点数化する．0〜7点が軽症，8〜19点が中等症，20〜35点が重症となる．前立腺肥大に特異的な症状のみのスコアではなく，蓄尿症状と排尿症状双方が項目にはいっているので男性だけではなく女性にも有用である．

過活動膀胱症状スコア **表4**[1) は，わが国で開発された過活動膀胱の症状スコアである．過活動膀胱とは，尿意切迫感を必須とした症状症候群である．通常は頻尿と夜間頻尿を伴うが，切迫性尿失禁は必須とはされていない．臨床的に判断されるものであり，かならずしも1個の疾患を示すものではない．過活動膀胱症状スコアは，昼間頻尿，夜間頻尿，尿意切迫感，切迫性尿失禁の4項目の質問からなる．尿意切迫感のスコアが2点以上かつ，合計スコアが3点以上で過活動性膀胱と診断される．5点以下を軽症，6〜11点を中等症，12点以上を重症とする．過活動性膀胱の診断，重症度評価，治療効果判定に用いられる．内容が蓄尿障害のみであるので，一般的な下部尿路症状の評価には不十分な点がある．

主要下部尿路症状質問票 **表5**[2) は，前述の2つの質問票とは異なり特定の疾患や状態を対象とはしていない．それゆえに初診を含めた診断の確定していない患者や複数の疾患の合併した患

表4 過活動膀胱症状質問票（Overactive Blodder Symptom Score：OABSS）

以下の症状がどれくらいの頻度でありましたか．この1週間のあなたの状態に最も近いものを，1つだけ選んで，点数の数字を○で囲んで下さい．

質問	症状	点数	頻度
1	朝起きた時から寝る時までに，何回くらい尿をしましたか	0 1 2	7回以下 8〜14回 15回以上
2	夜寝てから朝起きるまでに，何回くらい尿をするために起きましたか	0 1 2 3	0回 1回 2回 3回以上
3	急に尿がしたくなり，我慢が難しいことがありましたか	0 1 2 3 4 5	なし 週に1回より少ない 週に1回以上 1日1回くらい 1日2〜4回 1日5回以上
4	急に尿がしたくなり，我慢できずに尿をもらすことがありましたか	0 1 2 3 4 5	なし 週に1回より少ない 週に1回以上 1日1回くらい 1日2〜4回 1日5回以上
	合計点数		点

過活動膀胱の診断基準：尿意切迫感スコア（質問3）が2点以上かつOABSS合計スコアが3点以上
過活動膀胱の重症度判定：OABSS合計スコア
　軽症：5点以下，中等症：6〜11点，重症：12点以上
（日本排尿機能学会過活動膀胱診療ガイドライン作成委員会，編．過活動膀胱診療ガイドライン．第2版．
リッチヒルメディカル：2015)[1]

者では有用なことがある．主要下部尿路症状質問票はわが国で開発された，重要な症状を聞き落とさないための10項目からなる質問票であり，基本評価には有用と考えられる．

2 排尿症状の程度

頻度（1日8回以上，就寝中に常時2回以上の排尿がある場合には頻尿が疑われる）や失禁の量などの詳細を聴取する．排尿記録を記載してもらうとより詳細なことがわかる．

1）既往歴
脳血管障害などの神経疾患や脊髄疾患，糖尿病などの合併がないかを確認する．

2）投薬歴
排尿障害をきたす薬剤 **表6**[2] の内服がないかを確認する．

3）他の自律神経症状の有無
立ちくらみといった起立性低血圧の症状，汗をたくさんかくようになった，汗をかかなくなったといった発汗障害，便秘，下痢などの消化器症状の合併がないかを尋ねる．

4）自律神経症状以外の症状
下部尿路症状に伴う血尿，発熱，排尿時痛，下腹部痛，側腹部痛，腰背部痛の有無を確認する．しびれなどの感覚障害，筋力低下などの神経症状の有無を確認する．

5）排尿記録
排尿記録は患者自身もしくは介護者に，排尿の時刻と排尿量などを排尿のたびに記録してもら

表5 主要下部尿路症状質問票（Core Lower Urinary Tract Symptom Score：CLSS）

この1週間の状態にあてはまる回答を1つだけ選んで，数字に○をつけてください．

何回くらい，尿をしましたか

		0	1	2	3
1	朝起きてから寝るまで	7回以下	8〜9回	10〜14回	15回以上
2	夜寝ている間	0	1	2	3
		0回	1回	2回	3回

以下の症状が，どれくらいの頻度でありましたか

		なし	たまに	時々	いつも
3	我慢できないくらい，尿がしたくなる	0	1	2	3
4	我慢できずに，尿がもれる	0	1	2	3
5	せき・くしゃみ・運動のときに，尿がもれる	0	1	2	3
6	尿の勢いが弱い	0	1	2	3
7	尿をするときに，お腹に力を入れる	0	1	2	3
8	尿をした後に，まだ残っている感じがする	0	1	2	3
9	膀胱（下腹部）に痛みがある	0	1	2	3
10	尿道に痛みがある	0	1	2	3

1から10の症状のうち，困る症状を3つ以内で選んで番号に○をつけてください．

1	2	3	4	5	6	7	8	9	10	0 該当なし

上で選んだ症状のうち，もっとも困る症状の番号に○をつけてください（1つだけ）．

1	2	3	4	5	6	7	8	9	10	0 該当なし

現在の排尿の状態がこのまま変わらず続くとしたら，どう思いますか？

0	1	2	3	4	5	6
とても満足	満足	やや満足	どちらでもない	気が重い	いやだ	とてもいやだ

注：この主要症状質問票は，主要下部尿路症状スコア（CLSS）質問票（10症状に関する質問）に，困る症状と全般的な満足度の質問を加えたものである．
（日本排尿機能学会男性下部尿路症状診療ガイドライン作成委員会，編．男性下部尿路症状診療ガイドライン．ブラックウェルパブリッシング．2008）[2]

うものである．排尿回数，尿失禁回数，1回排尿量（機能的膀胱容量），総排尿量などの有用な情報を得ることができる．調査期間は，長期間の方が情報量は増えるが，逆に信頼性が低下することが危惧される．3から7日間が望ましいが最低限，2日は記録が必要といわれている．排尿記録には排尿時刻のみを記録する排尿時刻記録，（micturition time chart），排尿時刻と排尿量を記録する頻度・尿量記録（frequency volume chart：FVC），FVCに加え尿失禁や水分摂取量などの情報も記録する排尿日誌（bladder diary）がある．

B. 診察の方法

1 前立腺の触診 図1

　40歳以上の男性が，下部尿路症状を認めた場合には，前立腺肥大を含めた前立腺疾患が疑われる．詳細は成書にゆだねるが簡単に前立腺の触診方法（直腸指診）について述べる．

神経症候14　尿の回数が多い，尿が出にくい

表6 排尿障害をきたす薬剤

排尿障害を起こすか可能性のある薬剤	蓄尿症状を起こす可能性のある薬剤
オピオイド	抗不安薬
筋弛緩薬	中枢性筋弛緩薬
ビンカアルカロイド系薬剤	抗がん剤
頻尿，尿失禁，過活動膀胱治療薬	Alzheimer 型認知症治療薬
鎮痙薬	抗アレルギー薬
消化性潰瘍薬	交感神経 α 受容体遮断薬
抗不整脈薬	勃起障害治療薬
抗アレルギー薬	狭心症治療薬
抗精神病薬	コリン作動薬
抗不安薬	抗男性ホルモン薬
三環系抗うつ薬	
抗 Parkinson 病薬	
抗めまい・Ménière 病薬	
中枢性筋弛緩薬	
気管支拡張薬	
総合感冒薬	
低血圧治療薬	
抗肥満薬	

(日本排尿機能学会男性下部尿路症状診療ガイドライン作成委員会，編．男性下部尿路症状診療ガイドライン．ブラックウェルパブリッシング．2008)[2]

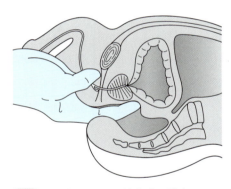

図1 直腸指診による前立腺の診察

　仰臥位で，膝を立てるか，膝を抱え込むようにしてリラックスさせた体位を取ってもらう．ゴム手袋を装着して，示指に潤滑剤を付ける．示指を肛門よりゆっくり挿入して前立腺を触診する．評価項目としては，前立腺の大きさ，形態，表面の性状，辺縁，硬さ，可動性，圧痛などを確認する．

2 神経診察の進めかた

　他の神経症状の合併が疑われる場合には，筋力，腱反射，病的反射，感覚障害（必要であれば会陰部も含めて），錐体外路症状，小脳症状，などの評価を行う．
　脊髄円錐や馬尾病変を疑う場合には，挙睾筋反射，肛門反射，球海綿体反射，の評価も行う．

1) 挙睾筋反射 図2

　上部大腿内側を上から下にピンなどでこすると同側の挙睾筋の収縮により睾丸が挙上する下部腹壁反射の 1 つで，大腿神経から入り中枢は L1,2 にあり，陰部神経で戻る反射弓である．室温が低いと，陰嚢反射を起こして陰嚢が収縮してしまい反射が判断しにくくなるので注意が必要で

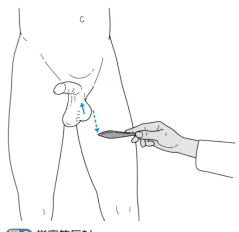

図2 挙睾筋反射

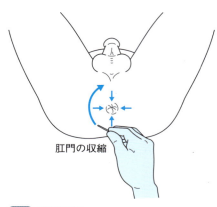 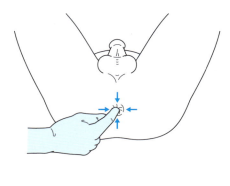

図3 肛門反射

ある．
2) 肛門反射 図3

　肛門周囲をピンなどでこするか，指を肛門に挿入すると肛門括約筋が収縮する．肛門括約筋の皮膚反射であり，陰部神経から入り中枢は L5〜S2 にあり，陰部神経に戻る反射弓である．

3) 球海綿体反射 図4

　指を肛門に挿入しておき，男性では陰茎，亀頭を，女性では陰核を挟んで圧すると肛門の収縮がみられる．陰部神経から入り，中枢は S2〜4 にあり，陰部神経に戻る反射弓である．

C. 症候の種類と解釈および鑑別診断

　訴えとして多い，「尿の回数が多い（蓄尿症状）」，「尿が出にくい（排尿症状）」，「尿失禁」ごとに，神経疾患に伴う神経因性膀胱とその他の疾患との鑑別を述べたのちに，神経因性膀胱の鑑別について述べる．泌尿器科疾患などの他疾患については，専門科に適宜コンサルテーションを行い診断していく必要がある．

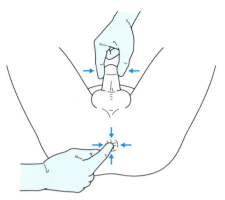

図4 球海綿体反射

表7 蓄尿障害をきたす疾患

膀胱炎
尿道炎
前立腺炎
膀胱結石
膀胱腫瘍
前立腺肥大
神経因性膀胱
尿管結石
萎縮膀胱
尿道狭窄
過活動膀胱

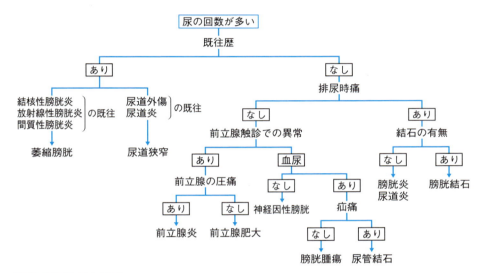

図5 蓄尿症状の鑑別

1 尿の回数が多い（蓄尿症状）

　蓄尿症状の鑑別を表7に示す．既往歴として，結核性膀胱炎，放射線性膀胱炎，間質性膀胱炎などの既往がある場合には後遺症としての萎縮膀胱を疑う．また，尿道外傷や尿道炎の既往は，尿道狭窄を疑わせる．排尿時痛がある場合には，膀胱炎や尿道炎などの感染症や膀胱結石の刺激による症状が考えられこれらの疾患の鑑別を行う．

　男性であれば前立腺の触診を行う．前立腺肥大は蓄尿障害の原因として非常に多い．触診で肥大があれば疑う．また，前立腺の圧痛がある場合には，前立腺炎が疑われるので泌尿器科にコンサルテーションを行う．

　肉眼的，顕微鏡的血尿を認める場合には，膀胱腫瘍や尿管結石が疑われる．特に疝痛がある場合には尿管結石が疑われる．

　これらがなく，神経疾患が合併しているもしくは，神経診察で異常所見を認めるようであれば神経因性膀胱が疑われる 図5．

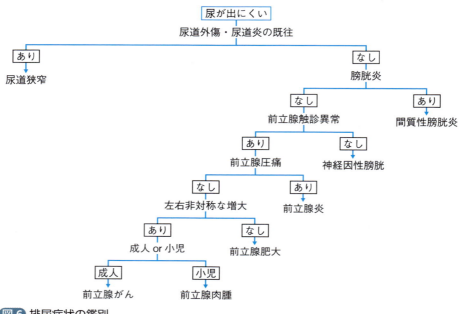

表8 排尿障害をきたす疾患
- 前立腺肥大
- 前立腺がん，肉腫
- 前立腺炎
- 神経因性膀胱
- 尿道狭窄
- 間質性膀胱炎
- 過活動膀胱

図6 排尿症状の鑑別

2 尿が出にくい（排尿症状）

　排尿症状の鑑別疾患を 表8 に示す．尿道外傷や尿道炎の既往，尿道カテーテルの挿入歴がある場合には，尿道狭窄を疑う．排尿症状に膀胱痛を合併するようであれば，間質性膀胱炎が疑われる．男性であれば，前立腺の触診を行うことで前立腺疾患を除外する．前立腺の圧痛を認めるのならば，前立腺炎を疑う．また，前立腺肥大は，対照性に肥大を認めるときに疑うが，非対称な肥大もしくは結節状の病変を認めた場合には，前立腺がんや前立腺肉腫を考える．前立腺肉腫は，小児や青年期の若年に発症するため若年性の場合にはまず前立腺肉腫を疑う．

　以上の所見を認めず，神経疾患が合併している，もしくは，神経診察で異常所見を認めるようであれば神経因性膀胱が疑われる 図6．

3 尿失禁

　尿失禁とは，「自分の意志とは関係なく不随意に尿が漏れる」という愁訴のことをいう．分類では蓄尿障害に分類される．尿失禁は，表9 のように様々なタイプがあり，ここでそれぞれについて述べるとともに鑑別についても示す．

表9 尿失禁の分類

		原因疾患
腹圧性尿失禁	腹圧がかかると失禁する.	出産・加齢による骨盤底筋群による収縮不全，閉経，加齢による尿道粘膜の萎縮．男性の前立腺手術や尿道外傷
切迫性尿失禁	膀胱が不随意に収縮して，強い尿意が生じて失禁する.	神経因性膀胱，下部尿路閉塞など
混合性尿失禁	腹圧性と切迫性の混合型	
溢流性尿失禁	高度の排尿障害により残尿が多く，膀胱内圧が尿道閉鎖圧を上回り尿が溢流して失禁する.	神経因性膀胱，下部尿路閉塞
機能性尿失禁	運動機能や認知機能の障害によりトイレでの排尿に間に合わなくて失禁する.	脳梗塞などによる身体運動障害，Alzheimer 型認知症などの認知症，など
尿道外尿失禁	尿道以外からの尿失禁	手術などで起きた，膀胱腟瘻や尿道腟瘻，尿管腟瘻，先天性尿管異所開口

1）腹圧性尿失禁

　腹圧を急に上昇させるような動作，例えば，咳，いきみ，笑い，重い物を持ち上げる，テニスやバレーなどの運動，などをした際に尿が漏れることをいう．座位からの立ち上がり，後ろのものを取るために体をひねるなどのごく軽度の腹圧の上昇でも尿失禁をきたす場合もある.

　腹圧性尿失禁のほとんどが女性で，膀胱・尿道の支持組織や骨盤底筋群が分娩時の外傷や陰部神経の障害により収縮不全を起こしたことや，閉経や加齢に伴う尿道粘膜などの萎縮により尿道の閉鎖機構が損なわれることが原因とされる．男性では前立腺手術や尿道外傷で起こることもある.

　尿失禁があるため，早めにトイレにいく場合があり，頻尿の訴えがあることがある.

2）切迫性尿失禁

　尿意切迫感と同時またはその直後に不随意に尿が漏れることをいう．問診にて「突然強い尿意を感じトイレに間に合わず尿が漏れてしまう状態」の有無を聞くことが重要である．尿意切迫感が必須であるので，その有無を聞き出す．また，尿意切迫感を誘発する「水に触れる（手を洗うなど）」「水の流れるのを見る」「水の音を聞く」などの状況下でトイレに行くようなことがないかを聞くのも重要である.

　また，尿意を予測できないため，尿意と関係なく時間をみて早めにトイレに行くようになる．その他，外出中にはトイレの場所を確認するようになるなど，失禁を予防するための行動を認めるのでその聴取も必要である.

　その原因としては，蓄尿時の排尿筋の不随意収縮（排尿筋過活動）によって起こるものと考えられている．通常は神経因性膀胱でみられることが多いが，下部尿路閉塞などでもみられる.

3）混合性尿失禁

　腹圧性尿失禁と切迫性尿失禁の混合したもの.

4）溢流性尿失禁

　高度の排尿障害により残尿が多く，尿が膀胱内に充満したときに膀胱内圧が尿道閉鎖圧を上回り尿が溢流して出てくる状態をいう．他の尿失禁は，蓄尿障害であるが，溢流性尿失禁は排尿障害に伴い起こる．他の尿失禁とは異なるため，奇異性尿失禁ともいう．溢流性尿失禁が出現するまでには経過が長いため，患者は尿閉状態であることに気が付かないことも少なくない．高度な前立腺肥大などの下部尿路の器質的な通過障害や神経因性膀胱で起こる.

5）機能性尿失禁

　排尿機能障害ではなく，運動機能や認知機能の障害によりトイレでの排尿に間にあわず失禁する状態である．運動麻痺やパーキンソニズム，骨折や関節痛により，トイレに行くのが間に合わない，排尿姿勢がとれない，ズボンや下着を脱げない，などにより尿失禁をきたす．また，認知機能障害では，トイレの場所や使い方がわからなくなる，トイレで排尿するという意思がなくなる，などにより尿失禁をきたす．

6）尿道外尿失禁

　尿道以外の場所から尿が漏れてくる状態．手術，分娩，放射線治療や循環障害による壊死などの合併症としての膀胱腟瘻や尿道腟瘻，尿管腟瘻などや，先天性の尿管異所開口で腟や腟前庭に開口するものなどで起こる．

４ 神経因性膀胱

　神経因性膀胱とは，脳や脊髄といった膀胱を支配する神経系が障害されることで頻尿，尿失禁，排尿困難など蓄尿と排尿の膀胱機能がうまく働かなくなる病態の総称である．神経因性膀胱は，①核上型・橋上型神経因性膀胱，②核上型・橋下型神経因性膀胱，③核・核下型神経因性膀胱に分類される．神経因性膀胱の鑑別にあたり，この３つの分類にまず分けて考えていく必要がある．それを理解するために，まずは蓄尿と排尿に関与する神経機構について述べることにする 図7 ．

a. 蓄尿・排尿の神経機構

　蓄尿と排尿に関与する神経機構としては，大脳前頭前野，橋排尿中枢，胸腰髄（Th11-L2）から起こる交感神経，仙髄（S2-S4）から起こる副交感神経，仙髄Onuf核から起こる体性神経の陰部神経（S2-S4）が関係するといわれる．

1）蓄尿期

　通常の膀胱の充満状態を伝える情報は，Aδ神経線維を介して脊髄を上行して，中脳水道周囲灰白質を経由して大脳辺縁系や前頭前野に伝達される 図7a ．

　初発尿意後，蓄尿するためには，まず前頭前野から橋排尿中枢に抑制がかけられる．同時に胸腰髄からでた交感神経からのノルアドレナリンβ_3受容体を介した作用により，排尿筋の弛緩が起こり排尿が抑制される．また，同じく交感神経のα_1受容体を介した作用で膀胱頸部から近位尿道にかけての平滑筋の収縮が起こる．同時にOnuf核からの陰部神経により尿道固有横紋筋の収縮が起こり，結果として収縮により尿道が閉塞される 図7b ．

2）排尿期

　排尿にあたっては，まず前頭前野からの抑制が解除されると橋排尿中枢からのインパルスにより交感神経と陰部神経が抑制され尿道が弛緩する．同時に仙髄に入ったインパルスにより副交感神経からのM3受容体を介した刺激により排尿筋が収縮して排尿が起こる 図7c ．

b. 神経因性膀胱の分類

　神経因性膀胱では上記の機序の障害された部位により，①核上型・橋上型神経因性膀胱，②核上型・橋下型神経因性膀胱，③核・核下型神経因性膀胱の３タイプに分けられ，病態，症状が異なる．次に障害部位による違いを示していく 図8 ．

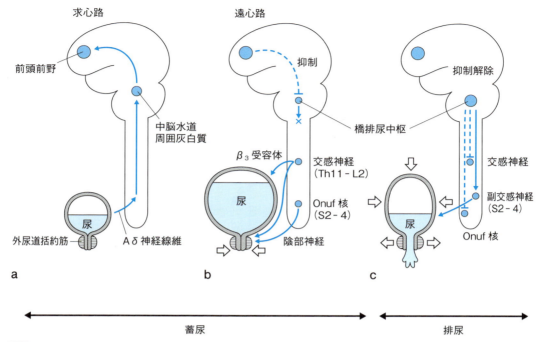

図7 蓄尿・排尿の神経機構

1）核上型・橋上型神経因性膀胱

大脳障害により起こるタイプである．膀胱充満の知覚の情報処理が障害されるため，排尿反射が亢進して，排尿筋が過活動となり，尿道の括約筋が弛緩するため，蓄尿障害を認める（無抑制膀胱）．蓄尿症状を認め，特に尿意切迫感が主体になることが多い．

2）核上型・橋下型神経因性膀胱

橋より下部で仙髄より上部の障害にて起こるタイプである．排尿反射の亢進を核上型，橋上型と同様に認め，過活動膀胱を認める．それに加え橋排尿中枢から仙髄への制御が障害されるため，排尿時に尿道括約筋が協調して動かない（排尿筋括約筋協調不全）ため排尿障害も合併する．感覚障害が合併するため尿意切迫感が消失する．訴えとしては，頻尿に加えて排尿症状の訴えが加わる．

3）核・核下型神経因性膀胱

仙髄以下の障害にて起こるタイプである．核上型・橋下型と同様に尿道の排尿括約筋が収縮しない．しかし排尿筋の収縮が起こらない（低活動膀胱）ため排尿障害を認める．そのため訴えは排尿症状が中心となる．

c．神経因性膀胱の鑑別診断 表10

3タイプにおける鑑別疾患を表10に上げる．これからは各タイプごとに鑑別を上げてゆく．

1）核上型・橋上型神経因性膀胱

下部尿路症状として尿意切迫感，頻尿，尿失禁などの蓄尿症状のみを認める場合に疑われる．病変の首座としては，橋以上の病変が疑われるため頭部CT，MRIなどで中枢病変の精査が必要となる．脳血管障害は，急性期だけでなく，多発性ラクナ梗塞のような慢性経過でも排尿障害

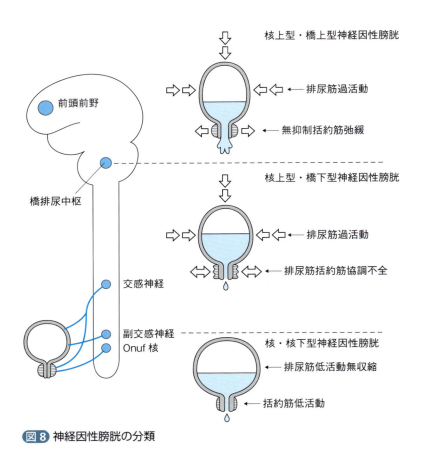

図8 神経因性膀胱の分類

表10 神経因性膀胱

核上型・橋上型神経因性膀胱	核上型・橋下型神経因性膀胱	核・核下型神経因性膀胱
脳血管障害 脳腫瘍 多発性硬化症 特発性正常圧水頭症 認知症 Parkinson 病 多系統萎縮症	多発性硬化症 外傷性脊髄損傷 脊髄梗塞 脊髄腫瘍 脊髄髄膜瘤	二分脊椎症 腰部脊柱管狭窄症 腰椎椎間板ヘルニア 直腸がん，子宮がんなど骨盤内腫瘍の術後 馬尾腫瘍 糖尿病性ニューロパチー 純粋自律神経不全症

を伴うことがありうる．多発性硬化症の中枢性病変でも起こり，脳梗塞より若年に発症して，視神経炎や脊髄炎の合併や，Lhermitte 徴候（頸部を前屈すると背部や腰部から下肢に向けて電撃痛が走る徴候）や Uhthoff 徴候（体温が上がることで症状が悪化する徴候）などが多発性硬化症を疑う所見となる．必要に応じて腰椎穿刺などの検査を追加する．

特発性正常圧水頭症は，尿失禁と認知機能障害，歩行障害を3徴候とする疾患である．認知機能障害，歩行障害（ハの字型の小刻み歩行）を伴う場合には疑われる．

神経診察でパーキンソニズムを認めた場合には，Parkinson 病や多系統萎縮症が疑われる．神経診察では，小脳症状を伴う場合には多系統萎縮症を疑う．また，歩行障害がある程度進行しても Parkinson 病では tandem gait が可能であるが，多系統萎縮症では不可能となることでも

表11 円錐上部，脊髄円錐，馬尾障害

	円錐上部の障害	円錐部の障害	馬尾の障害
部位	L4〜S2 の脊髄	S3 以下の脊髄	L3 以下の神経根
自発痛	あり	あり	高度にあり
感覚障害	下肢	会陰部（サドル型）	会陰部＋下肢
運動障害	両下肢	会陰部，外括約筋に限局	下肢（通常片側）
深部腱反射　膝蓋腱反射	正常	正常	低下
アキレス腱反射	低下	正常	低下
Babinski 反射	＋	−	−
膀胱直腸障害	中等度	高度	重症度はさまざま
間欠性跛行	なし	なし	あり

鑑別ができる．多系統萎縮症では 2008 年に出された"ほぼ確実例"の診断基準では「尿失禁もしくは起立性低血圧もしくは男性ならば勃起不全」が必須項目の中に入って，多系統萎縮症は早期から排尿障害や起立性低血圧の自律神経症状を認め，特に排尿障害が先行するといわれている．一方で，2015 年に Movement Disorder Society（MDS）から提案された Parkinson 病の診断基準では，red flag のなかに「5 年以内の重症の尿閉，尿失禁，起立性低血圧」があげられている．以上からは，排尿障害，起立性低血圧の発症時期が Parkinson 病と多系統萎縮症の鑑別の一助になる．

2）核上型・橋下型神経因性膀胱

下部尿路症状として頻尿に加えて排尿症状の訴えがある場合に疑われる．筋力や腱反射，腹壁反射，感覚障害のレベルなどから障害されている脊髄のレベルの評価が鑑別では重要である．その上で脊髄 MRI などでの評価をしてゆく．

多発性硬化症では，視神経炎や中枢症状の合併などが疑う所見となる．各種脊髄病変については，必要に応じて整形外科などへのコンサルテーションを検討する．

3）核・核下型神経因性膀胱

下部尿路症状として排尿症状を中心とした訴えがある場合に疑われる．円錐上部，円錐，馬尾のいずれの部位の障害かの局在診断のためには自発痛や感覚障害，運動障害，下肢の腱反射，Babinski 徴候や間欠性跛行の有無などから総合的に判断する **表11**．感覚障害については，一般には会陰部は施行しない場合もあるが，円錐から馬尾にかけての障害では局在診断に重要なので必ず評価する必要がある **図9**．円錐や馬尾病変が疑われる場合には腰椎 MRI を施行し，二分脊椎症，腰部脊柱管狭窄症，腰椎椎間板ヘルニアなどの整形外科的疾患や馬尾腫瘍などを除外する．骨盤腔内腫瘍の手術の既往がある場合には合併症としての下部尿路症状も疑う．より末梢の神経障害が疑われる場合には，糖尿病性ニューロパチーも疑われる．

起立性低血圧や発汗障害，排便障害などの他の自律神経症状を合併しているが，錐体外路症状などの他の所見に乏しい場合には，末梢自律神経が慢性進行性に広範に障害される純粋性自律神経不全症が疑われる．

D. その他の自律神経症状

神経因性膀胱を呈するような神経疾患においては，立ちくらみといった起立性低血圧の症状，汗をたくさんかくようになった，汗をかかなくなったといった発汗障害，便秘，下痢といった排便障害などの他の自律神経症状の合併があることが多い．これらの自律神経症状は鑑別のうえで

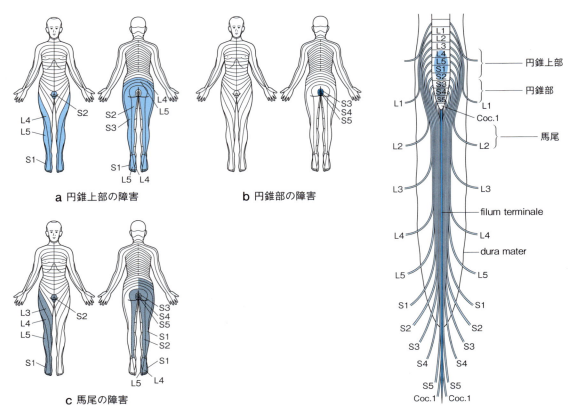

図9 円錐上部，円錐部，馬尾の障害と感覚障害

表12 神経疾患における便秘の間接的原因
食事摂取量の減少
残渣の少ない食べもの
脱水
衰弱
体動の減少
トイレに行けないこと
内服薬
利尿薬
降圧薬
抗コリン薬
抗けいれん薬
オピオイド鎮痛薬
鎮静薬

も重要であり触れていく．

1 排便障害

　神経内科領域の多くの疾患においては便秘の合併がみられるが，その原因として，2つの要素がある．1つは，疾患に伴い神経，筋に変化がみられることにより便秘が引き起こされる直接的要因，もう1つは，疾患により生活習慣などの環境が変わることによる間接的要因 表12 であ

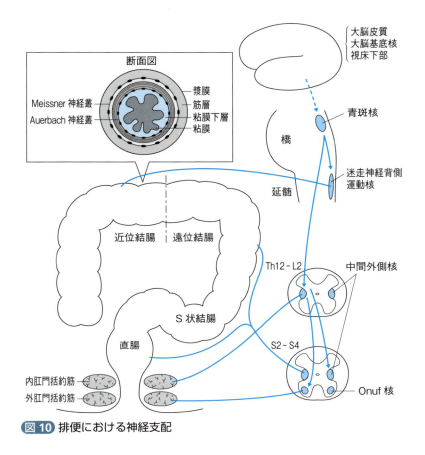

図10 排便における神経支配

る．
　排便機能には小腸から大腸，直腸，肛門の下部消化管が関与しているが，これをコントロールする末梢および中枢神経に病変があると便秘が引き起こされる．下部消化管運動は壁内固有神経叢（Auerbach 神経叢）の支配が大きいとされる．さらに小腸，結腸近位部（上行結腸および横行結腸右半分）は延髄・迷走神経（副交感神経）に支配され，結腸遠位（下行結腸および横行結腸左半分），S 状結腸，直腸には S2 から 4 の中間外側核・骨盤神経（副交感神経）が分布する．また，内肛門括約筋は Th12 から L2 中間外側核・下腹神経（交感神経）により，外肛門括約筋は S2 から S4 の Onuf 核・陰部神経（体性神経）によって支配を受ける．さらに腸管運動の高次中枢として脳幹の青斑核，大脳基底核，視床下部，大脳皮質などが指摘されている 図10．
　排便時に重要となる腹圧には腹筋，呼吸関連筋，喉頭閉鎖筋が関与し，腹圧の高次中枢として橋の Kolliker-Fuse 核，傍脚核，延髄腹側の呼吸関連ニューロン，大脳皮質などの関与が考えられている 表13．
　次に，各疾患における排便障害について述べる．

1）脳血管障害
　脳血管障害による便秘の直接的な要因としては，前述した脳幹の青斑核の脳血管障害がいわれている．その他，視床下部，大脳基底核，大脳皮質などでも便秘を誘発することが考えられるが，詳細は不明である．

表13 排便と神経支配

支配領域	神経支配
小腸，結腸近位部 （上行結腸，横行結腸右半分）	延髄・迷走神経（副交感神経）
結腸遠位（下行結腸，横行結腸左半分），S状結腸，直腸	中間外側核（S2-S4）・骨盤神経（副交感神経）
内肛門括約筋	中間外側核（Th12-L2）・下腹神経（交感神経）
外肛門括約筋	Onuf核（S2-S4）・陰部神経（体性神経）
支配領域	**高次中枢**
腸管運動	脳幹の青斑核，大脳基底核，視床下部，大脳皮質
腹圧に関連する筋群 （腹筋，呼吸関連筋，喉頭閉鎖筋）	Kolliker-Fuse核，傍脚核，延髄腹側の呼吸関連ニューロン，大脳皮質

2）Parkinson 病

Parkinson 病においては約70%において便秘を認めるといわれる．直接的な要因としては，食道から大腸にかけて Meissner および Auerbach 神経叢に Lewy 小体を病理で認めており，この病変が原因とされている．また，Parkinson 病の運動症状に先行して便秘が出現する．これは，黒質に Lewy 小体が出現して運動症状が発症する前に，迷走神経背側核に認められることから，迷走神経および神経核を障害して便秘を発症するといわれている．

3）脊髄障害

高位脊髄病変では，大腸の動きは抑制され，下位脊髄病変では活発化することから，下位脊髄に大腸運動の抑制中枢が存在するといわれている．よって脊髄障害では下痢と便秘の両方が起こり得る．また，馬尾障害を起こすと重症な便秘となる．これは直腸，S状結腸の副交感神経，肛門括約筋の障害が原因と考えられる．特徴としては，溢流性便失禁となる．

4）末梢神経障害

糖尿病性ニューロパチーや純粋自律神経失調症では，自律神経障害に伴い便秘を認める．糖尿病性ニューロパチーでは初期から便秘を認めることがあるが，純粋自律神経失調症では，病初期に出てくることは少ない．

2 起立性低血圧

起立性低血圧は，「立ちくらみ」という自覚症状のほかに，失神，眼前暗黒感，意識朦朧，めまい感，倦怠感，目のかすみ（網膜や後頭葉の虚血），coat hunger pain（後頸部から肩にかけての痛み），orthostatic dyspnea（肺尖の肺胞換気血流不全に伴う呼吸苦），狭心痛などの多彩な症状を示す．脳虚血を軽減するために立位時に頭を下げる姿勢をとる，または下肢への血液貯留を軽減するために椅子に座った際に足を組むなどの習慣がついている場合がある．暑熱環境，飲酒，脱水などの環境要因で悪化する．

起立性低血圧を評価する方法として，Schellong 試験と head up tilt 試験がある．Schellong 試験は，ベッドに3分間安静臥床ののち，能動的に起立させ1分ごとに3分間血圧を測定する．head up tilt 試験は，20分間の安静臥床ののち tilt table により受動的に起立させ1分ごとに10分間血圧を測定する．いずれの試験においても最初の3分以内に収縮期血圧が 20 mmHg 以上あるいは，拡張期血圧が 10 mmHg 以上低下する場合を起立性低血圧ありとする．

起立時の血圧のコントロールについて述べる **図11**．起立により血液が下肢や腹部臓器に貯留

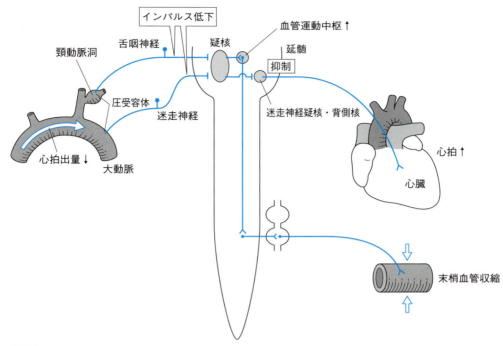

図11 起立時の血圧の調節機構

して，心臓への血液還流が減り，心拍出量が減少する．すると内頸動脈洞と大動脈壁に存在する圧受容体からの延髄へのインパルスが減少する．内頸動脈洞からは舌咽神経，大動脈壁からは迷走神経を介して延髄孤束核にインパルスが入っているがこれは抑制性に働いている．抑制がとれるため孤束核から血管運動中枢が興奮し，インパルスが脊髄を下降して胸腰髄の中間外側核に連絡して，節前さらに節後線維を刺激して，ノルアドレナリンを放出させて末梢血管を収縮する．同時に迷走神経の疑核と背側核を抑制するため，心拍数が上昇する．起立性低血圧ではこの経路が障害されているため，立位で血圧や心拍数が上がらなくなる．

多系統萎縮症で節前障害が，Parkinson病，純粋性自律神経不全，糖尿病性ニューロパチーでは節後障害により起立性低血圧をきたすといわれる．交感神経障害の部位の鑑別のためには，Schellong試験もしくはhead up tilt試験での血漿ノルアドレナリン値の測定が有用である．通常，安静臥位時，立位5分，10分で測定する．ノルアドレナリンは交感神経節後線維終末より分泌されており，健常者では起立時には臥位時の2倍程度まで増加する．節前障害，節後障害ともにノルアドレナリン値の増加反応を認めない．しかし節前障害では，安静臥位時のノルアドレナリン値は正常であるが，節後障害では，高度な低値を示す．

また，多系統萎縮症や純粋自律神経不全症では早期から起立性低血圧を認めるが，Parkinson病では，MDSの診断基準では5年以内の重度の起立性低血圧はred flagとなっているように早期には認めない．

3 発汗障害

発汗障害には，「汗をたくさんかくようになった（発汗過多）」，「汗をかかなくなった（発汗減少）」の2つがある．発汗障害の範囲で大きく全身型と部分型に分けられる．

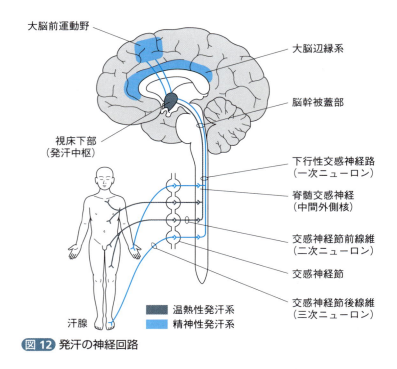

図12 発汗の神経回路

　発汗過多では，温熱，運動後，精神的緊張，食事などどのような条件で起こるかを確認する．普通の状態ではわからないことが多く，運動負荷や精神的緊張下での診察が必要になることがある．多汗部位での湿潤や玉のような汗が認められる．部分型では，部位の確認が（片側型，下半身型，局所型など）必要である．また，無汗の代償として発汗過多になっている場合があり注意が必要である．

　発汗減少では，緩徐に進行する場合には本人が気づいていない場合があるので，夏季，運動後，入浴後などの発汗が起こりやすい条件下での発汗減少の程度，範囲を問診することが重要である．部分型には，片側型，下半身型，局所型，遠位型がある．部分型の発汗減少の場合には，健常な部位が代償性に発汗亢進が起こるため，発汗過多の方が減少より先に気が付かれることが多い．診察においては，無汗部位は皮膚乾燥のために，触診で健常部位に比べて皮膚浸潤がみられず，さらさらしている．無汗部位に皮疹を伴うこともある．無汗領域の正確な評価のためには温熱発汗試験での評価が必要である．

　発汗は交感神経系で支配される．発汗には暑いときに起こる温熱性発汗と精神的緊張で起こる精神性発汗がある．温熱性発汗は手掌足底を除く全身に発汗を起こす．一方で，精神性発汗は手掌足底に発汗を起こす（いわゆる「手に汗を握る」状態である）．

　発汗の中枢は，温熱性発汗では，深部体温が視床下部で感知され，脳幹被蓋，脊髄側索を下降して，脊髄中間外側核で節前線維になり，交感神経節で，節後神経に移って，エクリン腺を刺激して発汗が生じる．発汗の高位中枢としては，大脳の前運動野や辺縁系が考えられている．精神性発汗では，前運動野や辺縁系から刺激が出て視床下部に伝わり，上記の系を刺激が伝わり発汗が生じる 図12．

　全身性の発汗過多では，甲状腺機能亢進症，褐色細胞腫，副腎皮質機能亢進症などの内分泌異常や更年期が疑われる．全身性の発汗減少では，純粋自律神経不全症，自律神経ニューロパ

チー，全身性汗腺疾患などが疑われる．

局在性の発汗障害については，末梢神経障害では発汗異常の領域は皮膚感覚と支配領域とほぼ一致するので局在診断がしやすい．しかし，脊髄障害などによる発汗異常については，皮膚のデルマトームとは一致しない．そのため発汗異常の領域のみでは局在診断は困難である．さらに自律神経においては節前性か節後性かの鑑別も必要となってくる．そのためには各種発汗試験での評価が不可欠となる．詳細は成書を参考にしてもらい，ここでは割愛する．

特徴的な発汗障害としては，Parkinson病においては drenching sweats という発作性発汗が日中，夜間にみられ，顔面や背中に大量に汗をかき，衣服を何度も着替えなくてはいけなくなることがある．視床下部障害に伴う症状と考えられている．また，上肢に発汗過多を認めることがあるが，これは下肢から始まった発汗低下の代償と言われている．Parkinson病との鑑別がしばしば問題となる多系統萎縮症では胸椎レベル以下のレベルのある発汗低下を認めることが特徴という報告がある[3]．また純粋自律神経不全症では，無汗領域に斑状に発汗残存領域を認めることがある．これらが鑑別に役に立つことがある．

4 インポテンス

インポテンス（勃起不全）とは，「性交できるだけの勃起が起こらず，満足な性交が行なえない状態」である．

勃起には，心因性勃起と反射性勃起の2種類がある．心因性勃起は視覚，聴覚，嗅覚，触覚，空想などで生じた心因性興奮の信号が視床下部で統合され，外性器への刺激なしに起こる勃起である．視床下部から，仙髄 S2-4 を介して，骨盤神経，骨盤神経叢，海綿体神経とインパルスが入り，海綿体に至り勃起が起こる．

反射性勃起は，外性器に対する直接的な刺激などから陰部神経，仙髄 S2-4，骨盤神経，骨盤神経叢，海綿体神経，海綿体という反射弓による勃起で，中枢の関与は必要ない．ただし，心因性興奮は，この反射性勃起を増強する．この反射弓が保たれていれば，反射性勃起は温存される．この反射弓は膀胱，尿道の支配神経とほぼ同じため神経因性膀胱の場合にはインポテンスを合併しやすい．

勃起には心因性の要素が関わってくるため，純粋に自律神経障害としての勃起障害の有無を尋ねるには，性交時の勃起の有無ではなく，早期勃起の有無が参考になる．これは REM 睡眠時に生理的に生じる夜間勃起の有無を知ることができる．夜間勃起があれば自律神経機能としての勃起は保たれていると考えられる．夜間勃起の有無の確認には切手テストを行う．就寝前に郵便切手を輪にして陰茎に巻いておく．翌朝，この切手の輪のミシン目が切れていれば夜間勃起があったと考えられる．

インポテンスは，糖尿病性ニューロパチー，脊髄外傷，Parkinson病，多系統萎縮症，純粋自律神経不全症などで認められる．多系統萎縮症では，診断基準にもインポテンスがあげられているように早期から認めるが，鑑別で問題になる Parkinson病では，勃起不全は早期に認めることは少ない．

以上のような自律神経症状が診断の一助となる場合もあるが，自律神経のみでは診断に至ることは難しく他の所見と合わせての判断が必要となる．

■文献
1) 日本排尿機能学会過活動膀胱診療ガイドライン作成委員会, 編. 過活動膀胱診療ガイドライン. 第2版. リッチヒルメディカル; 2015.
2) 日本排尿機能学会男性下部尿路症状診療ガイドライン作成委員会, 編. 男性下部尿路症状診療ガイドライン. ブラックウェルパブリッシング; 2008.
3) 長島康洋, 國本雅也, 齋藤充弘, 他. パーキンソン症候群の鑑別診断における発汗テストの有用性. 自律神経. 2010; 47: 39-42.

〈長田高志〉

神経症候 **15** **歩きにくい**

SUMMARY

● 病歴聴取にあたり考えること
・急性発症の場合には診断治療を緊急で行う必要がある場合が多いので注意する.
・状況を聞いてどの歩行障害のパターンに当てはまりそうか,神経診察の前に考える.
・誘因や階段昇降の状況,随伴症状なども局在診断の一助になるので詳細に聴取する.

● 神経診察にあたり考えること
・立位,歩行をみてどの歩行にあたるかを判断する.
・負荷をかけた歩行やその他の所見をとり,さらに診断を絞っていく.
・可能であればビデオを撮影する.

● 鑑別疾患にあたり考えること
・病歴および神経診察から鑑別を考え,検査を組み立てる.
・歩行障害の分類のみで診断に至らないことも多く,他の所見などの情報を集める必要がある.

歩行には大脳皮質,基底核,脳幹,視床,小脳,脊髄,末梢神経,筋肉など多くの器官が関与している.したがって歩行障害を引き起こす原因も様々なものが考えられるが,しばしば疾患特異的な歩行障害を呈する.そのため,歩き方を注意深く観察することが非常に重要である.ただし,歩行障害のパターンだけでは診断にいたるのは難しく,他の所見と合わせて総合的に判断をする.

A. 症状のとらえかたと病歴の取りかたのポイント

丁寧に問診を取っていく必要がある.特に重要な問診のポイントを 表1 に示す.
病歴からどの歩行障害に当てはまるかを考え,神経診察につなげていく.そして神経診察の結果からわかったことから,病歴を再度聴取することも必要である.

1)発症の仕方と経過
・いつから症状が出現したのか,急性発症か慢性発症か.
急性発症の場合は脳あるいは脊髄の血管障害,感染,脱髄性疾患などが考えられる.緊急の診断・治療を行う必要がある場合が多く注意が必要である.
・症状は進行性なのか.

神経症候 15 歩きにくい

・過去にも同様のエピソードを繰り返しているか.

2) 症状の内容

・どのように歩きにくいのか，どういった動作が難しいのかを具体的に聴取する.

3) 誘因

・症状が出現する誘因があるか，例えば，暗闇を歩くとき，閉眼したときに悪化するか，一定時間歩行すると悪化するか，など.

4) 階段昇降の状態

・階段昇降が可能か.

・階段の昇りと下りどちらがやりにくいか.

5) 随伴症状

・下肢以外の運動・感覚障害，膀胱直腸障害，頭痛，めまい，複視，聴力障害，嚥下障害，認知症，発熱，下肢の冷え，疼痛などの有無を確認する

6) 既往歴

・合併疾患の確認

・出産時の異常の有無，幼少時の運動能力など

7) 内服歴

・歩行障害の誘因となる薬剤を内服していないか確認する.

8) 家族歴

・同様の症状を呈した人が血縁関係者にいないかを確認する.

9) 職業歴

・特殊な環境や薬剤に曝露していないかを確認する.

10) 嗜好歴

・特にアルコール多飲がないかを確認する.

11) 出身地

表1 問診のポイント

・発症の仕方と経過
・症状の内容
・誘因
・階段昇降の状態
・随伴症状
・既往歴
・内服歴
・家族歴
・職業歴
・嗜好歴
・出身地

B. 神経的診察の方法

座位から立位，歩行を順番に評価していく．所見を取る際には可能であれば，上半身は上肢，体幹を観察しやすいように T シャツに着替える．できれば上半身裸が望ましい．下半身は，素足で裾の短いズボンが望ましい．長ズボンの場合には裾をまくり上げる.

神経症候 15　歩きにくい

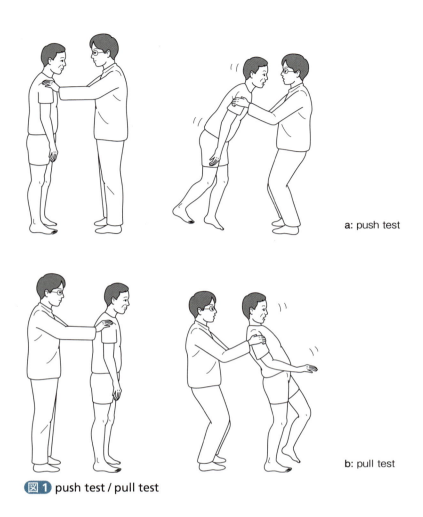

図1 push test / pull test
a: push test
b: pull test

1 立位の診察

まずは普通に立位を取ってもらい，姿勢や四肢の状態を観察する．Parkinson 病では，前屈位，痙性片麻痺では Wernicke-Mann 肢位，失調では開脚位が特徴的である．

その後に下記のような負荷をかけて観察する．

1）片足立ち

失調症状や筋力低下があると片足では立てない．軽度の失調や筋力低下の場合でも評価ができる．しかし，高齢者の場合には，正常でもできない場合もあり判定に注意が必要である．

2）push test / pull test 図1

患者を自然に安定した姿勢で立位を取ってもらう．両肩を持ち前方へ引く（push test）．その後，後方に回り，後方にひく（pull test）．踏みとどまれず，突進するもしくは，転倒する場合には突進現象（pulsion）陽性とする．パーキンソニズムの姿勢保持障害を評価できる．転倒のリスクがあるので，患者に声掛けをし，転倒しそうな場合に支えられるようにしておくことが必要である．Parkinson 病の場合には後方突進現象（retropulsion）が出現しやすい．

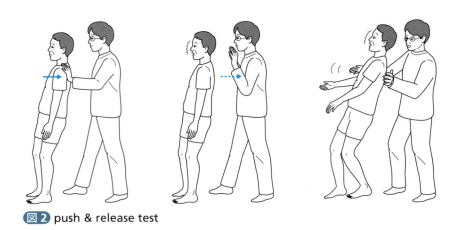
図2 push & release test

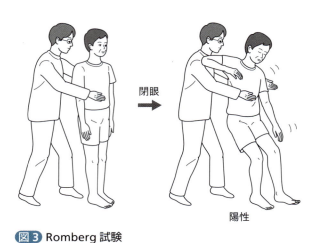
図3 Romberg 試験

3) push & release test 図2

立位の状態で肩甲骨部に両手を当てて支える．検者の両手に少し寄りかかってもらうように指示する．そして，倒れそうになっても支えられるように準備したうえで，突然その支えをなくす．支えをなくす前に「支えをはずすので自分で立ち直る」ように指示をして，「倒れそうになれば支える」ことを必ず患者にいってから行う．

正常では，上体が反り返るようにして，足を後ろに出す必要がない．もしくは，後ろに足を出すとしても 3 歩以内に自分で立ち直ることが可能である．

姿勢保持障害がある場合には，3 歩以内に踏みとどまれず転倒しそうになる．pull test より感度，特異度ともに高く，検者間での差も少ないとされる．

4) Romberg 試験 図3

足をそろえて立位をとらせた後閉眼し，立位が保てないもしくは大きくバランスが崩れるかをみる．

閉眼すると視覚による補正を遮断して，関節からの位置覚情報から立位のバランスをとることになる．そうするとその系に障害を認めるような脊髄後索・末梢神経障害・前庭迷路の障害ではふらつきが増悪する．

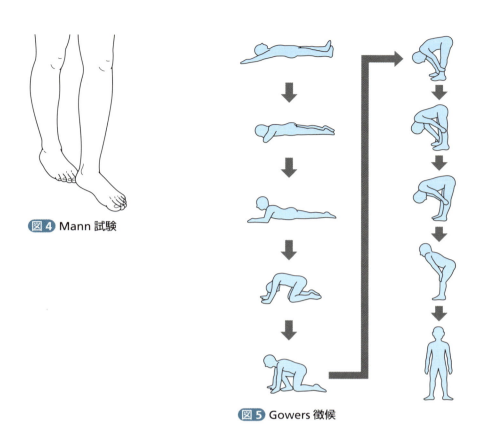

図4 Mann試験

図5 Gowers徴候

　閉眼開眼で若干の違いがある程度では，偽陽性の場合があるので他の深部感覚の所見と合わせて判定が必要となる．
　Romberg試験と同様の原理で，洗面時に閉眼してしまうと体がふらついてしまうため，洗顔時に体をかがめた状態で前方に倒れ掛かる現象を認めることがある．この現象を，洗顔現象（basin phenomenon）という．

5）Mann試験
　両足を左右にそろえるのではなく，つま先と踵を前後につけるようにして一直線にして立位を保持してもらう 図4．平衡機能障害があると保持できなく倒れる．行うときには，転倒した場合に備えて支えられるようにしておく必要がある．

6）しゃがみこみ試験
　しゃがんでもらい（蹲踞の姿勢），そこから立ち上がってもらい評価をする．両上肢を使わないと立ち上がれない，もしくは立ち上がることができない場合，近位筋の筋力低下を示唆する．

7）Gowers徴候 図5
　腰帯筋や下肢近位筋群の筋力低下のため，仰臥位にしてから起立をしてもらうと，まず腹臥位になり膝を立てて，手を膝の上に置きながら起立する徴候．

2 歩行の診察

　まず，通常の歩行を観察し，その後特殊な条件下での観察を行う．それに必要に応じて，他の神経診察も追加する．患者から同意を得たうえでビデオ撮影を行うと記録としても役に立つ．

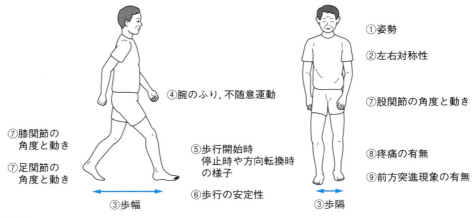

図6 通常の歩行のみかた

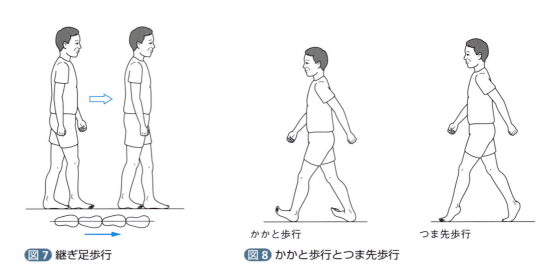

図7 継ぎ足歩行

図8 かかと歩行とつま先歩行

　通常の歩行は，自然な状態で歩いてもらい，姿勢，椅子への座り方をよく観察する．歩行を観察する際には，①姿勢，②左右対称性，③歩幅と歩隔，④腕のふりや不随意運動，⑤歩行開始，停止時や方向転換時の様子，⑥歩行の安定性，⑦股・膝・足関節の角度と動き，⑧疼痛の有無，⑨前方突進現象の有無などのポイントに注意して観察する 図6．
　次に，特殊条件下での診察を行う．

1) **継ぎ足歩行（tandem gait）図7**
　直線上を綱渡りのように歩かせる．運動失調があると継ぎ足歩行をさせたときにふらつきやよろめきが目立つ．軽度の失調も継ぎ足歩行をすることで明瞭になることがある．

2) **かかと歩行（gait on heels），つま先歩行（gait on toes）図8**
　前脛骨筋麻痺ではかかと歩行，腓腹筋麻痺ではつま先歩行ができない．

3) **階段昇降**
　階段を昇るのが困難な場合には，下垂足により足が当たってしまい昇れないか，もしくは下肢近位筋の筋力低下により大腿が持ち上がらないことが考えられる．逆に降りる方が困難な場合に

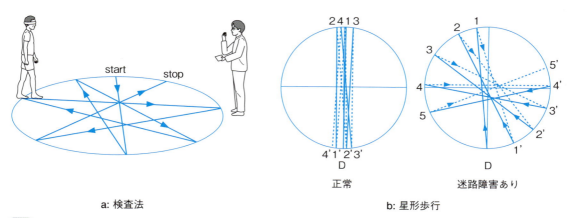

図9 Babinski-Weil 試験
a：検査法，b：星形歩行

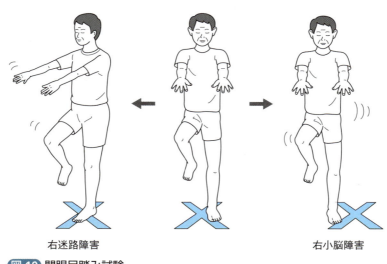

図10 閉眼足踏み試験

は，痙性麻痺により膝関節の屈曲が円滑に行われず下降ができないか，失調によりバランスが取れていないことが疑われる．

4）Babinski-Weil 試験 図9

患者に閉眼のまま 10 歩前進させ，次いでそのまま 10 歩後退を命じる．この動作を交互に繰り返させる．

正常者では同じ場所を行ったり来たりするが，迷路障害患者では前進するときの片寄りと後退するときの片寄りが逆の関係になるので歩行線をたどると星形を示し，これを星形歩行という．小脳患者では常に障害側へ片寄り，星形歩行とはならない．

5）閉眼足踏み試験 図10

両上肢を挙上したまま閉眼して足踏みを続けてもらう．前庭障害では，徐々に患側に回旋していく．一方，小脳障害では回旋せず，患側に偏位していく．

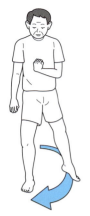
図 11 痙性片麻痺歩行（草刈り歩行）

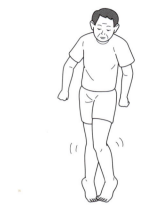
図 12 痙性対麻痺歩行（はさみ脚歩行）

3 その他の診察

筋力，筋萎縮，筋緊張，深部感覚，四肢失調，深部腱反射，病的反射，前頭葉徴候，足背動脈の脈拍なども評価する．

C. 症候の種類と解釈

歩行障害と姿勢のパターンには，障害部位や原因疾患に特異的なものがある．以下にそれを示す．

1 痙性歩行

上位運動ニューロンの障害により痙性麻痺をきたした場合にみられる．片側性と両側性がある．下肢の関節がしなやかに上がらず硬い感じがすること，足底が床から持ち上がらず，こするように歩くこと，速度が遅いことが特徴である．腱反射亢進，足間代，膝間代，Babinski 徴候などを伴う．階段の下降がしにくいという訴えが多い．

1）痙性片麻痺歩行

片側の錐体路障害の場合，麻痺側の上肢は内転屈曲し下肢は伸展した Wernicke-Mann 肢位をとる．歩行時には，股関節は外旋，膝関節は伸展，足関節は底屈位を示す．股関節を中心に伸展した下肢で半円を描くようにして歩く．患側の下肢の動きが草刈りの鎌の動きに似ているため"草刈り歩行（circumduction）"とよばれる 図11．その他，円書き歩行，ぶん回し歩行ともよばれる．

原因疾患：脳血管障害・腫瘍，脊髄疾患，多発性硬化症など

2）痙性対麻痺歩行

両下肢の痙縮による歩行障害で，両膝は伸展し，内反尖足位で床をこすりながら，歩幅を狭く歩く（すり足歩行，尖足歩行）．下肢の関節の屈伸運動がほとんど起こらない場合には骨盤を振りまわすようにして歩く（アヒル歩行 duck gait）．両下肢をはさみのように組み合わせて歩くはさみ脚歩行（scissors gait）も見られる 図12．はさみ脚歩行では，膝の内側や足首の内果の

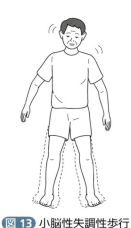
図13 小脳性失調性歩行

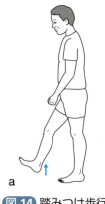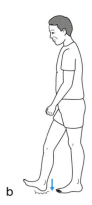
図14 踏みつけ歩行

部分は擦れるため，ズボンがボロボロになる例がある．
　原因疾患：脊髄血管障害，脊髄炎，脊髄腫瘍，遺伝性痙性対麻痺，筋萎縮性側索硬化症，脳性小児麻痺など

2 失調性歩行

　小脳性，感覚性，前庭迷路性，前頭葉性の4つに分けられる．

1) 小脳性

　小脳の障害により起こる．両足を広げ（開脚歩行 wide based gait），左右への動揺を認める歩行 図13．歩幅は不規則で歩行のリズムも乱れ，足の描く軌跡も不規則である．上肢も外転させてバランスをとろうとする．軽度なもので判定が困難な場合には，継ぎ足歩行などをさせると動揺が増強される．酔っ払いのようで（酩酊歩行 drunken gait），全身の動揺が強い．よろめき歩行（staggering gait）ともよばれる．小脳半球障害では障害側に倒れやすい．虫部の障害では体幹失調が目立つ．暗がりや閉眼で歩行障害が増悪することはない．Romberg 徴候は陰性である．Babinski-Weil 試験では，常に病変方向に偏位するため，患側に平行移動してゆく．閉眼足踏み試験では，片側性小脳障害では患側に寄っていく．
　原因疾患：脊髄小脳変性症，急性小脳炎，小脳脳幹血管障害，小脳腫瘍，多発性硬化症，アルコール，Wernicke 脳症，甲状腺機能低下症，フェニトイン中毒など

2) 感覚性

　下肢の深部感覚障害により起こる．常に足元を見つめながら足を高く持ち上げ，これを投げ出すようにしてかかとを床に強くたたきつける（踏みつけ歩行）図14．両足を開き（broad-based gait），体幹は左右に動揺する．暗がりや閉眼にて増悪する．Romberg 徴候陽性である．
　原因疾患：末梢神経障害（各種ニューロパチーなど），脊髄後索障害（亜急性連合性脊髄変性症など），視床血管障害，など

3) 前庭迷路性

　前庭迷路の障害で起こる．両下肢を広く開き，全身の動揺が強く，一側性障害の場合は患側に偏位する．これを矯正しようとするためジグザグ歩行になる．両側性障害では下肢が交差し，足がもつれて転倒しやすい．暗がりや閉眼での増悪あり．歩行以外の運動能力に異常はなく，左右差もない．Babinski-Weil 試験では，往復の軌跡が次第に病側に回旋するため，星形の軌跡を

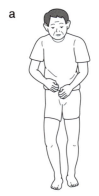 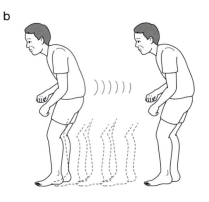

図15 Parkinson 歩行
a：姿勢，b：加速歩行

描く（星形歩行 démarche en étoile）．閉眼足踏み試験では，片側性迷路障害において患側に回旋する．回転性めまいを伴うことがある．

　　原因疾患：前庭神経炎，薬剤中毒（ストレプトマイシン，カナマイシン），Ménière 病，脳幹部血管障害など

4）前頭葉性

　前頭葉障害に伴う失調性歩行．皮質小脳路の経路障害によって生じる．小脳性と前庭迷路性失調性歩行の両方の特徴を示す．把握反射，gegenhalten などの前頭葉症状を伴う．

　　原因疾患：脳血管障害，脳腫瘍など

❸ Parkinson 歩行（parkinsonian gait）

　Parkinson 病患者に特徴的な歩行 図15．典型例では診察室に入るときの歩行で診断につながる場合もある．歩幅，腕の振りが減少し，典型的には膝を屈曲したまま床をこするように歩く（小刻み歩行）．腕の振りは左右差を認め，歩行により手指の振戦が顕在化もしくは増悪する．歩き始めからだんだん加速し小走りになっていく（加速歩行 festination）．押されると重心をくずして倒れそうになり，小股で駆ける（突進現象）．1歩目の踏み出しが困難である（すくみ足 frozen gait）などの特徴をもつ．すくみ足は，例えば目の前の線を踏み越えるように歩かせると踏み越えて歩き出すことができる．このような，視覚や聴覚などの感覚刺激で一時的に良くなる現象を矛盾性運動（kinésia paradoxale）という．また，混雑した電車で人の隙間を通るときや，駅の改札口や机の間など狭い場所を通るときにはすくみ足は増悪する．発症3年以内のParkinson 病患者においては，継ぎ足歩行が問題なく可能で，他の Parkinson 症候群（多系統萎縮症，脳血管性パーキンソニズム，進行性核上性麻痺など）の鑑別に有用との報告がある[1]．

　　原因疾患：Parkinson 病，多系統萎縮症などの Parkinson 症候群

❹ 小刻み歩行（marche à petis pas）

　正常の歩行では，運動脚の踵は，支持脚のつま先より前に出る．しかし，小刻み歩行では，運動脚の踵が他方の足先の後ろもしくはかろうじて超える程度までしか出ない．前述の通り，Parkinson 病，多系統萎縮症などの Parkinson 症候群で認められるが，正常圧水頭症や多発性脳梗塞でも小刻み歩行を認める．両側前頭葉障害により起こるといわれる．Parkinson 歩行に

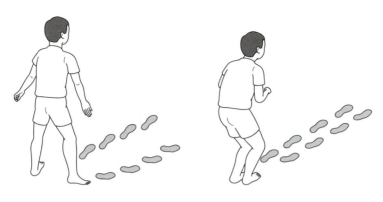

正常圧水頭症
多発性脳梗塞　　　　　　Parkinson 病

図16 小刻み歩行の鑑別

似た小刻み歩行だが，つま先からつくというより，足の裏全体で床をこするように歩く．magnetic gait ともいわれる．Parkinson 病との鑑別点としては，①上肢の症状に比べて下肢の歩行障害が目立つ（lower body parkinsonism），②起立姿勢は Parkinson 病のように前屈位ではなく，むしろ体幹は直立姿勢で，頭部も上向きである，③上肢を広げて両手で何かにつかまろうとする姿勢をとり，足幅が広い開脚歩行であり，足が逆ハの字を呈する，④ Parkinson 病で見られるような左右差に乏しい，⑤把握反射などの前頭葉徴候を伴うことが多い，などがある 図16．

原因疾患：Parkinson 病，正常圧水頭症，多発性脳梗塞

5 間欠性跛行

長い距離を歩くと腓腹筋の痛みや疲労感が強くなり歩行が困難になるが，しばらく休むとまた歩けるようになるもの．下肢血管性（下肢動脈の慢性閉塞性病変により起こる），脊髄性（下部胸髄，腰髄の一過性血流不全によって起こる），馬尾性に分けられる．

1）下肢血管性

Charcot 型間欠性跛行ともいう．下肢動脈の循環障害で起こる．神経学的な異常は伴わない．下肢動脈の拍動が減弱もしくは消失していることから鑑別を行う．

原因疾患：閉塞性動脈硬化症，Buerger 病（閉塞性血栓血管炎）

2）脊髄性

Dejerine 型間欠性跛行ともいう．腰髄前角への潜在的な血流低下があり，歩行に伴う腰髄の代謝増加による血液の相対的な低下が生じ，それに伴う一過性の脊髄虚血が原因と考えられている．歩行により，異常感覚（しびれ，熱感，冷感など）が出現するが，跛行の直接の原因は下肢筋力低下によるものである．跛行中には腱反射亢進，病的反射を認める．休息によりその所見は消失する．下肢動脈の拍動は異常を認めない．

原因疾患：椎間板ヘルニア，動静脈奇形，脊髄動脈炎

3）馬尾性

歩行中の姿勢のため，腰部脊柱管狭窄などによる狭窄が増悪して，下肢，ときに殿部，会陰部に疼痛や異常感覚（しびれ感）が出現して，増強することにより跛行が生じる．下肢に異常感覚

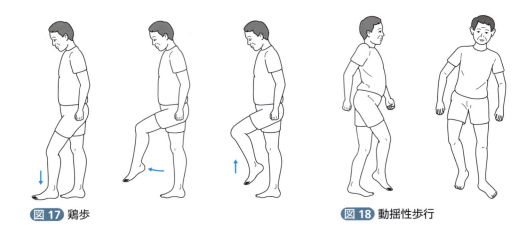

図17 鶏歩　　図18 動揺性歩行

（しびれ感）が出現し，アキレス腱反射は消失する．歩行によらなくても，腰椎前弯が増強する立位姿勢を維持しているだけでも同様の症状が出現する．前屈位で休息することで症状は消失する．

原因疾患：腰部脊柱管狭窄，椎間板ヘルニア，馬尾腫瘍

6 鶏歩（steppage gait）

足と足趾の背屈筋の末梢性の麻痺，特に前脛骨筋や長・短腓骨筋の麻痺による垂れ足（drop foot）になっているときにみられる歩行 図17．麻痺側のつま先が下垂しているため股関節，膝関節を極端に屈曲して，大腿を高く挙上して，つま先から着地する．足が床に着地する際に，まず足先が着地して次いで踵が着地するため，トンと1つの着地音がするのではなく，パタ・コンと，つま先と踵の2つの着地音が聞こえる．この音が馬の足音を思わせることから，steppage（馬の足音）という名前が付けられている．足を挙上した時の垂れ足の様子から鶏歩とよばれる．歩行時の垂れ足は，後方から観察し足底が見えるかを確認した方がわかりやすい．

原因疾患：ニューロパチー，遠位型ミオパチー，L4・5 神経根障害

7 動揺性歩行

歩行時に体が踏み出した足側に倒れてしまうのを防ぐ働きをもつ腰帯筋（特に中殿筋）の障害により起こる歩行 図18．腰帯筋の筋量低下により，踏み出そうとする側の腰が下がってしまうため，支えの脚側に上体を傾ける．すると体幹を左右に揺すりながら歩くことになる．また，傍脊柱筋の筋力低下が伴うため，脊柱の前弯も伴うことから，腰を突き出すようにして歩く．横から観察すると腰を突き出しているのがわかりやすい．Gowers徴候陽性となる．

原因疾患：多発筋炎，筋ジストロフィー，Kurgelberg-Welander 病など

8 歩行失行

前頭葉障害によるすくみ足症状を強く示す歩行障害．①立位ではスタンスを開き，前傾姿勢で立つ，②足尖が屈曲して地面を捉えるような肢位を示す，③歩行しだすと足が地面に根付いたようで，第1歩目がなかなかでない，④小刻みに足を床にこすりながら歩く，⑤リズムをもった歩行への移行が困難，⑥下肢や軀幹の筋緊張が亢進している（gegenhalten），⑦緊張足底反射，

表2 歩行障害の分類と主な原因疾患

痙性歩行
 片麻痺性：脳血管障害・腫瘍，脊髄疾患，多発性硬化症など
 対麻痺性：脊髄血管障害，脊髄炎，脊髄腫瘍，遺伝性痙性対麻痺，筋萎縮性側索硬化症，脳性小児麻痺など
失調性歩行
 小脳性：脊髄小脳変性症，急性小脳炎，小脳脳幹血管障害，小脳腫瘍，多発性硬化症，アルコール，Wernicke 脳
  症，甲状腺機能低下症，フェニトイン中毒など
 感覚性：末梢神経障害（各種ニューロパチー），脊髄後索障害（亜急性連合性脊髄変性症など），視床血管障害，など
 前庭迷路性：前庭神経炎，薬剤中毒（ストレプトマイシン，カナマイシン），Ménière 病，脳幹部血管障害など
 前頭葉性：脳血管障害，脳腫瘍など
Parkinson 歩行
 Parkinson 病，多系統萎縮症などの Parkinson 症候群
小刻み歩行
 Parkinson 病，正常圧水頭症，多発性脳梗塞
間欠性跛行
 下肢血管性：閉塞性動脈硬化症，Buerger 病（閉塞性血栓血管炎）
 脊髄性：椎間板ヘルニア，動静脈奇形，脊髄動脈炎
 馬尾症候群：腰部脊柱管狭窄，椎間板ヘルニア，馬尾腫瘍
鶏歩
 ニューロパチー，遠位型ミオパチー，L4・5 神経根障害
動揺性歩行
 多発筋炎，筋ジストロフィー，Kurgelberg-Welander 病など
歩行失行
 前頭葉腫瘍・血管障害，正常圧水頭症
ヒステリー歩行
 ヒステリー，詐病

把握反射，吸引反射，gegenhalten などの前頭葉徴候が存在する，⑧これらの歩行障害を証明しうる運動麻痺，運動失調などが存在しない，といった特徴をもつ[2]．

 Parkinson 病の歩行との鑑別が問題となるが，Parkinson 病ではいったん歩き出すとリズムをもった歩行に移行できることや他の Parkinson 症状が乏しいことが鑑別点となる．

 原因疾患：前頭葉腫瘍・血管障害，正常圧水頭症

9 ヒステリー歩行

 さまざまな異常歩行を示す．起立ができない（失立，起立不能：astasia），歩行ができない（失歩，歩行不能：absia）場合でも臥位では四肢の筋力が保たれている，他人の前では倒れそうに歩くが，倒れて傷つくことはないなど，奇妙で誇張された歩き方をする．歩行の異常が，神経診察で四肢の筋力や筋トーヌス，腱反射，小脳機能などの検査の所見と合わず，理屈に合わないことなどはヒステリー歩行の傍証となる．歩行障害がでることで，患者がなんらかの利益をえるか（病歴利得）の確認も必要である．

 原因疾患：ヒステリー，詐病

D. 補助検査および鑑別診断の進めかた

 歩行障害と姿勢のパターンから障害部位や原因疾患をある程度推測することができる．**表2** に各歩行障害のパターンとそれを呈する疾患をまとめた．ただ，歩行障害のパターンのみでは診断はできず，それに身体所見を追加して，さらに障害の局在を絞っていく必要がある．そのうえで各種検査を行って診断を行う．**表3** に検査をまとめる．ただ，すべてをやみくもにやるので

表3 歩行障害鑑別のための検査

- ・血液検査
  - 血算，生化学，炎症反応のスクリーニング：CPK，アルドラーゼなどを含め，必要があれば VitB$_1$，VitB$_{12}$，葉酸，膠原病関連自己抗体（ARS 抗体，抗 SSA 抗体，抗 SSB 抗体など），抗 AQP4 抗体，腫瘍マーカー，梅毒反応，抗 HTLV-1 抗体など
- ・頭部 CT・MRI：中枢神経疾患のチェック.
- ・脊髄 MRI：脊髄疾患のチェック.
- ・筋 CT・MRI
- ・髄液検査：細胞数，蛋白，糖，MBP，オリゴクローナルバンドなど
- ・平衡機能検査：迷路疾患のチェック
- ・聴力検査
- ・単純 X 線撮影：脊椎・関節疾患のチェック
- ・神経伝導検査，針筋電図検査：末梢神経・筋疾患のチェック
- ・Ankle Brachial Pressure Index（足関節上腕血圧比：ABI）
- ・下肢動脈エコー，下肢 CT アンギオ
- ・筋生検，神経生検
- ・遺伝子検査

はなく局在に応じて検査を組み立てていく必要がある.

　頭蓋内病変が疑われるようであれば，頭部 MRI や CT，Parkinson 症候群が疑われるなら DAT スキャンや MIBG 心筋シンチを行う. 脊髄病変なら脊髄 MRI，髄液検査などが考慮される. 末梢神経障害であれば，神経伝導速度，針筋電図，髄液検査などを行ったうえで，適応があれば神経生検が検討される. 筋疾患では，血清 CK，筋 MRI もしくは CT や針筋電図などの検査を行い，必要であれば筋生検を考慮する. **図19** に歩行障害の精査のアルゴリズムを示す. ただし，これで診断に至らない場合もあり，繰り返しになるが様々な側面からの所見を合わせて局在を考えていく必要がある.

　また神経診察や検査を繰り返しても診断に至らない場合には，ヒステリー歩行も鑑別に上がることを頭の片隅においておく必要がある.

■文献

1) Abdo WF, Borm GF, Munneke M, et al. Ten steps to identify atypical parkinsonism. J Neurol Neurosurg Psychiatry. 2006; 77: 1367-9.
2) 水野美邦. 歩行失行. 神経内科. 1982; 17: 532-7.

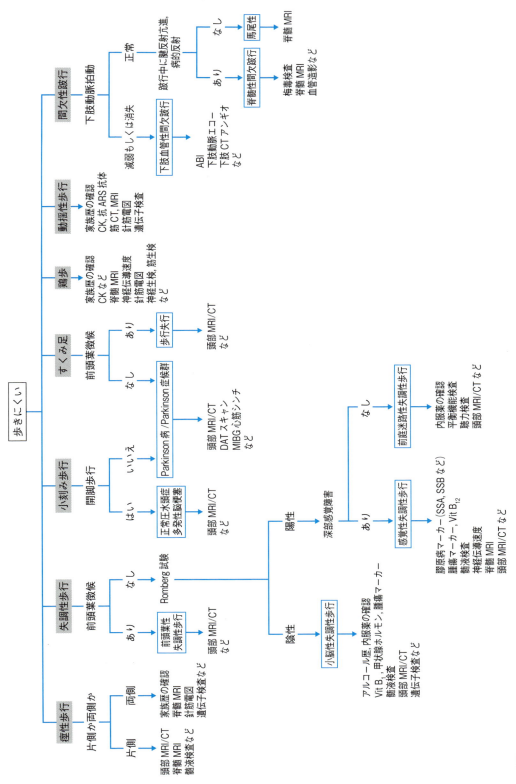

図19 歩行障害の精査のアルゴリズム

〈長田高志〉

神経症候 16 けいれんする

SUMMARY

● 病歴聴取にあたり考えること
- 意識障害はあったか（「あり」の場合は発作の目撃者を探すことが重要）
- けいれんの概要
  いつ生じ，どの程度続いたか（入眠時か覚醒時か，5分以上続いたか）.
  誘引はあったか（睡眠不足，過呼吸，投薬，抗てんかん薬の怠薬などがあったか）.
  前兆はあったか（幻臭，上腹部の不快感，既視感などがあったか）.
- けいれん中の状態
  起始と広がり（四肢どの部位から始まり，どう広がったか）.
  様式（左右差，強直や間代，流涎や発汗などの自律神経症状があったか）.
  眼位や顔色（閉眼していたか，共同偏視やチアノーゼはあったか）.
  咬舌や尿失禁はあったか.
- けいれん後の様子
  意識はすぐ戻ったか（発作頓挫後しばらくぼーっとしていたか）.
  自動症はあったか（口をモグモグさせていたか）.
- 既往歴の確認
  同様の発作の既往があるか（てんかんの診断歴があるか）.
  熱性けいれん，頭部外傷，脳血管障害，脳腫瘍などの既往があるか.
  内科疾患（心臓，肝臓，腎臓）や膠原病があるか.
  アルコール多飲歴があるか.

● 神経診察にあたり考えること
- けいれん発作は持続しているか（重責状態では精査よりも治療を優先する！）.
- 鑑別すべき不随意運動がないか（眼瞼けいれん，クランプ，ミオクローヌス，振戦など）.
- 代謝性脳症を示唆する所見がないか（特異な口臭，羽ばたき振戦など）.
- 器質的な脳病変を示唆する所見がないか（片麻痺，運動失調など）.
- 膠原病を示唆する皮疹などがないか（SLEの皮疹など）.

● 鑑別診断にあたり考えること
- 失神であった可能性はないか.
- けいれんではない他の不随意運動の可能性はないか.
- けいれんである場合，てんかん性か，非てんかん性（急性症候性発作）か.
  てんかん性けいれん発作の場合，部分発作か，全般発作か.
  非てんかん性けいれん発作の場合，脳の器質的疾患か，全身性疾患か.

A. 症状のとらえかたと病歴の取りかたのポイント

　意識障害を伴う発作でその目撃者がいなかった場合，まず「失神」であった可能性を鑑別することを念頭に病歴を聴取する必要がある．失神とは脳の急激な血流低下に起因する一過性の意識消失を指し，四肢の脱力を伴うが，血流が回復すれば速やかに意識も回復するものである．多くの失神では脱力が主体であるが，一過性にけいれんを伴うこともある．しかしながら，失神ではてんかん性けいれんでしばしば経験される咬舌はまれである（尿失禁の有無は鑑別にあまり役立たないと最近では指摘されているが，一般に失神では少ない）．また意識が血流や血圧の回復に連動して速やかに回復したかを確認することも重要である 表1 ．

　けいれんがあった場合，「心因性発作」の可能性を鑑別することも必要となる．心因性発作はてんかんの疑いにて初診となる患者の最大 20％程度の原因とされる．発作中に閉眼している場合は心因性発作の可能性が高いことが報告されている．

　意識障害を伴わないけいれん様発作の場合はとりわけ，いわゆる「不随意運動」である可能性を考慮しておく必要がある．不随意運動は動きの速い順に，ミオクローヌス，チック，バリスム，振戦，コレア，アテトーゼ，ジストニアと呼称されるが，例えば Parkinson 病の症状としての振戦を「けいれん」と訴える患者もいる．有痛性筋けいれん（クランプ：いわゆるこむら返り）や顔面／眼瞼けいれんも患者によっては「けいれん」と訴え来院することがある．

　「けいれん」と「てんかん」という用語はしばしば混同されがちだが，これらは区別しておく必要がある．けいれんは筋肉の不随意かつ発作的な収縮を示す症候であり，病名ではない．てんかんは神経細胞の異常興奮による症状が慢性かつ反復性に生じる病気を示す病名である．けいれんはてんかんが原因とは限らず，逆にてんかんの症状は必ずしもけいれんとは限らない 図1 ．

　「てんかん」は，慢性・反復性に生じる病態であるから，初回のけいれん発作ではてんかんと確定診断することは困難であり，てんかん以外を原因とする「急性症候性発作」を鑑別する必要がある 表2 ．

　一方で，てんかんの有病率が高いこと（人口の約 1％）は事実であり，急性症候性発作の鑑別を検討しつつも，てんかん性けいれん発作を念頭においた病歴聴取は重要である．通常，初発のけいれん発作のみでてんかんと診断することは行わず，2 回以上の発作をもって，てんかんと診断するが，発作型を記録しておくことがてんかん診断後の治療選択に重要である．

　てんかん発作型の国際分類（ILAE 1981 年版）表3 では，まず部分発作と全般発作に大別している．部分発作とは発作開始時の症状が大脳半球の片側の放電による発作であり，意識障害を伴わない単純部分発作と，意識障害を伴う複雑部分発作の二者に細分化される．全般発作とは発作開始時の症状が大脳半球の両側の放電による発作であり，欠神発作，非定型欠神発作，ミオクロニー発作，間代発作，強直発作，強直間代発作，脱力発作の七者に細分化される．なお，部分発作に始まり全般発作に至るものを二次性全般化発作と分類する．成人てんかんでは二次性全般化発作が最も多い．

表1 失神の鑑別

	失神	てんかん性けいれん
発作中	脱力している	けいれんしている
咬舌	まれ	しばしば
失禁	まれ	しばしば
意識の回復	速やか	遷延する

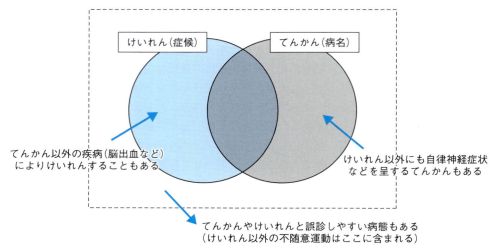

図1 けいれんとてんかんの違い

表2 けいれんを呈する疾患

1. てんかん
2. 急性症候性発作
    a. 全身性疾患
        1) 循環器系：高血圧性脳症（子癇），循環不全（Adams-Stokes症候群）など
        2) 体温：熱中症など
        3) 自己免疫：SLE（CNSループス），血管炎など
        4) 圧力：減圧症，高圧酸素療法後など
    b. 代謝性疾患
        1) 血糖：低血糖，高血糖
        2) 電解質：低Ca・低Na・低Mg・高Na血症，透析不均衡症候群など
        3) その他：アミノ酸尿症，ポルフィリン症など（先天性が多い）
    c. 中毒性疾患
        1) 医療用薬物：免疫抑制薬，気管支拡張薬，抗菌薬，鎮静性抗ヒスタミン薬，抗うつ薬，抗精神病薬など
        2) 離脱症候群：アルコール，麻酔薬，バルビツール酸，ベンゾジアゼピン系
    d. 中枢神経疾患
        1) 脳血管障害：脳出血，くも膜下出血，塞栓性脳梗塞，脳静脈血栓症など
        2) 外傷：頭蓋骨骨折，頭部穿通性外傷，出生時外傷など
        3) 感染症：AIDS，脳膿瘍，髄膜炎，神経梅毒，狂犬病，ウイルス性脳炎，寄生虫/原虫疾患（マラリア・嚢虫症など），真菌感染症（トキソプラズマなど）など
        4) 腫瘍：脳腫瘍（原発性・転移性），リンパ腫など
        5) その他：水頭症（脳室閉塞），脳血管奇形など
3. いわゆる不随意運動（ミオクローヌス，振戦，コレアなど）
4. 有痛性筋けいれん（クランプ）
5. 顔面/眼瞼けいれん

　てんかんであった場合，患者本人が発作の一部始終を覚えている場合は，単純部分発作が考えられる．逆に意識を失い記憶がない場合は，発作の目撃者を探して情報を聴取することが肝要である．目撃者が身体の一部分に留まるけいれんを目撃した場合は複雑部分発作と考えられる．他方，全身のけいれんであった場合，その直前に眼，頭部，手などの動きに左右差があったかを確認し，当初より左右対称であったならば全般発作が考えやすく，左右非対称であったならば部分発作の二次性全般化が考えられる．

　てんかんによる全身性のけいれんとして一般的に目撃される病型は，間代発作とよばれ，手足

表3 てんかん発作型の国際分類（ILAE 1981年版）抜粋

部分発作
　単純部分発作
　　運動徴候を呈するもの
　　体性感覚または特殊感覚症状を呈するもの
　　自律神経症状あるいは徴候を呈するもの
　　精神症状を呈するもの
　複雑部分発作
　　単純部分発作で始まり意識減損に移行するもの
　　意識減損で始まるもの
　二次的に全般化する部分発作
　　単純部分発作から全般発作に進展するもの
　　複雑部分発作から全般発作に進展するもの
　　単純部分発作から複雑部分発作を経て全般発作に進展するもの

全般発作
　欠神発作
　非定型欠神発作
　ミオクロニー発作
　間代発作
　強直発作
　強直間代発作
　脱力発作

を一定のリズムでガクガクとさせるものである．これに対して，固く食いしばり，手足をピンと伸ばして全身を硬くしチアノーゼを呈するのが強直発作であり，これらが組み合わさったものが強直間代発作である．発作後は意識がもうろうとしたり，1時間程度の睡眠に移行することが多い．一方，瞬間的に全身あるいは手足などの一部が，ピクッと単回ないし複数回収縮する病型をミオクロニー発作という．これらに対して，脱力発作はその名のとおり全身の筋肉の緊張が低下し崩れるように倒れる発作，欠神発作は筋肉の緊張は保たれたまま意識のみが減損する発作であり，いずれも通常は「けいれん」としては認識されない．これら発作様式の詳細は動画で確認しておくことが望ましい（https://www.epilepsydiagnosis.org）．

　部分発作の焦点で最多を占めるのは側頭葉（側頭葉てんかん）であり，次いで前頭葉てんかんであり，後頭葉てんかんと頭頂葉てんかんは比較的まれである．

　側頭葉てんかんの典型例では，胃の不快感や精神的な不安感などの短時間の前兆（単純部分発作）を自覚していることが多い．前兆に続いて，夢の世界にいる感覚や昔の記憶がよみがえる感覚〔夢様状態（dreamy state），デジャビューと呼称する〕が生じ，その後に意識減損が生じ，口をモグモグさせたり，手を動き回したりする自動症が生じる（複雑部分発作）．二次性に全般化すると強直間代発作が生じる．発作後はもうろうとした状態（postictal state）になり，次第に回復する．

　側頭葉てんかんは，より深部に位置する扁桃体や海馬を起源とする内側側頭葉てんかんと，大脳皮質を起源とする外側側頭葉てんかんに大別できる．胃の不快感や不安感，嗅覚や味覚に感する前兆で始まるものは，内側側頭葉てんかんであることが多く，聴覚や視覚に関する前兆で始まるものは外側側頭葉てんかんであることが多い．両者では内側側頭葉てんかんが圧倒的に多く，海馬硬化症が背景にある場合，手術療法も考慮される．海馬硬化症は乳児期の熱性けいれん重積，脳炎，頭部外傷，周産期障害などの後遺症であることが多い．

　前頭葉てんかんでは前兆を経ずに発作が突如始まることが多く，焦点と対側へ顔を捻り，対側に共同偏視し，対側の手を伸展させあたかもフェンシングをしているようなポジションをとる

神経症候16　けいれんする

［フェンシングスタイル，向反（こうはん）発作］．発作後にもうろうとした状態になることは少なく，発作内容を明確に記憶していることもあり，また発作後の頭痛の訴えが比較的多い．

後頭葉てんかんでは，星くずや太陽のような光が動いて見えることが多いが，視野欠損や歪んで見えるなどの視覚発作が生じる．視覚発作後に頭痛と嘔気が生じ得るため，いわゆる片頭痛（血管性頭痛）と似ているが，片頭痛では前兆が数時間に及ぶことがあるのに対し，後頭葉てんかんでの視覚発作は数分以内である．

B. 神経的診察の方法

通常のけいれん発作は数分で収まることがほとんどである．5分以上続く場合や，短い発作が反復して続く場合はけいれん重積発作と判断し，詳細なる神経診察や精査よりも頓挫のための治療を優先するべきである（てんかんによるけいれん重積発作の場合，約30分以上の持続で脳に不可逆的損傷が生じえることが示されている）．

一般にけいれんは短時間で頓挫するため，けいれん発作中の診察機会は決して多くない．しかしけいれん発作に遭遇した場合には，その起始と広がり，意識の有無，共同偏視やけいれんの左右差，発作様式，発作後の意識状態や自動症の有無などに注意して診察する必要がある．これらの情報はその後の診断や病型分類に必要となる．

なお，てんかん性けいれん発作後の患者に一過性の麻痺が出現することがあり，Todd麻痺とよばれ，全般発作よりも部分発作において生じやすく，病型や焦点の推定に役立つ．Todd麻痺は数時間から数週間程度続くことがある．

その他，咬舌や尿失禁が発作中にあったか否かは，失神との鑑別において参考所見となることは上述の通りである．

C. 症候の種類と解釈

けいれんとは筋肉の異常運動であるから，したがってその多くは錐体路における信号異常が原因である 図2．すなわち，大脳皮質運動野に存在する上位運動ニューロンとその軸索，脊髄前角に存在する下位運動ニューロンとその軸索，神経筋接合部，骨格筋のいずれかに異常が生じていると推定される．頻度的には上位運動ニューロンに由来するもの，とりわけてんかんが多い．てんかんの場合はけいれんの起始と広がりから，運動野における焦点の推定が可能である 図3．他方，脊髄レベルの下位運動ニューロンを原因とする場合は脳神経領域のけいれんを生じないことが重要である（脊髄性ミオクローヌスなど）．

一方，患者が「けいれん」と訴える不随意運動の中には錐体外路 図4 に原因を有するものがある．これら不随意運動の鑑別には神経内科専門医の診察が必要となることが多い．しばしば遭遇する不随意運動として振戦があげられ，安静時に生じる振戦はParkinson病の徴候として有名である．動作時（姿勢時や運動時）に生じる振戦には若年者にも生じうる生理的振戦（病的意義は乏しい）や本態性振戦がある．一方，俗に「羽ばたき振戦」とよばれている肝性脳症の症状はミオクローヌスの一種であり振戦ではない（陰性ミオクローヌスとよばれ，フッ，フッと力が抜けるため羽ばたいているように見える）．

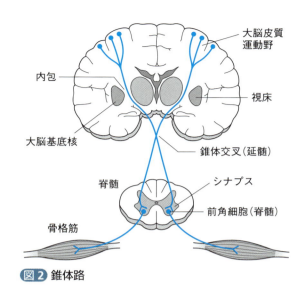

図2 錐体路

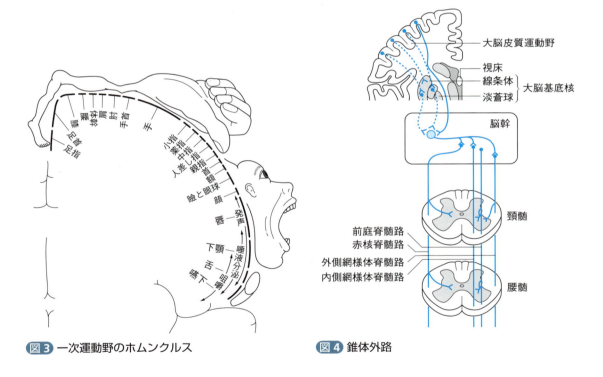

図3 一次運動野のホムンクルス

図4 錐体外路

D. 補助的検査および鑑別診断の進め方

表2の疾患を鑑別するうえで，有用な血液検査として以下のものがあげられる表4．

不整脈を背景とした失神の鑑別には心電図モニター（ないし Holter 心電図）が有用である．本邦では欧米に比して Brugada 症候群が多いとされており，失神が疑われる男性例では注意が必要である．

| 表4 | けいれんの鑑別診断に有用な血液検査 |

けいれんが起きたことの傍証となる項目
    CPK, 乳酸

失神に関連する項目
    貧血: ヘモグロビン
    急性冠症候群: 白血球数, AST, CK-MB, トロポニン T
    心不全: BNP

急性症候性発作を呈する疾患に関連する項目
    糖尿病: 血糖, HbA1c
    腎不全: BUN, Cr, Na, K, Cl, Ca, Mg
    肝不全: Alb, TB, DB, AST, ALT, ALP, γGTP, PT-INR, アンモニア
    炎症性疾患: CRP, プロカルシトニン
    自己免疫疾患: 抗核抗体, 抗 dsDNA 抗体
    脳血管障害: PT-INR, D-dimer
    薬剤性: 内服中の免疫抑制薬や抗てんかん薬の血中濃度
    中毒性: 治療開始前の血清を保存しておく

心因性発作（ヒステリー）との鑑別が必要な場合には，けいれん発作 10〜20 分後に血清プロラクチンを検査し，発作 1 時間以上経過した後の血清プロラクチンと比較して上昇しているかを確認してもよい（全般発作ではけいれん直後にプロラクチンの上昇が認められるが，心因性発作では認められない）．

治療の遅れにより致命的になり得る頭蓋内病変を除外するため，初発のけいれんでは頭部 CT を撮影するべきである．一方，頭部 MRI は撮影時間を要することから緊急時には不適当であり，また必ずしも全例に必要とはいえないが，脳血管奇形，脳腫瘍，塞栓性脳梗塞，脳静脈血栓症などの診断には欠かせず，概して頭部 CT に勝る検出力を有する［撮影可能時は急性期梗塞巣を鑑別する拡散強調画像（DWI），血管撮影の MRA（静脈血栓症を疑う場合は MRV），微小な出血をも検出する T2*（T2-star）を含む撮影が推奨される］．

髄膜刺激症候を伴う場合は，頭部 CT で頭蓋内圧亢進を否定したうえで，脳脊髄液検査が必須である．一般検査（細胞数，糖，蛋白質）に加えて，培養（一般細菌，抗酸菌），細胞診の提出が望ましい．夜間緊急時などに脳脊髄液を培養用に保管する場合は，冷蔵保存だと髄膜炎菌が死滅するため，保管方法に注意が必要である．

てんかんは大脳神経細胞の過剰興奮を機序とする症候群であり，同機序を証明するのに最も有用な方法は脳波である．しかしながら脳波検査の感度はしばしば不十分であり，一般的な検査方法では，てんかん患者の約 50% で異常が検出されない．したがって，脳波異常がなくともてんかんを除外することはできず，脳波異常が検出されなくとも臨床症状からてんかんと診断されることもある．脳波異常の検出率を向上させるには，複数回の脳波検査を試みる他，睡眠賦活脳波を撮影することも有用である．他方，健常人の 200 人に 1 人は脳波異常を認めるとされ，臨床的にてんかん発作を裏付けるものがない場合，脳波異常をもっててんかんと診断することはできない．以上のことから，脳波は可能な限り施行することが望まれるが，急性症候性発作の鑑別に優先されるものではない．

聴取した病歴から内側側頭葉てんかんが疑われる場合，頭部 MRI（冠状断・FLAIR）で片側性に海馬の高信号や萎縮を認めることがあり，海馬硬化症とよばれ外科的治療の適応となる場合がある（保険適用のイオマゼニル SPECT も診断に有用である）．

神経症候 16　けいれんする

E. 確定診断までの行程

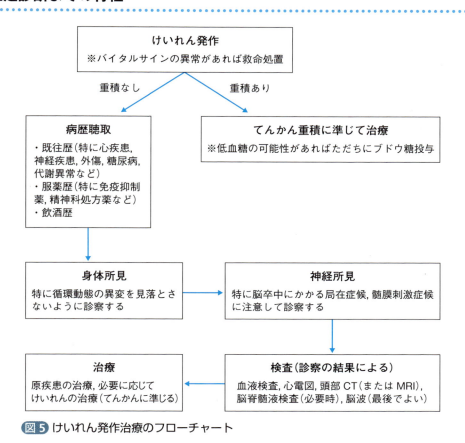

図5 けいれん発作治療のフローチャート

〈中原 仁〉

神経症候 **17** **意識が悪い**

SUMMARY

● 意識障害の状態・程度は，Japan Coma Scale（JCS）や Glasgow Coma Scale（GCS）などを用いたスケール評価や，「昏睡」，「昏迷」，「傾眠」などの用語によって記載するが，その他の具体的な状況も併せて記載し，医療者間での状態の共有や経時的観察が可能になるように客観的な記載を行う．

● 病歴を把握することはきわめて重要であるが，当人から情報を得られない場合がほとんどであり，家族や目撃者から情報を収集する努力が必要である．

● 診察においては，「呼吸」，「血圧・脈拍」，「体温」，「皮膚・体表の観察」などの一般身体所見を捉えたうえで，「姿位」，「瞳孔所見・眼位・眼球運動」，「脳幹反射」，「四肢の運動麻痺の評価」，「深部腱反射・病的反射」，「髄膜刺激徴候」などの神経学的所見の把握を行う．

意識障害患者では，致命的な病態や緊急性を要する疾患が背後にある場合が多く，その診察はきわめて重要である．またその原因がいわゆる神経疾患ではないことも多く，神経内科医以外の医師にとっても有益な診察方法だと考えられる．

一方で，意思の疎通に問題がある意識障害患者においては，通常の神経診察をそのまま当てはめることが難しいため，多くの医師にとってその診察は「苦手分野」として捉えられていることが多いと思われる．しかしながら，一度体系的な意識障害患者の診察方法，あるいはその「こつ」を覚えてしまえば，一般身体所見の延長としてその診察を捉えることもできる．本稿では，神経難病の神経診察ではない，common disease としての意識障害の神経診察法を述べていく．

A. 症状のとらえかたと病歴の取りかたのポイント

1 意識障害の状態・程度の記載

意識が悪いといってもその状態や程度はさまざまで，また同一患者においても刻一刻と変化するものであり，それを客観的に評価し正しく記載することは，医療者間での状態の共有や，経時的観察の上で非常に重要である．その記載方法としては Japan Coma Scale（JCS）や Glasgow Coma Scale（GCS）といったスケールでの評価や，「昏睡」，「昏迷」，「傾眠」などの用語による方法がある．また実際には，これらのスケール・用語での記載の他に具体的な状況，たとえば「目は合わせるが指示には従わない」「この刺激ではこのような反応を示した」な

表1 Japan Coms Scale（JCS）

Ⅰ．刺激しないでも覚醒している状態（1桁の数字で表現）
〔delirium（せん妄），confusion（意識不鮮明），senselessness〕
　　1．意識清明とはいえない
　　2．見当識障害がある
　　3．自分の名前，生年月日が言えない

Ⅱ．刺激すると覚醒する状態（2桁の数字で表現）
〔stupor（昏迷），lethargy（嗜眠），hypersomnia（過眠），somnolence（病的な傾眠），
drowsiness（病的・生理的問わず傾眠）〕
　　10．普通の呼びかけで容易に開眼する
　　20．大きな声，または体を揺さぶることにより開眼する
　　30．痛み刺激を加えつつ呼びかけを繰り返すと辛うじて開眼する

Ⅲ．刺激をしても覚醒しない状態（3桁の数字で表現）
〔deep coma（深昏睡），coma（昏睡），semicoma（半昏睡）〕
　　100．痛み刺激に対して，払いのけるような動作をする
　　200．痛み刺激で少し手足を動かしたり，顔をしかめる
　　300．痛み刺激にまったく反応しない

注　R：restlessness（不穏），I：incontinence（失禁），A：akinetic state または akinetic mutism
（無動性無言）がある場合には，それを付記する．例：30R または30 不穏.

どの記載を併せて行うと，診察者以外にもその状況が伝わりやすい．一方で「せん妄」，「錯乱」，
「もうろう」や「アメンチア」といった意識内容の異常（意識の変容）が主体となるものもある．
以下，意識障害を表すスケール・各用語について説明していく．

a．意識障害を表すスケール

1）JCS 表1

「刺激しないでも覚醒している（gradeⅠ＝1桁の点数）」，「刺激すると覚醒する（gradeⅡ＝2
桁の点数）」，「刺激をしても覚醒しない（gradeⅢ＝3桁の点数）」に分け，各gradeをさらに詳
細に3段階に評価する，計9段階のスケールである．

2）GCS 表2

意識障害を，開眼，発語，運動機能の3因子の観点から評価するスケールである．正常では
E4V5M6の15点を示し，深昏睡ではE1V1M1の3点となる．

b．意識障害を表す各用語

1）昏睡（coma）

自発運動なし，通常の刺激（皮膚をつねる，針でつつくなど）で反応なし，筋肉は弛緩し，尿
便失禁が起こる状態である．眼窩上縁内側，指趾の爪根部，前脛骨部，胸骨中央などを圧迫する
などの強い刺激 図1 でも反応せず，腱反射，角膜反射も消失する状態を深昏睡（deep coma）
とよぶ．JCSに当てはめると，昏睡は200，深昏睡は300程度に相当する．

2）半昏睡（semicoma）

自発運動はほとんどないが，皮膚への針刺激で逃避反射を示す．腱反射，瞳孔反射は保たれる
が，尿便失禁の状態である．

3）昏迷（stupor）

自発運動がしばしば認められ，種々の刺激（疼痛，触る，光，音など）に対して逃避運動がみ
られる．また簡単な質問や指示に従うこともある．尿便失禁は必ずしも伴わない．

表2 Glasgow Coma Scale（GCS）

開眼（eye opening：E）	E
自発的に開眼	4
呼びかけにより開眼	3
痛み刺激により開眼	2
開眼しない	1
言語による最良の応答（best verbal response：V）	V
見当識あり	5
混乱した会話	4
不適当な発語	3
理解不明の音声	2
発語なし	1
運動による最良の応答（best motor response：M）	M
命令に従う	6
痛み刺激に対して払いのける	5
痛み刺激に対して逃避する（四肢を引く）	4
痛み刺激に対して屈曲を示す（除皮質姿位）	3
痛み刺激に対して四肢を伸展する（除脳姿位）	2
痛み刺激でもまったく動かさない	1

挿管中などで発声できない場合は，言語応答はVTと示し，扱いは1点と同じである．

①眼窩上縁内側を拇指にて圧迫

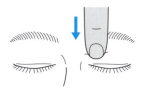

②指趾の爪根部をペンの柄などで圧迫

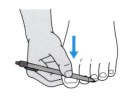

③前脛骨部をペンの柄などで圧迫

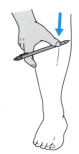

④胸骨中央を握りこぶしで圧迫

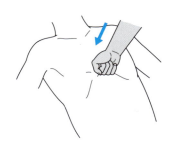

図1 強い刺激を与える方法

4）傾眠（somnolence）

種々の刺激に対して覚醒し，質問に答えたり，動作を行うが，刺激がなくなると眠ってしまう状態．この状態は生理的な睡眠でも起こり得り，病的な現象との区別が困難なときもある．

c. 特殊な意識状態

1）持続植物状態

外見上は開眼し目を動かしているが，物を認識しているわけではなく，また発語もなく，原始反射による動きのみを呈す状態[1]．下記の2つに分けられる．

　①失外套症候群：広範な大脳病変により植物状態を呈しているもの．

　②無言無動：脳幹網様体賦活系の障害により植物状態を呈しているもの．

2）閉じ込め症候群

意識は声明で精神活動は正常であるが，錐体路障害による運動麻痺のため四肢の運動，発語，眼球運動ができなくなるため，見かけ上は植物状態と同様に見えるもの．したがって意識障害ではなく，垂直性の眼球運動や輻輳は可能で，脳波は正常である[1]．

3）通過症候群

意識混濁から正常状態に回復するまでの期間において，自発性の障害が起きている状態．通常6週間以内に回復する[2]．

d. 意識の変容

1）せん妄

軽度の意識障害の上に意識変容が加わり，幻覚，妄想，興奮などの精神症状を伴うもの．急性・亜急性の発症様式で，症状の変動があり，可逆性である．

2）急性錯乱状態

急性に生じた，せん妄様の状態．

3）朦朧状態

ある程度の認識はできるが，全体的な判断力が欠けている状態．この状態中のことは後では思い出せない[2]．意識の狭窄（知覚している範囲が狭くなる）を認める．

4）アメンチア

外界の認識が困難になり，思考がまとまらなくなり，患者自身が当惑している軽い意識障害の状態[2]．

2 病歴把握の重要性

病歴を把握することは，意識障害患者の診察においてもきわめて重要である．しかし本人から情報を得られない場合がほとんどであり，家族や目撃者，入院中であれば看護師を含めた医療者から情報を把握する努力が必要である．その内容としては，意識障害出現の時期や発症様式（突然発症，緩徐発症），意識状態の変化の有無，随伴症状（けいれん，頭痛，嘔吐，発熱など）の有無，既往症・基礎疾患，投薬内容など，多岐にわたる 表3．特に薬剤性や代謝性の意識障害患者では，非特異的な身体所見・神経学的所見しか示さない場合も多く，病歴の把握はきわめて重要である．

表3 病歴による意識障害の鑑別

- ●突然発症：脳卒中，てんかん，失神
- ●分単位での急激な発症：くも膜下出血
- ●意識の改善あり：てんかん（緩徐に回復），失神（速やかに回復）
- ●頭痛・嘔吐（頭蓋内圧亢進症状）：くも膜下出血，脳出血，高血圧脳症，脳静脈血栓症
- ●けいれん：てんかん，脳血管障害，脳腫瘍，脳膿瘍
- ●発熱：髄膜炎，脳炎，脳膿瘍
- ●薬剤：鎮静薬，睡眠薬，向精神薬，抗血栓薬（→脳出血）
- ●外傷：頭蓋内血腫
- ●数カ月前の転倒：慢性硬膜下血腫
- ●基礎疾患
  - ・高血圧：脳血管障害
  - ・不整脈：Adams-Stokes 症候群
  - ・糖尿病：糖尿病性昏睡，または低血糖
  - ・肝疾患：肝性脳症，門脈体循環シャント
  - ・腎疾患：尿毒症，電解質異常
  - ・呼吸器疾患：肺気腫（CO_2 ナルコーシス）
  - ・内分泌疾患：甲状腺機能低下症（粘液水腫），副腎不全
  - ・耳鼻科・歯科治療後：髄膜炎，脳炎，脳膿瘍
  - ・悪性腫瘍：脳転移・髄膜癌腫症（癌性髄膜炎），Trousseau 症候群（凝固異常）

B. 診察の方法

1 一般身体所見

　意識障害患者においても，一般身体所見から得られる情報は多い．紙面の都合上身体所見の診察の詳細に関しては割愛するが，以下にバイタルサインとして診察・観察すべき項目を列挙する．

a. 呼吸

　自発呼吸の確認，低酸素血症（チアノーゼ）や気道閉塞所見（吸気・呼気時の気道狭窄音）の有無の確認を行い，まずは緊急対処を要する病態の把握に努める．次に下記の項目を確認する．

1）呼吸のリズムの把握 図2

①Cheyne-Stokes 呼吸：呼吸運動の振幅が漸増したあとに漸減し，しばらくの無呼吸の後，これを繰り返す呼吸．両側大脳半球および間脳の障害で生じる．

②中枢性過呼吸：深い呼吸が頻回に規則正しく起こるもの．中脳下部または橋被蓋上部の障害で生じる中枢性過呼吸の他，糖尿病性昏睡や尿毒症時の代謝性アシドーシスに対する代償として起こる Kussmaul 呼吸があげられる．

③群発呼吸：大きな過呼吸と無呼吸を繰り返すもの．橋下部ないし延髄上部の障害で起こる．Cheyne-Stokes 呼吸との鑑別が難しい場合もある．

④失調性呼吸：呼吸の深さも周期も不規則な呼吸．延髄障害を示す．予後不良である．

2）呼吸臭の確認

　アルコール臭（アルコール中毒），アセトン臭（糖尿病性昏睡），尿臭（尿毒症），アンモニア臭（肝性脳症）などを確認する．

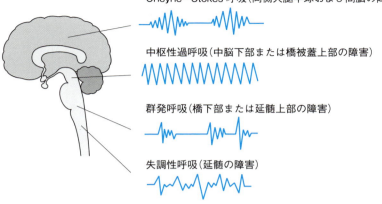

図2 脳障害部位と呼吸パターン
（田崎義昭, 他. ベッドサイドの神経の診かた. 16版. 東京: 南山堂; 2004. p.281-306[2]）より改変）

b. 血圧・脈拍

まずはショックバイタルや極端な徐脈などの緊急対処を要する病態の把握に努めたうえで, 下記の項目を確認する.

1）血圧

血圧上昇を認める場合には, 脳血管障害（特に脳出血）や頭蓋内圧亢進状態（脳静脈血栓症など）の結果として起こるものと, 高血圧性脳症などの血圧上昇自体が意識状態の原因となるものの2つを考える.

血圧低下に関しては, 心原性ショック, 大動脈解離, 肺塞栓症, 出血などによる循環不全を考えるほか, バルビツール中毒, アルコール中毒などによっても生じる

2）脈拍

徐脈を認める場合, 血圧上昇を伴えば, 頭蓋内圧亢進によるCushing現象としての徐脈を疑い, 一方で血圧低下を伴うなら, 不整脈による心拍出量低下に伴う脳循環不全（Adams-Stokes症候群）を疑う.

頻脈を認める場合には, 頻脈による心拡張障害での心拍出量低下・脳循環不全の他, 甲状腺クリーゼも鑑別にあがる.

c. 体温

1）体温上昇

髄膜炎, 脳炎, 脳膿瘍などの感染症, 熱中症による意識障害, 頭蓋内疾患による視床下部の体温調節中枢障害による中枢性発熱, 甲状腺クリーゼなどを疑う.

2）低体温

バルビツール中毒, アルコール中毒などの薬剤性, 副腎不全や粘液水腫性昏睡（甲状腺機能低下症）などの内分泌疾患を鑑別にあげる.

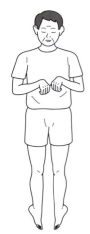

図3 除皮質硬直
上肢は屈曲，下肢は伸展・内転する姿位をとる．

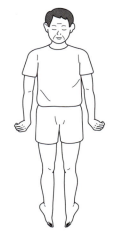

図4 除脳硬直
上下肢とも伸展内転位をとる．

d．皮膚・体表の観察

　頭部や顔面の外傷，出血などの確認を行う．耳・鼻からの出血や髄液の漏出は頭蓋底出血の可能性がある．発汗著明であれば，低血糖や甲状腺クリーゼを疑う．皮疹を認める場合には，髄膜炎菌による髄膜炎やウイルス性脳炎なども鑑別にあがる．注射痕がある場合には，薬物中毒やインスリン注射を行っている可能性が考えられる．

2 神経学的診察

　意識障害の程度が軽い患者の場合では通常の神経診察を行うことも可能であるが，ここでは診察の指示に従えない意識障害患者における観察項目を列挙し，解説を行っていく．

a．姿位

　患者が足を組んでいたり寝返りをしている場合には，意識障害はそれほど重度ではないか，または生理的睡眠と考えられる．患者が閉眼し四肢の動きが認められない場合には，さまざまな刺激に対しての反応をみるが，刺激に際して下記のような特徴的な姿位を取ることがある．

1）除皮質硬直

　図3 のように，上肢は屈曲，下肢は伸展・内転する姿位で，大脳半球の広範な障害で認められる．上肢の屈曲には中脳赤核から脊髄へ下行する赤核脊髄路が作用し，下肢の伸展には脳幹被蓋から脊髄へ下行する網様体脊髄路が関与しているが，通常は大脳からの下行路によりこの2つの経路は抑制されている．大脳半球の障害により抑制の解除が起こると，この2つの経路の作用が前面に出て特徴的な姿位を生じると考えられている．

2）除脳硬直

　図4 のように，下肢とともに上肢も伸展内転位をとる姿位で，上部脳幹の障害で認められる．機序的には，上部脳幹の病変で上述の赤核からの下行路（赤核脊髄路）が寸断されることにより，上肢の屈曲作用が弱くなり伸展すると考えられている．

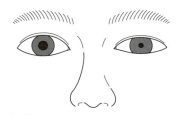

図5 左Horner症候群
左眼の縮瞳と眼裂狭小を認める.

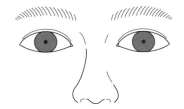

図6 pinpoint pupil
両側の瞳孔の著しい縮瞳を認める.

b. 眼徴候の診察

意識障害患者では眼に関する診察の比重がきわめて大きい．まずは眼から得られるだけの情報を引き出すことが重要である．

1）瞳孔・対光反射

左右の瞳孔径を確認する．2 mm より小さい場合を縮瞳，5 mm より大きい場合を散瞳とよぶが，左右差の有無が重要である（0.5 mm 以下の差は生理的範囲内である）．

- 一側の縮瞳の場合は Horner 症候群（交感神経の障害）を疑う 図5．
- 一側の散瞳の場合は動眼神経障害（副交感神経の障害）を示唆する．鉤ヘルニア（後述）では，中脳での動眼神経内の副交感神経が圧迫を受けヘルニア側の散瞳を生じ，また同側の対光反射も消失する．
- 両側瞳孔の著しい縮瞳は pinpoint pupil とよばれ，重症の橋出血でよく認められる 図6．橋内を下行する交感神経の障害が原因であり，対光反射は保たれているはずであるが，そもそも著しく縮瞳しているため確認ができない．その他多くの代謝性障害では，交感神経系の機能異常のため縮瞳を認めるが，対光反射は保たれることが多い．
- 両側の散瞳は，全脳虚血や低血糖，アトロピンやスコポラミンの大量服薬などで生じる．

2）眼位・自発的眼球運動

両眼瞼を持ち上げて，眼位および自発的な眼球運動を観察する．

a）水平性眼球共同偏倚 図7

両眼が持続して一側に偏倚している状態．眼球の随意的側方注視の上位中枢は，前頭葉眼球運動野（frontal eyefield: FEF）にあり，その下行線維は内包膝部を通り，中脳レベルで対側に交差し，側方注視の下位中枢である傍正中橋網様体（paramedian pontine reticular formation: PPRF）に到達し，両眼球を PPRF と同側（FEF の反対側）に共同偏倚させる．したがって PPRF 側へ交差する前の中脳以上に麻痺性の病変があれば，眼球は病巣側に偏倚し，交差後の PPRF までに病変があれば，病変の反対側へ偏倚する．一方，中脳以上に刺激性の病変（てんかんなど）が存在すれば，この経路が賦活化され，むしろ眼球は病変と反対側に偏倚する．

b）水平性非共同性眼球偏倚 図8

両眼が共同せずに，水平方向に偏倚した状態．内側縦束（MLF）症候群や外転神経核，動眼神経核などの脳幹病変によって片眼の眼球運動が障害されたときに認められる．

c）垂直性眼球共同偏倚

中脳に進展するような視床出血の際には，両眼が輻輳して下方に偏倚し鼻先を見つめるような眼位 図9 を呈する．上方への垂直性偏倚は，睡眠時にも生理的に認められるが，てんかん発作，

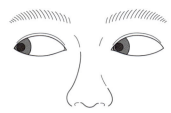

図7 水平性眼球共同偏倚
両眼とも右方へ偏倚している．

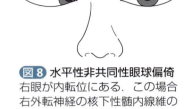

図8 水平性非共同性眼球偏倚
右眼が内転位にある．この場合右外転神経の核下性髄内線維の障害が疑われる（髄内病変の場合）．

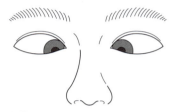

図9 鼻先を見つめるような眼位

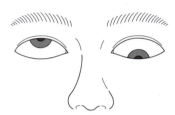

図10 斜偏倚
右眼が上方，左眼が下方に偏倚している．

失神，Cheyne-Stokes 呼吸の無呼吸時にも一過性に出現する．

d）斜偏倚（skew deviation）図10

一側の眼球が下方，対側眼球が上方に偏倚した状態．中脳あるいは延髄レベルの下転眼側に病変があるとされている．

e）眼球浮き運動（ocular bobbing）図11

間欠的に，眼球が急速に下方に沈下しゆっくりと元の正中位に戻る，垂直性の眼球運動．魚釣りのときに投げ入れる「浮き」の動きと近似しているためにこのように名付けられた．重症橋出血で時に認められ，予後不良の徴候である．

f）眼球沈み運動（ocular dipping）図12

垂直性の眼球運動であるが，眼球浮き運動と逆で，ゆっくり沈み急速に上昇する．低酸素脳症で認められる．

g）眼球彷徨（roving eye movement）図13

眼球がゆるやかに左右方向に動く（さまよう）状態．水平性の眼球運動が可能であることを示しており，脳幹障害が<u>ないこと</u>を示唆する．

3）頭位を変換した際の眼球運動

頭を受動的に急速に左右・上下方向に回転させると，眼球はその反対側に動き，元の位置を保とうとするのが正常な反応である．これを頭位変換眼球反射（oculocephalic reflex: OCR）または人形の目現象（doll's eye phenomenon）とよぶ図14．意識清明なときには，はっきりとした反射を示さない．頭部の位置情報の入力を受ける前庭系や左右の眼球を強調して動かす各脳神経核の協調を妨げるような脳幹の器質的障害があると，この反射が消失する．しかしなが

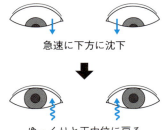

図11 眼球浮き運動
間欠的に，眼球が急速に下方に沈下しゆっくりと元の正中位に戻る運動を示す．

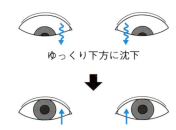

図12 眼球沈み運動
眼球がゆっくり沈下し，その後急速に上昇し元の位置まで戻る運動を繰り返す．

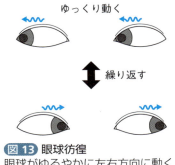

図13 眼球彷徨
眼球がゆるやかに左右方向に動く．

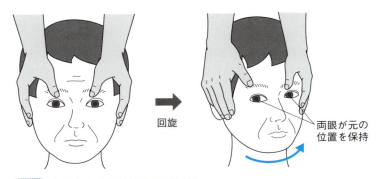

図14 水平方向の頭位変換眼球反射
脳幹障害がなければ，頭を受動的に急速に左右方向に回転させると，眼球が元の位置を保持するように動く．

ら，バルビツール系やベンゾジアゼピン系の薬剤使用時にもこの反射は消失することが多い[3]．
　頸椎外傷などの頸椎病変の疑いがあるときには行わない．また脳圧亢進時には，上下方向の回転は行わない．

4）視野
　意識障害のある患者に視野の欠損を詳しく調べるのは不可能であるが，顔面の左右より目に向

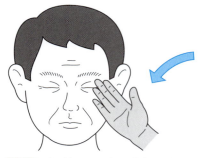

図15 手刀法による視野欠損の診察
顔面の左右より目に向かって手刀を切り込むような動作を行い，反射的に閉眼すればその方向の視野欠損がないことが推測される．

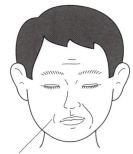

右の鼻唇溝が浅い

図16 右顔面神経麻痺（中枢性）
右の鼻唇溝が浅いため口唇周囲が非対称に見える．眼は左右とも閉じており麻痺があるのは顔面下部のみであるため，中枢性の麻痺が疑われる．

かって手刀を切り込むような動作（visual threat）を行い，反射的に閉眼するかを見ることである程度視野欠損を調べることができる 図15 [2)]．手刀に対して閉眼しなければその側の視野欠損があることが疑われ，左右差のある場合に有用である．

5）眼底

眼底は，うっ血乳頭などの頭蓋内圧亢進を調べる検査として重要である．しかし，強い縮瞳をしている場合には観察は不可能である．散瞳薬の使用は，経時的な瞳孔径の観察が不可となるため，行うべきではない．

c. 顔面の観察（脳幹反射も含めて）

1）顔面神経麻痺の観察

疼痛刺激時，あるいは刺激のないときのいずれでも顔面に左右非対称なゆがみがある場合には，顔面神経麻痺の可能性がある 図16．中枢性または末梢性の鑑別を行うことで病巣診断に役立つ．

2）角膜反射・睫毛反射

角膜を軽く刺激し，両眼が反射的に瞬目するかどうかを見る角膜反射 図17，睫毛に軽く触れ両眼が瞬目するかどうかを見る睫毛反射 図18 は，いずれも橋に反射の中枢があり，脳幹病変の有無を評価できる．意識障害が重篤な場合には両側とも消失する．

d. 運動麻痺の評価

意識障害患者では随意的な運動の評価は困難であるが，自動的な四肢の動きに左右差があれば麻痺側の判定に有用な情報となる．また痛覚刺激による四肢の動きに左右差が認められれば，麻痺側の類推ができる 図19．その他以下のような評価方法がある．

1）腕落下試験 図20

仰臥位の患者の上肢を垂直に持ち上げ，検者が腕を離す．麻痺側の上肢は瞬時に崩れるように落下し顔面を打つこともあるが，健側ではそこまで急速には落下せず顔面は打たない（顔面を打たないように注意が必要である）．

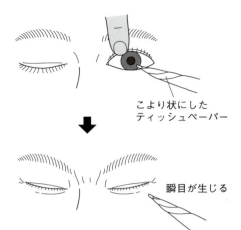

図 17 角膜反射
こより状にしたティッシュペーパーなどで角膜（白目ではなく黒目部分）に軽く触れる．正常であれば瞬時に両眼が瞬目する（ある程度指示に従える患者の場合には刺激が入る側の反対方向を向いてもらい刺激する）．

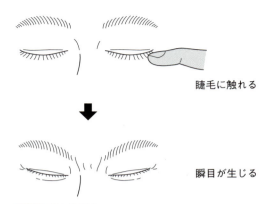

図 18 睫毛反射
睫毛に軽く触れる．正常であれば瞬時に両眼が瞬目する．

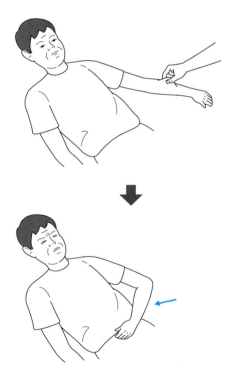

図 19 「つねる」ことによる感覚系・運動系の評価
「つねる」ことにより，顔をしかめたり，四肢の運動が認められれば，感覚や運動系に障害がないことが確認できる．

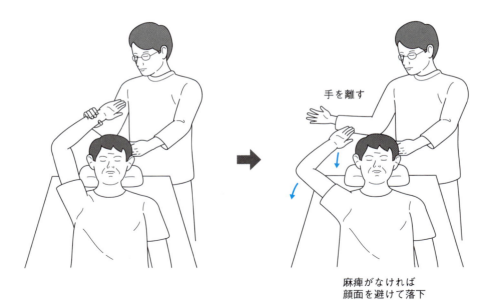

図20 腕落下試験
検者が患者上肢を垂直に持ち上げその腕を離した際に，麻痺がなければ上肢は急速には落下せず，顔面は打つことはない．

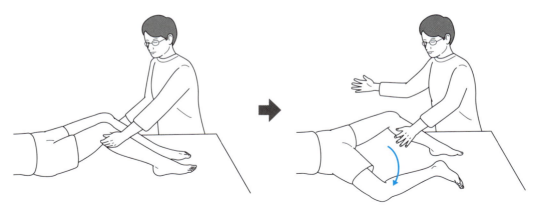

図21 膝立て試験
仰臥位の患者の膝を検者が屈曲させ，膝立てをさせる．検者が支えている手を離すと，麻痺側下肢は外側に倒れる．

2) 膝立て試験 図21

仰臥位の患者の膝を検者が屈曲させ，膝立てをさせる．次に検者が支えている手を離すと，麻痺側下肢は外側に倒れるが，健側下肢はそのままの位置をしばらく保つか，ゆっくり膝が伸びるように落ちていく．

3) 下肢の姿位

通常錐体路障害では，麻痺側の下肢は外転・外旋位をとるので，観察により障害側が判明する 図22．

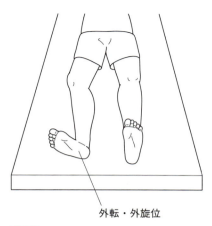

外転・外旋位

図22 右下肢麻痺の姿位
麻痺側の下肢は，外転・外旋位をとる．

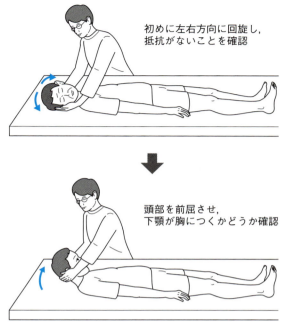

初めに左右方向に回旋し，抵抗がないことを確認

頭部を前屈させ，下顎が胸につくかどうか確認

図23 項部硬直
初めに左右方向に回旋し抵抗がないかどうかを確認し，その後頭部を前屈させる．通常は下顎が胸につくまで前屈できる．

e．反射

　意識障害があっても確実に診察できる反射の診察は非常に重要である．四肢の深部腱反射，Babinski徴候などの病的反射を調べ，特に左右差がないかをチェックする．

〈注意事項〉
- 陳旧性の病変でも反射の異常を呈するので，現時点での意識障害との関連は，他の所見を組み合わせて総合的に判断する．
- 意識障害が重度になると表在反射は消失しやすくなる．したがって錐体路病変があっても，重度の意識障害ではBabinski徴候などが認められない場合もある．
- 脳卒中による片麻痺（錐体路障害）の初期では腱反射は減弱し，時間の経過とともに亢進してくる．

f．髄膜刺激徴候

　中枢神経系の感染症やくも膜下出血といった致命的な疾患を見逃さないために，髄膜刺激徴候の診察は非常に重要である．しかしながら髄膜刺激徴候が陰性であっても，これらの疾患を否定できるわけではない．

1）項部硬直 図23

　枕を外して，頭部を垂直方向に動かしたときの抵抗をみる．項部硬直があると頚部の前屈ができず，下顎を胸につけることができない．ただし頚部筋の全体的な筋緊張で左右方向にも抵抗が

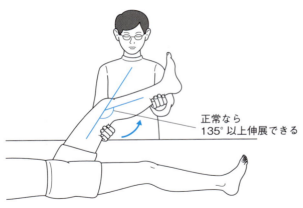

図24 Kernig 徴候
股関節・膝関節を各々90°に屈曲させた後，膝関節を検者が伸展させる．膝関節を135°以上伸展できなければ，Kernig 徴候陽性である．

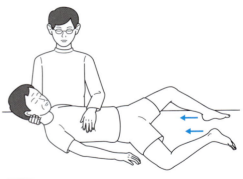

図25 Brudzinski 徴候
検者が前胸部を押えながら頭部を前屈させる．股関節，足関節ともに屈曲が起これば Brudzinski 徴候陽性である．

ある場合には，垂直方向の抵抗が髄膜刺激徴候に起因するか判断が困難な場合もある．

2) Kernig 徴候 図24

股関節・膝関節を各々90°に屈曲させた後，膝関節を検者が伸展させる．髄膜刺激徴候があれば，抵抗を感じて135°以上に伸展できない．

3) Brudzinski 徴候 図25

仰臥位の患者の頭部を検者が屈曲させると，患者の股関節，膝関節が屈曲する徴候．

g. 感覚系の評価

意識障害患者において，感覚の詳細な評価は不可能である．「運動麻痺」の評価の際に行う疼痛刺激などでの反応の有無によって，大まかな感覚系の評価を行う 図19．

C. 脳ヘルニアによる意識障害

頭蓋内に脳梗塞，脳出血，脳膿瘍などの占拠性病変が生じると，それ自体およびその周囲の浮腫により障害側半球が腫大し，さまざまな脳ヘルニアが起こることがある．そして各々のヘルニアによる二次的な脳幹障害により，意識障害が生じ死亡に至る場合もある．したがって身体所見により脳ヘルニアの有無やその進行を把握することは非常に重要である．

意識障害をきたす脳ヘルニアは以下の3つである．ヘルニアの発生部位と各圧迫部位による徴候を以下に述べる．

a. 意識障害をきたす脳ヘルニア 図26

1) 中心性ヘルニア

テント上の病変により間脳が下方に圧迫され，テント切痕にはまり込んで間脳障害を示すヘルニア．進行すると中脳→橋→延髄障害に伸展していく．

2) 鉤ヘルニア

テント上の病変により，側頭葉の鉤または海馬回がテント切痕にはまり込み，中脳障害を示す

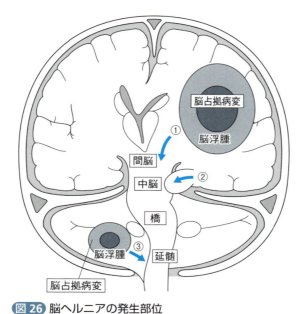

図26 脳ヘルニアの発生部位
①中心性ヘルニア，②鉤ヘルニア，③小脳扁桃ヘルニア

ヘルニア．進行すると橋→延髄障害に伸展していく．

3）小脳扁桃ヘルニア

テント下の病変，またはテント上病変による下方への圧迫により，小脳扁桃が大後頭孔に嵌入して延髄障害を示すヘルニア．

b. 脳ヘルニアによる二次的脳幹障害[2] 〜各部位による徴候とみかた〜

脳ヘルニアによる脳幹障害の評価においては，呼吸，瞳孔，眼球運動，四肢・姿勢の4項目を中心に診察を行っていく．以下に各障害部位での徴候を列挙する（呼吸に関しては図2も参照）．

1）中心性ヘルニアによる間脳障害
- 呼吸：ため息，あくび，ときに休止．進行するとCheyne-Stokes呼吸．
- 瞳孔：縮瞳傾向を示すが対光反射は保たれる．
- 眼球運動：頭位変換眼球反射は保たれる（やや亢進気味）．
- 四肢・姿勢：疼痛刺激に対して非麻痺側の手で払いのける．四肢を受動的に動かすと抵抗が生じる．進行すると疼痛刺激で除皮質硬直を示す．

2）鉤ヘルニアによる中脳障害
- 呼吸：初期は正常呼吸．進行すると中枢性過呼吸．まれにCheyne-Stokes呼吸．
- 瞳孔：障害側の瞳孔は散大．対光反射は遅鈍→消失．
- 眼球運動：頭位変換眼球反射は初期に保たれるが，進行すると障害側の内転が不可能となる．
- 四肢・姿勢：進行すると疼痛刺激で除脳硬直を示すことがある．

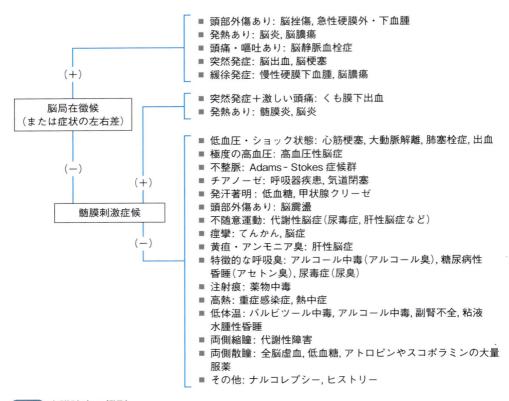

図27 意識障害の鑑別

3）中脳から橋上部障害
- 呼吸：25回/分以上の中枢性過呼吸．またはCheyne-Stokes呼吸．
- 瞳孔：瞳孔径は正常．対光反射は消失．
- 眼球運動：頭位変換眼球反射は消失．
- 四肢・姿勢：疼痛刺激で除脳硬直を示す．

4）橋下部から延髄上部障害
- 呼吸：やや浅く弱い呼吸．または群発呼吸．
- 瞳孔：瞳孔径は正常．対光反射は消失．
- 眼球運動：頭位変換眼球反射は消失．
- 四肢・姿勢：四肢は弛緩性で，疼痛刺激で下肢が屈曲位になることがある．

5）延髄障害
- 呼吸：失調性呼吸，下顎呼吸を伴う．進行すると呼吸停止．
- 瞳孔：瞳孔径はほぼ正常．対光反射は消失．
- 眼球運動：頭位変換眼球反射は消失．
- その他：すべての反射が消失し，末期の状態である．

D. 意識障害における鑑別診断の進めかた

　前述のように意識障害の鑑別には，神経学的所見の他，病歴，一般身体所見，また症状の経過などを鑑みて総合的に判断し，臨床検査の結果と合わせて診断していくのが基本である．**図27** に，髄膜刺激徴候と脳局在徴候（または症状の左右差）の有無を基本に，その他の所見や病歴，症状の時間的変化から判断する意識障害の鑑別を示す．これをもとに，髄液検査，各種画像検査，一般検査などをその必要性を判断して適宜追加し，診断を絞っていく．なお髄液検査に関しては，脳圧亢進が疑われる場合には控える．

■文献
1）鈴木則宏．神経診察クローズアップ．2版．東京：メジカルビュー社；2015. p. 211-22.
2）田崎義昭，斎藤佳雄，坂井文彦（改訂）．ベッドサイドの神経の診かた．16版．東京：南山堂；2004. p. 281-306.
3）岩田　誠．神経症候学を学ぶ人のために．東京：医学書院；2013. p. 334-41.

〈大木宏一〉

索 引

あ

アイスパック試験	115
アキレス腱反射	24
足クローヌス	26
アセチルコリン受容体	113
頭落下試験	213
アテトーゼ	182, 192
アブミ骨筋反射	149
アメンチア	299
アルコール	187
アロディニア	245
鞍結節髄膜腫	88

い

イオマゼニル SPECT	294
意識レベル	5
異常感覚	22
位置感覚	22
異痛症	245
一過性黒内障	82
溢流性尿失禁	261
易疲労性試験	114
陰性ミオクローヌス	181, 198
陰性尤度比	231
咽頭反射	15
インポテンス	271
韻律	44

う

腕木信号現象	212
腕落下試験	306
運動過多	222
運動緩慢	17, 222
運動減少	222
運動時振戦	183

え

栄養欠乏性視神経症	83
壊死性ミオパチー	179
遠位型ミオパチー	172
遠位筋優位	171
遠隔記憶	7

お

鉛管様筋強剛	225
嚥下	15
嚥下障害	50
塩酸エドロホニウム試験	116
炎症性筋疾患	170, 178, 205

お

黄斑回避	86
斧様顔貌	177
オランザピン	206
音楽家ジストニア	195
温度覚	21

か

カーテン徴候	15
下位運動ニューロン	168
開眼失行	117
開瞼失行	204
開散麻痺	92, 110
回転性めまい	160
開鼻声	8
解離性感覚障害	237
解離性小手筋萎縮	175
下顎反射	22
過活動膀胱症状スコア	254
かかと‐膝試験	27
可逆性脳血管攣縮症候群	121
核間性眼球運動障害	104
角膜反射	13, 306
下肢 Barré 徴候	20
下肢静止不能症候群	182, 200, 201
下垂手	172
下垂足	174
下垂体腺腫	88
下垂体卒中	120
家族性片麻痺性片頭痛	134
加速歩行	282
下腿三頭筋	20
カタレプシー	224
滑車神経	102
褐色細胞腫	126
下部顔面筋	14

か

下部尿路症状	252, 253
仮面様顔貌	222
カルシトニン遺伝子関連ペプチド	132
眼咽頭遠位型ミオパチー	112
感覚系	21
眼球位置	10
眼球浮き運動	304
眼球運動	11
眼球沈み運動	304
眼球突出	116
眼球彷徨	304
間欠性跛行	246, 283
眼瞼／顔面ミオキミア	203
眼瞼下垂	10, 95, 111
眼瞼けいれん	118, 201
感作	131
眼振	11, 155
甘草	206
眼底	8
観念運動失行	35
観念失行	34
顔面感覚	13
顔面けいれん	201
顔面肩甲上腕型筋ジストロフィー	177
顔面神経麻痺	144
眼裂	10

き

記憶	6
記憶障害	31
キサントクロミア	120
偽性 AR 瞳孔（偽性 Argyll Robertson 瞳孔）	101
偽性アテトーゼ	192
偽性外転神経麻痺	110
偽性肥大	176
拮抗失行	36
機能性尿失禁	262
基本的日常生活活動	209
記銘	6
吸引反射	39

球海綿体反射	257	痙性歩行	280	昏睡	297
急性間欠性ポルフィリン症	246	軽度認知障害	34	昏迷	297
急性錯乱状態	299	頸部屈曲	17		

球海綿体反射 257
急性間欠性ポルフィリン症 246
急性錯乱状態 299
急性ジストニア 195
球脊髄性筋萎縮症 172, 175
強剛 16
胸鎖乳突筋 15
協調運動 27
強直間代発作 291
強直性瞳孔 101
挙睾筋反射 257
巨細胞性動脈炎 122
拒絶症 224
起立 29
起立性低血圧 165, 268
近位筋優位 172
筋萎縮 16, 175
筋萎縮性側索硬化症 175, 205
筋強剛を伴う脳脊髄炎 225
筋強直性ジストロフィー 172, 177
筋緊張性ジストロフィー 112, 170
筋緊張低下 214
筋けいれん 182
近見反射 95
近時記憶 6
筋ジストロフィー 205
筋トーヌス 16
筋特異的チロシンキナーゼ 113
筋膨隆現象 170
筋力 17

く

草刈り歩行 280
首下がり症候群 204
くも膜下出血 119
グラスゴー昏睡尺度 6
群発呼吸 300
群発頭痛 127

け

計算 7
痙縮 16
痙性斜頸 193
痙性対麻痺 174
痙性対麻痺歩行 280
痙性片麻痺歩行 280

痙性歩行 280
軽度認知障害 34
頸部屈曲 17
頸部伸展 17
鶏歩 284
傾眠 299
けいれん 288
血清プロラクチン 294
結膜充血および流涙を伴う短時間
　持続性片側神経痛様頭痛発作 128
言語 7
見当識 6
瞼板筋 95

こ

抗 GQ1b ガングリオシド抗体 102
抗 MDA5 抗体 249
抗 Mi-2 抗体 249
抗 TIF1-γ 抗体 249
構音障害 43
口蓋振戦 188
口蓋帆ミオクローヌス 188
構語障害 8
交互膝倒し法 213
甲状腺眼症 116
甲状腺機能亢進症 187
甲状腺機能低下症 206
甲状腺視神経症 83
構成失行 35
後退眼振 110
交代性外斜視 106
交代性片麻痺 174
叩打性筋強直 170
後天性薬剤性ジストニア 195
後頭葉てんかん 292
口部顔面失行 34
後部虚血性視神経症 82
項部硬直 28, 130, 309
鉤ヘルニア 310
硬膜下血腫 122
肛門反射 257
誤嚥性肺炎 51
小刻み歩行 282
国際前立腺症状スコア 254
固縮（強剛） 16
コレア 190

昏睡 297
昏迷 297

さ

再発性有痛性眼球運動性
　ニューロパチー 143
索路症候 236
嗄声 8
サドル状感覚消失 238
サルコイドーシス 248
猿手 172
三角筋 17
三叉神経血管説 132
三叉神経自律神経性頭痛 126
三叉神経痛 138

し

視覚性失認 37
弛緩性麻痺 171
シグナル認識粒子 179
自己免疫性下垂体炎 88
四肢麻痺 174
歯状核赤核淡蒼球 Luys 体
　萎縮症 191
視床下部視交叉上核 135
耳小骨筋反射 149
視床刺激術 186
視床出血 110
視床破壊術 186
視神経炎 142
視神経周囲炎 82
視神経脊髄炎 81
ジスキネジア 182, 196
ジストニア 181, 193
ジストニック・ストーム 196
姿勢 28
姿勢時振戦 183
姿勢保持障害 209
肢節運動失行 36
舌 16
膝蓋腱反射 23
失語 7
失行 7, 34
失神 288, 289
失調性呼吸 300
失調性歩行 281
失認 7, 37
しびれ 234, 242

視野	8	進行性筋ジストロフィー	176	対光反射	94, 95
しゃがみ立ち	30	振戦	181	大腿屈筋群	19
尺骨神経麻痺	174	振動覚	21	大腿四頭筋	19
尺骨反射	23			唾液分泌低下	150
斜偏倚	92, 304	**す**		多系統萎縮症	205
周期性四肢麻痺	174	髄節症候	236	立ちくらみ	161
重症筋無力症	112, 205	錐体外路	293	脱抑制	42
羞明感	114	錐体路	170, 293	多発筋炎	178
手関節掌屈	18	錐体路徴候	170	多発性硬化症	80, 105
手関節背屈	18	髄膜刺激徴候	28, 120	多発性単ニューロパチー	
手根管症候群	172	数字の逆唱	7		236, 241
手指失認	37	すくみ	282	多発ニューロパチー	236, 241
手掌オトガイ反射	40	ステロイド	206	単純部分発作	290
主要下部尿路症状質問票	254	スパズム	182	単線維筋電図	116
瞬目の減少	222			単ニューロパチー	236, 241
上位運動ニューロン	168	**せ**		蛋白細胞解離	248
上肢 Barré 徴候	20	静止時振戦	183		
硝子体下出血	120	正中神経麻痺	172	**ち**	
上殿皮神経障害	246	生理的振戦	187	蓄尿症状	253, 259
常同症状	42	生理的瞳孔不同	95	地誌失認	37
小脳扁桃ヘルニア	311	瀬川病	194	チック	181, 199
上部顔面筋	13	脊髄介在ニューロン炎	226	遅発性ジスキネジア	196
上部僧帽筋	15	脊髄小脳変性症	164	着衣失行	36
正面視	92	脊髄性筋萎縮症	172	注意深い歩行	224
睫毛徴候	13, 147	脊髄癆	100, 245	中心性ヘルニア	310
睫毛反射	306	切迫性尿失禁	261	中枢性過呼吸	300
上腕三頭筋	18	線維束性収縮	17, 169	中枢性顔面神経麻痺	147
上腕三頭筋反射	23	前脛骨筋	19	中枢性めまい	156
上腕二頭筋	18	前兆のある片頭痛	124	中毒性視神経症	83
上腕二頭筋反射	23	前庭神経炎	163	聴覚過敏	150
植物状態	299	前頭葉眼球運動野	303	長経路症候	236
書痙	195	前頭葉失調	226	調節反射	95
触覚	21	前頭葉症状	39	超皮質性失語	62
除脳硬直	302	前頭葉てんかん	291	長毛様体神経	95
除皮質硬直	302	全般発作	290	腸腰筋	19
視力	8	前脈絡叢動脈症候群	89	聴力	14
心因性振戦	187	せん妄	299	直腸指診	256
心因性発作	289				
侵害受容器	131	**そ**		**つ**	
新規発症持続性連日性頭痛	122	想起	6	椎骨動脈解離	244
神経因性膀胱	262	相対性求心性瞳孔障害	79	対麻痺	174
神経学的検査チャート	2	相貌失認	38	痛覚	21
神経原性炎症	132	即時記憶	6	通過症候群	299
神経診察	1	側頭動脈炎	82	つぎ足歩行	30, 278
神経痛	22	側頭葉てんかん	291		
神経疼痛	234			**て**	
神経有棘赤血球症	192	**た**		抵抗症	213
進行性核上性麻痺	109	対光近見反射解離	98	手口症候群	239

索 引　**317**

てんかん	166, 289
電気味覚検査	149

と

頭位変換眼球反射	304
橈骨神経麻痺	172
頭蓋咽頭腫	88
道具的日常生活活動	209
瞳孔	11
瞳孔径	94
橈骨反射	23
動作時振戦	183
動作の振幅増大	210
動作の振幅低下	209
糖尿病性ニューロパチー	112
頭部自律神経症状を伴う短時間持続性片側神経痛様頭痛発作	128
動脈炎型前部虚血性視神経症	82
動揺視	161
動揺性歩行	284
兎眼	147
閉じ込め症候群	299
徒手筋力検査	17, 168
吃逆	199, 244
突進現象	282
特発性顔面神経麻痺	172
特発性視神経炎	80
ドパミン作用薬	205

な

内側縦束	104
内側縦束吻側間質（介在）核	107
内捻	102
軟口蓋	14

に

二次性全般化	290
日内変動	114
ニューロミオトニア	225
尿が出にくい	260
尿道外尿失禁	262
尿の回数が多い	259
人形の目現象	108, 304

の

脳血管障害	163
脳腫瘍	164
脳神経	8

脳脊髄液リンパ球増加症候群による一過性の頭痛と神経学的欠損	123
脳動脈瘤	89
脳波	294

は

パーキンソニズムプラス症候群	226
把握性筋強直	170
把握反射	39
排尿後症状	253
排尿症状	253, 260
排便障害	266
歯車様筋強剛	225
はさみ脚歩行	280
把持	6
ハチドリ徴候	109
発汗過多	270
発汗減少	270
発汗障害	269
発声	43
馬尾症候群	247
バリスム	182, 192
バリスムス	192
半昏睡	297
反射	22
半側視空間無視	37
反復拮抗運動	27

ひ

腓骨神経麻痺	174
膝クローヌス	26
膝倒し法	213
膝立て試験	308
ヒステリー歩行	285
非動脈炎型前部虚血性視神経症	82
皮膚筋炎	178
皮膚書字覚	235
病態失認	37

ふ

封入体筋炎	178
腹圧性尿失禁	261
複合感覚	235
副甲状腺機能低下症	206
複雑部分発作	290

複視	11, 114
輻輳攣縮	110
輻輳反射	11
輻輳麻痺	92, 110
腹壁反射	24
不顕性誤嚥	51
不随意運動	17
舞踏運動	182, 190
浮動性めまい	161
踏みつけ歩行	281

へ

閉眼足踏み試験	279
閉鼻声	8
片頭痛	89, 124, 165
片麻痺	174
片麻痺性片頭痛	124

ほ

傍三叉神経眼球交感症候群	143
傍正中橋網様体	104, 303
歩行	29, 30, 157
歩行失行	225, 284
母指対立筋	19
勃起不全	271
発作性運動誘発性舞踏アテトーゼ	183
発作性誘発性不随意運動	200
ボツリヌス筋注	206
ボツリヌス中毒	112
本態性振戦	185

ま

末梢性顔面神経麻痺	147
末梢性めまい	155
慢性炎症性脱髄性多発神経炎	247

み

ミオキミア	169
ミオクローヌス	181, 196
味覚障害	150
味覚低下	149
眉間反射	220
ミトコンドリアミオパチー	112
耳鳴り	14

む

無言症	224
矛盾性運動	282
むずむず脚症候群	182, 200, 201
むせ	51
無動	17, 222

め

めまい	14, 153

も

毛様体神経節	95
毛様体脊髄中枢	95
朦朧状態	299

ゆ

有棘赤血球舞踏病	191
指－鼻－指試験	27

よ

陽性ミオクローヌス	197
陽性尤度比	231
翼状肩甲	177

ら

雷鳴頭痛	119
ラスミディタン	132

り

梨状筋症候群	247
立体認知	235
流涎	51
良性発作性頭位めまい症	162

れ

攣縮性斜頸	193

ろ

ろう屈症	224

わ

鷲手	174
腕橈骨筋反射	23

数字

1-methyl-4-phenyl-1, 2, 3, 6-tetrahydropyridine (MPTP)	228
2 点同時刺激識別覚	235
3-hydroxy-3-methylglutary-coenzyme A reductase	179

A

AAION（arteritic anterior ischemic optic neuropathy)	82
Adams-Stokes 症候群	301
Adie 症候群	101
Adie 瞳孔	101
alternating knee tilt method	213
amaurosis fugax	82
Anton 症候群	38
apraxia of eye-lid opening	204
Argyll Robertson（AR）瞳孔	98, 245
asterexis	198
athetosis	182, 192

B

Babinski-Weil 試験	279
Babinski 徴候	26
balism	182, 192
balismus	192
basic ADL	209
Becker 型筋ジストロフィー	176
Bell 麻痺	150, 151
Bielschowsky 頭部傾斜試験	103
blepharospasm	118
BOLD 信号	133
brachial amyotrophic diplegia	175
Broca 野	62
Brown-Séquard 症候群	237
Brudzinski 徴候	130, 310
Budge 中枢	95

C

Cajal 間質核	108
cautious gait	224
CG（ciliary ganglion)	95

Chaddock 反射	26
Charcot-Marie-Tooth 病	141, 176
cheiro-oral syndrome	239
Cheyne-Stokes 呼吸	300
chorea	182, 190
chorea-acantocytosis	191
clock drawing テスト	32
coat hunger pain	268
coma	297
convergence spasm	110
Crowned dens syndrome	244
Cushing 現象	301

D

doll's eye phenomenon	304
dopamine agonist	205
DPP-4 阻害薬	206
dropped head syndrome	204
DRPLA（dentato-pallido-luysian atrophy)	191
Duchenne 型筋ジストロフィー	176
dyskinesia	182, 196
dystonia	181, 193
DYT-5	194

E

Edinger-Westphal（EW）核	95
enhanced ptosis	114
essential tremor	185
eyelid or facial myokimia	203

F

Fisher method	218
Fisher 症候群	102
flapping tremor	198
Froment の固化徴候	212
frontal ataxia	225
frontal eyefield（FEF)	303
frozen gait	282

G

gait apraxia	225
Gegenhalten	213
Gerstmann 症候群	38
Gille de la Tourette 症候群	199

glabellar reflex 220
Glasgow Coma Scale（GCS）
　　　　　　　　　　6, 296, 298
Gowers 徴候　　　176, 277
Guillain-Barré 症候群　174
Guillain-Morallet の三角　189

H

habituation 134
head up tilt 試験 268
head-dropping test 213
Hoffmann 反射 24
Hollenhorst plaque 83
Holmes 振戦 189
Horner 症候群 303
Horner 徴候 95
hummingbird sign 109
huntingtin 遺伝子 190
Huntington（舞踏）病 190
hypotonia 214

I

instrumental ADL 209
Isaacs 症候群 226

J

Jankovic 評価スケール 203
Japan Coma Scale（JCS）
　　　　　　　　　5, 296, 297

K

Kernig 徴候　28, 130, 310
knee tilt method 213

L

lamination 237
lasmiditan 132
Lasègue 徴候 28
light-near dissociation 98

M

Mann 試験　　　29, 277
MCI（mild cognitive
　impairment） 34
MDS-UPDRS（Movement
　Disorder Society, Unified
　Parkinson's Disease Rating
　Scale） 210

Meige 症候群 118
midbrain ptosis 97
Mingazzini 徴候 20
Mini Mental State Examination
　（MMSE） 32
MLF 104
MLF 症候群 104
Mollaret 細胞 123
mutism 224
Myerson 徴候 220
myoclonus 181, 196
myokimia 169
Ménière 病 163
Müller 筋 95

N

NAAION（non-arteritic
　anterior ischemic optic
　neuropathy） 82
negativism 224
neuroacanthocytosis 192
NMO（neuromyelitis optica）
　　　　　　　　　　　81
non-paralytic pontine
　exotropia 107

O

ocular bobbing 304
ocular dipping 304
one-and-a-half 症候群 107
orthostatic dyspnea 268

P

PAION（posterior arteritic
　ischemic optic neuropathy）
　　　　　　　　　　　82
palatal tremor/myoclonus 188
paralytic pontine exotropia
　　　　　　　　　　　107
paramedian pontine reticular
　formation（PPRF）104, 303
paratony 213
Parinaud 症候群 109
Parkinson 病　　184, 204
Parkinson 歩行 282
paroxysmal kinesigenic
　chreoatetosis（PKC） 182
Perlia 核 109

pinpoint pupil 303
Piper sound 212
POUNDing 124
PRES（posterior reversible
　encephalopathy syndrome）
　　　　　　　　　　　121
primary position 92
pseudo-abducens palsy 110
PSP（progressive supranuclea
　palsy） 109
psudo-athetosis 192
pull test 215, 275
pupil-sparing ophthalmoplegia
　　　　　　　　　　　97
push & release test 215, 276
push test 215, 275

R

Raeder 症候群 143
Ramsay-Hunt 症候群 151
re-emergent tremor 185
recurrent painful
　ophthalmoplegic
　neuropathy（RPON） 143
relative afferent pupillary
　defect（RAPD） 79
restless legs syndrome（RLS）
　　　　　　　182, 200, 201
reversible cerebral
　vasoconstriction syndrome
　（RCVS） 121
riMLF 107
Romberg 試験　　29, 276
roving eye movement 304

S

sacral sparing 238
Schellong 試験 268
Segawa disease 194
semicoma 297
short-lasting unilateral
　neuralgiform headache
　attacks with conjunctival
　injections and tearing
　（SUNCT） 128

short-lasting unilateral neuralgiform headache attacks with cranial autonomic symptoms (SUNA)　128
signpost phenomenon　212
Sjögren 症候群　248
skew deviation　92, 304
Sniffin-Sticks　229
somnolence　299
Souques 脚徴候　220
spasm　182
SSNOOP (SNOOP)　121
stiff-limb 症候群　225
stiff-muscle 症候群　225
stiff-person 症候群　225
stupor　297
swinging flashlight test　78

Sydenham chorea　192
syndrome of transient headache and neurological deficits with cerebrospinal fluid lymphocytosis (HaNDL)　123

T

tandem gait　278
thalamic stimulation　186
thalamotomy　186
thunderclap headache　119
tic　181, 199
Tolosa-Hunt 症候群　143
tonic pupil　101
tremor　181
trigeminal autonomic cephalalgias (TACs)　126

Trömner 反射　24
Tsui 評価スケール　193, 194

U

University of Pennsylvania Smell Identification Test (UPSIT)　229

W

Wallenberg 症候群　120, 244
waxy flexibility　224
WEBINO (wall-eyed bilateral internuclear ophthalmo-plegia) 症候群　106
Wernicke 脳症　112
Wernicke 野　62
wing-beating tremor　187
writer's cramp　195

ブラッシュアップ神経症候
─診察と診断のステップを究める　　　　　　　　　ⓒ

発　行	2018 年 5 月 25 日　1 版 1 刷
編集者	鈴 木 則 宏
発行者	株式会社　中外医学社
	代表取締役　青 木　　滋
	〒162-0805　東京都新宿区矢来町 62
	電　話　（03）3268-2701（代）
	振替口座　00190-1-98814 番

印刷・製本/横山印刷㈱　　　　　　　　　〈KH・YT〉
ISBN978-4-498-32816-7　　　　　　　　Printed in Japan

JCOPY　＜(社)出版者著作権管理機構 委託出版物＞

本書の無断複写は著作権法上での例外を除き禁じられています.
複写される場合は，そのつど事前に，(社)出版者著作権管理機構
(電話 03-3513-6969, FAX 03-3513-6979, e-mail: info@jcopy.
or.jp) の許諾を得てください.